W0365259

Kohlhammer

Güven Braune, Stefanie Adler, Thomas Fritzsche,
Doris Grünewald, Anja Heymann, Eva Hoffmann,
Ulrike Knipprath, Eveline Löseke, Uta Stege,
Hilde A. Urnauer

Schmerztherapie

Ein Leitfaden für Pflegende in Praxis und Weiterbildung

Verlag W. Kohlhammer

Mit freundlicher Unterstützung der Firma Smiths medical

1. Auflage 2013

Umschlag: Gestaltungskonzept Peter Horlacher
Gesamtherstellung:
W. Kohlhammer Druckerei GmbH + Co. KG, Stuttgart
Printed in Germany

ISBN 978-3-17-021915-1

Inhalt

I Grundlagen

1 Anatomie, Physiologie/Pathophysiologie des Schmerzes

Stefanie Adler

Schmerz ist eines der am häufigsten geklagten Symptome, das Patienten zum Arzt führt. Die Differenzialdiagnostik und Kenntnis der Therapiemöglichkeiten von Schmerzen sollten wesentliche Bestandteile der medizinischen Versorgung sein.

1.1 Schmerzdefinition

Definition der Internationalen Gesellschaft zum Studium des Schmerzes (IASP):

> »Schmerz ist eine unangenehme Sinnesempfindung, die mit einer echten oder potenziellen Gewebsschädigung einhergeht, oder mit Begriffen einer solchen beschrieben wird« (IASP 1994).

Schmerz ist laut dieser Definition mehr als nur eine Reizwahrnehmung. Er ist eine subjektive Empfindung, mit sensorischen und emotionalen Qualitäten, der objektivierbare somatische Auslöser fehlen können. Die Definition stellt einen Fortschritt zu der allgemein verbreiteten Annahme dar, dass ein bestimmter Schmerzreiz als Ausdruck einer organischen Ursache auftritt und die Intensität des Schmerzes den Grad der Schädigung angibt. Allerdings wird in dieser Definition weder auf die Unterscheidung von akutem und chronischem Schmerz noch auf das Schmerzverhalten eingegangen.

1.2 Unterschiede akuter und chronischer Schmerz

Die Unterscheidung von akutem und chronischem Schmerz ist ein wesentlicher Bestandteil der schmerztherapeutischen Differenzialdiagnostik.

Der akute Schmerz besitzt eine wichtige biologische Warnfunktion, indem er uns auf ein schädigendes Ereignis hinweist. Schmerzwahrnehmung und -weiterleitung gehören demnach neben Atmungs- und Kreislaufregulation, Husten- und Lidschlussreflex zum protektiven System des menschlichen Organismus.

Unter chronischen Schmerzen versteht man anhaltende oder wiederkehrende Schmerzen, die über den »normalen Heilungsprozess« hinaus bestehen bleiben. Es existieren widersprüchliche Angaben hinsichtlich des zeitlichen Verlaufs (> 3 Monate bzw. > 6 Monate). Bei der Entstehung chronischer Schmerzen hat der Schmerz seine ursprünglich schützende Funktion verloren und wird zum eigenständigen Krankheitsbild. Die Chronifizierung der Schmerzkrankheit stellt einen Prozess dar, bei dem neben körperlichen Symptomen auch psychische und soziale Faktoren beteiligt sind und zur Beeinträchtigung der Lebensqualität der Patienten führen.

Beim akuten Schmerz sind Schmerzempfindung, Schmerzverarbeitung und Schmerzerleben jedoch auch komplexe Geschehen, die von aktueller körperlicher und psychischer Verfassung, vorbestehenden Erfahrungen in Zusammenhang mit Schmerz sowie kulturellen Faktoren beeinflusst werden.

Schmerz ist individuell → Schmerz ist das, was der Patient angibt.

Akuter Schmerz:
- dauert Stunden bis maximal Wochen,
- ist an erkennbare Auslöser gekoppelt,
- geht in der Regel begleitet mit vegetativen Begleiterscheinungen (Herzfrequenzanstieg, Blutdruckanstieg, Schwitzen) einher.

Chronischer Schmerz:
- hält über den »normalen Heilungsprozess« hinaus an,
- beschreibt anhaltende sowie rezidivierende Schmerzen, wenn sie über längere Zeiträume hinweg auftreten.

Tab. 1.1: Red Flags/Yellow Flags

Red Flags	
Fraktur	Trauma, Osteoporose, Steroidtherapie
Tumor	Anamnese, B-Symptomatik, höheres Alter
Infektion	Fieber, Schüttelfrost, anamnestisch bakterielle Infektion, Immunsuppression, i. v. Drogenkonsum
Radikulopathie	Paresen, Parästhesien, Blasen-/Mastdarmentleerungsstörungen, Kaudasyndrom
Yellow Flags	
Kognitionen	Überzeugungen, Katastrophisieren
Emotionen/Verhalten	Angst, Hilflosigkeit, Resignation, Depression, Schon-, Vermeidungsverhalten, Rückzug, Medikamentenmissbrauch
Familie	überprotektiver Partner, gravierende familiäre/partnerschaftliche Konflikte
Arbeitsplatz	Unzufriedenheit am Arbeitsplatz, Entlastungsmotivation
Diagnostik/Behandlung	mehrere sich zum Teil widersprechende Diagnosen, nicht indizierte invasive Maßnahmen, Inanspruchnahmeverhalten, Doctor hopping

Red Flags und Yellow Flags

Bei Erstvorstellungen, aber auch im Verlauf der Schmerztherapie ist es wesentlich, mögliche Ursachen eines *akuten Geschehens* bzw. einer *plötzlichen Verschlimmerung eines chronischen Schmerzes* abzuklären. Sogenannte Red Flag sollten als Warnflaggen berücksichtigt und ggf. abgeklärt werden. So können z. B. können unspezifische und unkomplizierte Rückenschmerzen von alarmierenden Symptomen differenziert werden.

»Yellow Flags« dienen dazu, Faktoren zu identifizieren (▶ **Tab. 1.1**), die ein *Risiko für die Chronifizierung* von Schmerzen darstellen (▶ **Tab. 1.2**).

Tab. 1.2: Akuter und chronischer Schmerz

Akuter Schmerz	Chronischer Schmerz
Stunden bis maximal Wochen	Schmerz der über den normalen Heilungsverlauf anhält (> 3 bzw. 6 Monate)
Warnzeichen, das auf eine Gefahr aufmerksam macht	keine Melde-, Schutz- und Heilfunktion
Schmerzwahrnehmung löst entsprechende Schutzreaktion aus	wird zur eigenständigen Schmerzkrankheit
vegetative Aktivierungs- und Stressreaktion	physische, psychische und soziale Zermürbung
Behandlung der Ursache	Behandlung der Symptome
Beispiele: Trauma, Kolik, Ischämie, postoperativer Schmerz	Beispiele: Kopfschmerz, Rückenschmerz, Neuralgie, Phantomschmerz

Komponenten der Schmerzempfindung

Die Schmerzverarbeitung erfolgt über ein Netzwerk von Neuronen; vier Komponenten fließen in Schmerzverarbeitung und Schmerzempfindung ein (▶ **Tab. 1.3**).

Tab. 1.3: Schmerzverarbeitung und Schmerzempfindung

sensorisch-diskriminative Komponente Wahrnehmung von Reizort, Reizstärke, Reizdauer und Art des Reizes	**kognitive Komponente** Einordnung und Bewertung des Schmerzes vor dem individuellen Hintergrund aus Erfahrungen, gegenwärtiger Stimmung und bestimmten Erwartungen
affektive Komponente Erleben des Ereignisses »Schmerz« im individuellen emotionalen Kontext	**autonome und somatosensorische Komponente** vegetative und motorische Reflexantwort auf den Schmerzreiz

1.3 Physiologische Grundlagen

I. Neuron der Schmerzverarbeitung

Nozizeptor

Periphere Schmerzen entstehen durch die Aktivierung von Nozizeptoren. Nozizeptoren sind freie Nervenendigungen von afferenten Aδ- und C-Fasern, die auf verschiedene überschwellige mechanische, thermische und chemische Reize reagieren und diese zum Zentralnervensystem weiterleiten. Der Schmerzreiz wird zum Hinterhorn des Rückenmarks geleitet und dort auf das II. Neuron umgeschaltet.

Nozizeptoren: freie, periphere Nervenendigungen, die mit der Aufnahme und der Verarbeitung von Schmerz befasst sind.

Arten von Nozizeptoren:

polymodal	Reaktion auf Hitze, Druck, chemische Reize
unimodal	Reaktion auf Druck oder Hitze
schlafend	Sensibilisierung durch Entzündungsprozesse

Nervenfasern

Fasertyp	Funktion
Aα ++++	Motorik, Berührung, Druck, Tiefensensibilität
Aβ +++	Motorik, Berührung, Druck, Tiefensensibilität
Aγ ++	Muskeltonus
Aδ +	Schmerz, Temperatur
B	präganglionäre sympathische Funktion
C	Schmerz, Temperatur, Berührung, postganglionäre sympathische Funktionen

Aδ-Fasern epikritischer Schmerz
scharfer stechender gut lokalisierbarer Schmerz,
Leitgeschwindigkeit 12–30 m,
Myelin ++

C-Fasern protopathischer Schmerz
polymodale Schmerzafferenzen (Temperatur, Schmerz, Jucken, diffuse taktile Empfindung von Haut und Eingeweiden),
dumpfe, brennende Schmerzen,
Durchmesser 0,5–1 μ,
Leitgeschwindigkeit 1 m/s,
unmyelinisiert

II. Neuron der Schmerzleitung

Die Umschaltung auf das II. Neuron erfolgt im Spinalganglion zum Hinterhorn des Rückenmarks. Der nozizeptive Einstrom führt zur Freisetzung von exzitatorischen (erregenden) Neurotransmittern (z. B. Glutamat, Substanz P).

Wenn die Schmerzpotenziale im Hinterhorn des Rückenmarks ankommen, werden sie auf synaptischer Ebene auf sogenannte *Projektionsneurone* umgeschaltet und erreichen nach zum Teil mehrfacher Verschaltung über entsprechende Tractus die verschiedenen Gehirnregionen (Kleinhirn und den Thalamus). Die bedeutendste afferente Schmerzbahn ist der *Tractus spinothalamicus* im Vorderseitenstrang des Rückenmarks.

Es existieren zwei verschiedene Arten von Projektionsneuronen:
→ NS = nozizeptorspezifisch
→ WDS = wide dynamic range (werden durch breites Spektrum an Reizen erregt)

Zudem beeinflussen *Interneurone* die nozizeptiven Impulse, teilweise sind diese in Reflexbögen eingeschaltet bzw. hemmen oder fördern die Schmerzweiterleitung.

Gate-Control-Theorie (Melzack und Wall 1965):
Neuronale Mechanismen im Hinterhorn des Rückenmarks (Substantia gelatinosa) haben die Funktion eines Tors (Gate), das die Projektion des peripheren Reizeinstroms zum ZNS steuert.

Neuronale Verschaltung auf Rückenmarksebene (▸ **Abb. 1.1**):
A Schmerzafferenzen (Aδ- und C-Fasern)
B Aβ-Fasern (Berührungs-, Druckempfinden)
C hemmendes Interneuron
D Kreuzung zur Gegenseite
E Vorderseitenstrang (Tractus spinothalamicus)
F motorische/sympathische Efferenzen

III. Neuron der Schmerzleitung

Der nozizeptive Reiz wird vom Rückenmark über den Vorderseitenstrang zum Thalamus weitergeleitet. Zudem bestehen Verbindungen zur Formatio reticularis des Hirnstammes. Hier beeinflussen die Schmerzreize vegetative Funktionen und die Wachheit.

Der Thalamus dient als »Schaltzentrale« der Umschaltung und Weiterleitung sensorischer Informationen und selektiert die Schmerzreize, die zum Kortex gelangen.

Man teilt in ein mediales und ein laterales System. Das mediale System zieht über Umschaltung in den medialen Thalamuskernen zum limbischen System und anderen Hirnregionen und vermittelt Gefühls- und Motivationsaspekte des Schmerzes. Impulse, die im lateralen System fortgeleitet werden, werden in der lateralen Kerngruppe des Thalamus auf das III. Neuron umgeschaltet, ziehen zum somatosensorischen Kortex, wo die Lokalisation und Differenzierung von Schmerzreizen stattfindet (▸ **Abb. 1.2**).

Vereinfachte Darstellung der zentralen Schmerzverarbeitung (▸ **Abb. 1.3** und **1.4**).

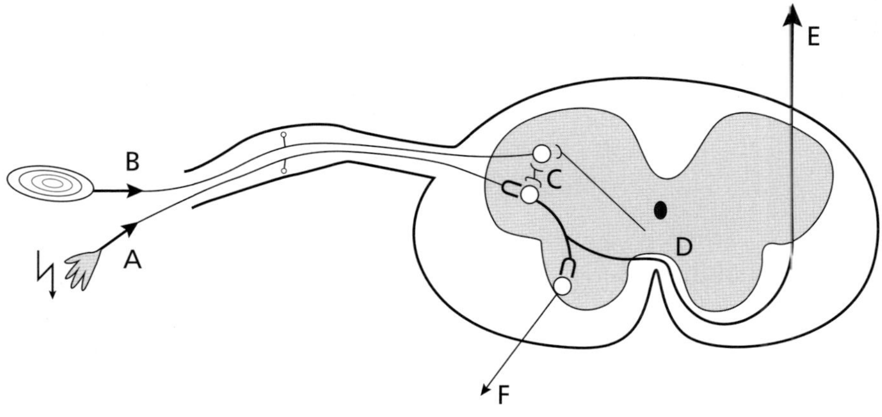

Abb. 1.1: Neuronale Verschaltung auf Rückenmarksebene

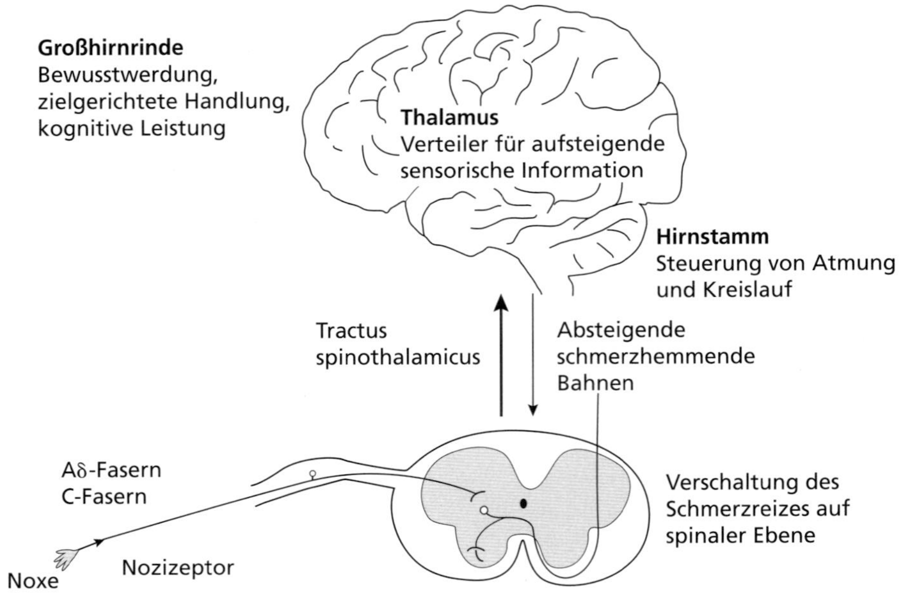

Abb. 1.2: Differenzierung von Schmerzreizen

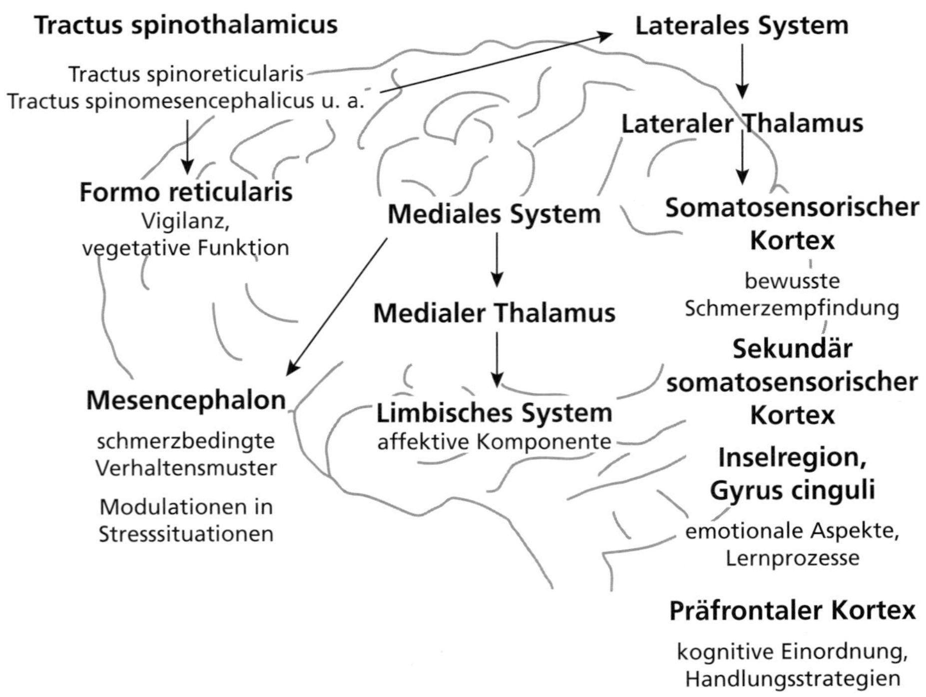

Abb. 1.3: Zentrale Schmerzverarbeitung

Neurotransmitter (Botenstoffe)

exzitatorisch (erregend):
- Aminosäuren: Glutamat,
- Neuropeptide: Substanz P, Calcitonin-Gene-related-Peptide (CGRP),
- Monoamine: Dopamin, Noradrenalin.

inhibitorisch (hemmend):
- Aminosäuren: GABA, Glyzin,
- Neuropeptide: Enkephaline, Dynorphin, Somatostatin,
- Monoamine: Dopamin, Noradrenalin, Serotonin.

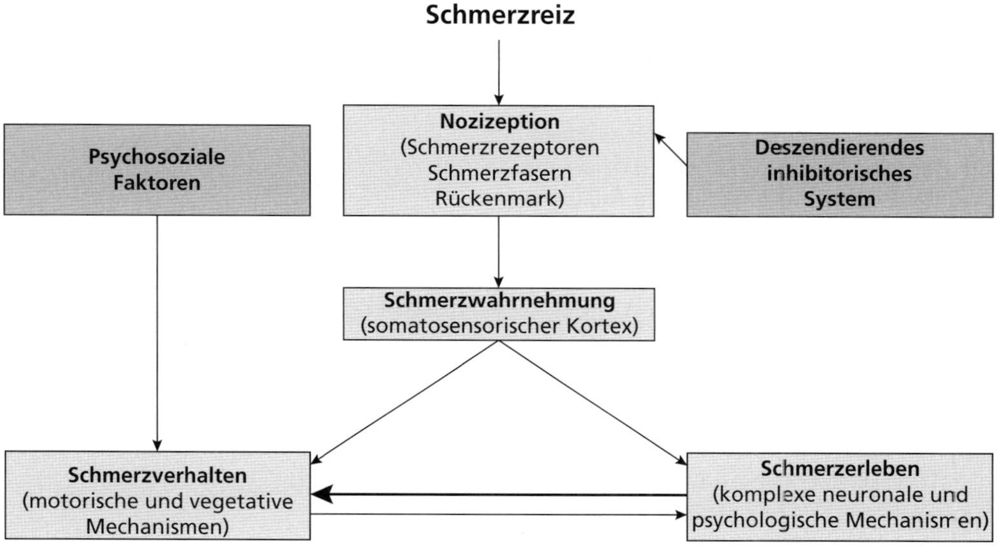

Abb. 1.4: Schmerzreiz

Körpereigene schmerzhemmende Systeme

Der Schmerzreiz kann auf Rückenmarksebene und auf Ebene des Gehirns durch körpereigene Hemmsysteme moduliert werden. Die Modulationen erfolgt teilweise bereits bei Umschaltung der afferenten Neurone auf das II. Neuron. Hier aktivieren Impulse aus Aβ-Fasern (Druck, Berührung) Schmerzhemmmechanismen durch Freisetzung von Endorphinen.

Die zwei wichtigsten körpereigenen Hemmsysteme sind das ARAS (ascending reticular activating system), das vom Hirnstamm absteigend über endogene Opioide (Enkephaline) wirksam ist. Darüber hinaus existiert ein zentrales Hemmsystem im Hypothalamus (periäquaductales Grau), das seine antinozizeptive Funktion über β-Endorphine ausübt.

Schmerz entsteht nicht nur durch Erregung von Schmerzrezeptoren, sondern auch durch verminderte segmentale Schmerzhemmung. So führt z. B. die Durchtrennung eines afferenten Nervs oft nicht zur Schmerzfreiheit, weil auch schmerzhemmende Aβ-Afferenzen durchtrennt werden.

1.4 Pathophysiologie von Schmerzen

Zur Diagnostik in der Schmerztherapie ist es unabdingbar, die Schmerzqualität zu erfragen. Darüber ist es möglich, die geschädigte Struktur genauer zu differenzieren. Die Klassifikation nach pathogenetischen Kriterien hat Konsequenzen für die Therapieplanung, insbesondere für die Auswahl der Medikamente. Während Nozizeptorschmerzen typische Indikationen für Analgetika darstellen, haben die »klassischen Analgetika« allein bei neuropathischen Schmerzen oft wenig Erfolg.

Hinsichtlich Ätiologie und Schmerzqualität werden unterschieden:

- Nozizeptorschmerz,
- neuropathischer Schmerz,
- Mixed Pain.

Nozizeptorschmerz (Gewebeschmerz)

Unter Nozizeptorschmerzen werden alle Arten von Schmerzen verstanden, die durch direkte Reizung von Schmerzrezeptoren, sogenannte Nozizeptoren entstehen.

> Nozizeptorschmerz → entsteht nach direkter Gewebeschädigung, Entstehung durch schädigende Reize an den intakten Nozizeptoren. Dabei bleibt die Reizweiterleitung intakt.

Nozizeptorschmerzen werden nach ihrer Entstehungsursache weiter in somatische und viszerale Nozizeptorschmerzen unterteilt (▸ **Abb. 1.5**).

Nozizeptorschmerz

↓

Gewebeschädigung

somatisch	visceral
Haut, Bindegewebe, Muskulatur, Knochen	Hohlorgane, Organkapseln, Pleura, Peritoneum, glatte Muskulatur
dumpf, drückend, bohrend, stechend	dumpf, krampf-, kolikartig
meist gut lokalisierbar	schlecht lokalisierbar
Dauerschmerz, oft bewegungsabhängig	vegetative Begleitsymptome, ggf. übertragener Schmerz (Headsche Zonen)

Abb. 1.5: Nozizeptorschmerzen

Neuropathischer Schmerz (Nervenschmerz)

Durch Läsionen im peripheren oder zentralen Nervensystem kommt es zu einer Schmerzempfindung im Versorgungsgebiet des betroffenen Nerven. Als Folge der Läsion verändern sich die schmerzleitenden aufsteigenden Neurone biochemisch, morphologisch und physiologisch (Neuroplastizität). Mit zunehmender Schmerzdauer können diese neuroplastischen Veränderungen irreversibel werden. Die Entstehung und Aufrechterhaltung neuropathischer Schmerzen sind das Resultat einer veränderten peripheren, spinalen und supraspinalen Signalverarbeitung.

Neuropathischer Schmerz → Schmerz, der durch eine Läsion oder Dysfunktion des zentralen oder peripheren Nervensystems verursacht wird.

Ursachen neuropathischer Schmerzen

Neuropathische Schmerzen können nach axonaler Läsion von Nervenfasern, z. B. nach Verletzungen bzw. Tumoren auftreten. Diese Schädigungen können sekundär zu Demyelinisierung der Nerven führen. Eine direkte Demyelinisierung kann z. B. durch Diabetes, Alkoholmissbrauch oder nach Chemotherapie hervorgerufen werden. In der Folge finden Reparaturprozesse statt, die eine Sensibilisierung auslösen. Weiterhin kann eine Mikroangiopathie der Vasa nervorum zu mangelnder Versorgung der Nerven und demzufolge zu deren Schädigung führen.

Ursachen von neuropathischen Schmerzen können z. B. sein:

- Infektionen: viral (Herpes zoster, HIV), bakteriell (Borrelien),
- metabolische Nervendegeneration: Diabetes mellitus, Vitaminmangel bei Alkoholismus,
- toxische Nervenschädigung: Chemotherapeutika, Gifte,
- mechanische Nervenläsion: Tumor, traumatisch, CRPS I, Bandscheibenprolaps, Karpaltunnelsyndrom,
- zentrale Nervenschädigung: Rückenmarksverletzungen, Apoplex, Multiple Sklerose, Parkinson, Epilepsie.

Differenzierung neuropathischer Schmerzen

(▸ Tab. 1.4)

Tab. 1.4: Differenzierung neuropathischer Schmerzen

Peripher	Zentral
Polyneuropathie Nervenläsion, -kompression Neuralgie	Thalamusschmerz Deafferenzierungsschmerz Apoplex Multiple Sklerose Syringomyelie

Charakteristik neuropathischer Schmerzen

Typisch für Nervenschmerzen sind spontane Dauerschmerzen, häufig von brennendem Charakter. Bei einigen neuropathischen Schmerzsyndromen treten auch spontan einschießende, stechende Schmerzattacken auf. Evozierte Schmerzen werden durch einen äußeren Reiz ausgelöst. So kommt es zu Allodynie (ein nicht schmerzhafter Reiz löst Schmerzen aus) und/oder Hyperalgesie (ein leicht schmerzhafter Reiz löst eine inadäquate Schmerzreaktion aus).

Neuropathische Schmerzen sind dadurch gekennzeichnet, dass sie nicht direkt am Entstehungsort, sondern im Versorgungsgebiet des betroffenen Nerven ausstrahlen. Die Kombination von positiven sensorischen Symptomen ist häufig.

Qualitäten von Spontanschmerzen:

→ neuralgieform: einschießend, stechend
→ kausalgieform: brennend, bohrend, reißend

Verletzte *nozizeptive C-Fasern* imponieren als
→ brennende Dauerschmerz oder einschießende Schmerzattacken
und verletzte *mechanosensible Aβ-Fasern* als
→ Kribbelparästhesien, Ameisenlaufen.

Negative sensorische Phänomene:

- sensorisches Defizit,
- Hypästhesie,
- Hypalgesie.

Positive sensorische Phänomene:

- Spontanschmerzen,
- Parästhesien,
- Dysästhesien,
- evozierte Schmerzen (Allodynie, Hyperalgesie).

Sympathisch unterhaltene Schmerzen

Unter sympathisch unterhaltenen Schmerzen (symathetically maintened pain) wird eine Unterart von Nervenschmerzen verstanden, bei denen Spontanschmerz und evozierte Schmerzen durch die pathologische Aktivität sympathischer Nervenfasern aufrechterhalten werden. Für das komplexe regionale Schmerzsyndrom (früher: Morbus Sudeck) wird eine solche Entstehungsursache angenommen. Einige dieser Schmerzsyndrome sprechen gut auf Sympathikusblockaden an, hierbei wird die absteigende sympathische Innervation zum betroffenen Körperteil unterbrochen und somit eine Reduktion der Schmerzen erreicht.

Mixed Pain

Beim »gemischtem Schmerz« liegen die verschiedenen Schmerzkomponenten (Nozizeptorschmerz und neuropathischer Schmerz) gleichzeitig vor. So ist z. B. bei Rücken- oder Tumorschmerzen eine klare Unterscheidung der beiden Schmerzformen oft nicht möglich. Es ergeben sich therapeutische Konsequenzen für kombinierte Therapieverfahren.

1.5 Schmerzchronifizierung

Schmerzchronifizierung auf zellulärer Ebene

Sowohl der Entzündungsschmerz als auch der neuropathische Schmerz resultieren in einer Sensitivierung, d. h. in einer Erniedrigung der Reizschwelle peripherer Nozizeptoren, und nachfolgend in der wiederholten Entladung von Aktionspotenzialen, die zum Rückenmark weitergeleitet werden.

Periphere Sensibilisierung

Bei einem Gewebeschaden kommt es zu einer lokalen Entzündungsreaktion. Es werden Entzündungsmediatoren (z. B. Histamin, Kinine, Prostaglandine) und Neuropeptide ausgeschüttet (Substanz P, Calcitonin, Gene related Peptide, Neurokinin A). All diese Substanzen wirken entweder direkt durch eine Aktivierung von Ionenkanälen oder indirekt durch Aktivierung spezifischer Rezeptoren mit nachfolgender Herabsetzung der Reizschwelle der Zellmembranen auf die Nozizeptoren ein. Bei einer anhaltenden Freisetzung dieser Botenstoffe werden die Nozizeptoren sensibilisiert und zusätzlich »schlafende Nozizeptoren« aktiviert. In der Folge führen sowohl Spontanentladungen als auch unterschwellige Reize zu einer verstärkten Aussendung nozizeptiver Reize. Weiterhin kommt es durch Schädigung der C-Fasern zu einer spontanen Erregungsbildung über Neuentwicklung bestimmter Ionenkanäle (Na-Kanäle). Die Veränderungen im Rahmen der peripheren Sensibilisierung resultieren in einer gesteigerten Schmerzwahrnehmung (primäre Hyperalgesie).

Sensibilisierung peripherer nozizeptiver Neurone durch repetitive Noxen führt zu
- Erniedrigung der Erregbarkeitsschwelle,
- höherer Impulsrate auf diese Reize,
- Entwicklung von Spontanaktivität.

Zentrale Sensibilisierung

Besonders starke oder lang anhaltende Schmerzreize können auf Rückenmarksebene zu bleibenden zellulären Veränderungen führen (= Neuroplastizität). Es kommt zur Bahnung der Schmerzfortleitung an den Synapsen des Rückenmarks und somit zur sekundären Sensibilisierung zentraler nozizeptiver Neurone im Hinterhorn. Bei repetitivem nozizeptivem Input resultiert eine gesteigerte Erregung der WDR-Neurone (= Wind-up-Phänomen). Weiterhin kann die chronische nozizeptive Aktivität zu Funktionsverlust des schmerzhemmenden Systems führen. Bei fehlender Schmerzhemmung kann die anhaltende Freisetzung exzitatorischer Neurotransmitter zu andauernder Erregung der postsynaptischen Membran und zur Bildung von neuen Rezeptoren (NMDA-Rezeptoren) führen.

All diese Prozesse resultieren in einer gesteigerten Schmerzempfindung (sekundäre Hyperalgesie). Neuroplastizität und Sensibilisierungsprozesse können dazu führen, dass normalerweise nicht schmerzhafte Reize (z. B. Berührung) als schmerzhaft empfunden werden (Allodynie).

Mechanismen zentraler Sensibilisierung:

- Sensibilisierung zentral nozizeptiver Neurone im Hinterhorn des Rückenmarks,
- Degeneration schmerzhemmender Neuronensysteme,
- Änderung der Expression und Kinetik von Ionenkanälen von afferenten Nervenbahnen,
- pathologische Interaktion: nozizeptives System – efferentes sympathisches System,
- Spontanaktivität spinaler Neurone.

Biopsychosoziales Modell

Die alleinige Berücksichtigung der zeitlichen bzw. körperlichen Aspekte bei der Entstehung chronischer Schmerzen wird der Problematik nicht gerecht. Chronifizierung ist in erster Linie ein Prozess. Neben organischen Veränderungen bestimmen psychosoziale Veränderungen in bedeutsamer Weise die Verminderung der Lebensqualität der Patienten. Bei einigen Patienten muss schon nach wenigen Monaten von einer Chronifizierung ausgegangen werden, bei anderen wiederum tritt trotz jahrelanger Schmerzanamnese keine Chronifizierung ein. Zur Beschreibung des Prozesses der Schmerzchronifizierung steht das biopsychosoziale Modell zur Verfügung (▶ **Abb. 1.6**), auf das an späterer Stelle in diesem Leitfaden eingegangen wird.

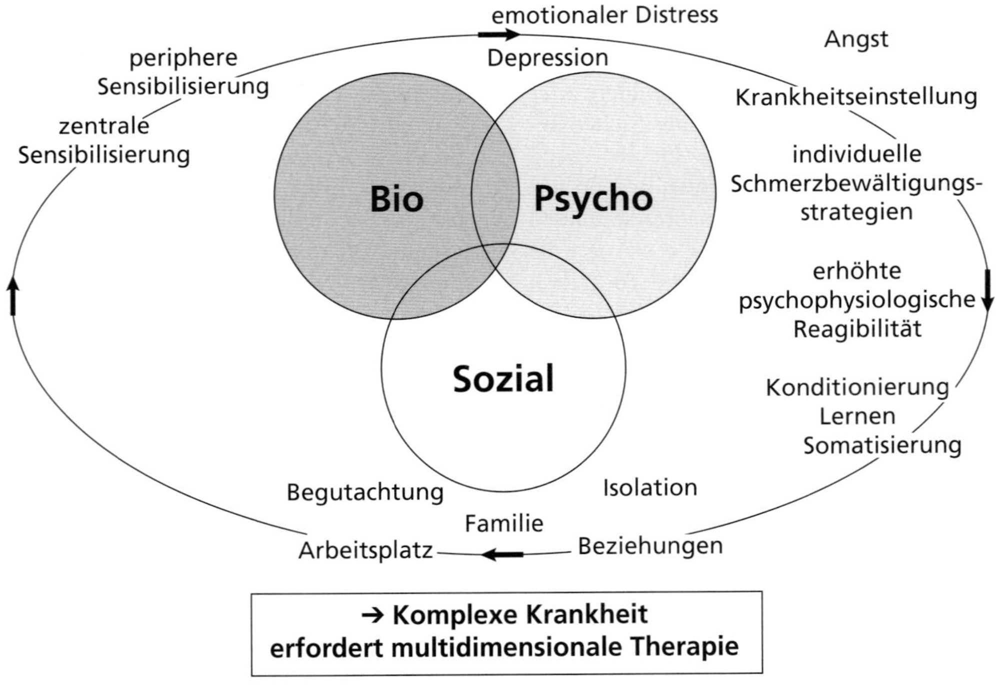

Abb. 1.6: Biopsychosoziales Modell

Patienten mit verschiedenen Chronifizierungsgraden unterscheiden sich weniger in der Schmerzintensität als hinsichtlich der schmerzbedingten Beeinträchtigung und der verminderten Lebensqualität durch die Schmerzen.

***Typische Charakteristika* bei Patienten mit hohem Chronifizierungsgrad:**

- lange Schmerzanamnese,
- Dauerschmerz, Schmerzintensität schwankt gering,
- Ausbreitung des Schmerzgebietes bis zur Panalgie,
- zahlreiche erfolglose Therapieversuche,
- häufige Arztwechsel, invasive Maßnahmen,
- Medikamentenfehlgebrauch, ggf. -missbrauch,
- Versagen in Familie, Ehe, Beruf.

Der Schmerz hat seine Leit – und Warnfunktion verloren und selbstständigen Krankheitswert erlangt. In diesen Fällen führt das Schmerzleiden zu psychopathologischen Veränderungen. Der Patient erhebt den Schmerz zum Mittelpunkt seines Denkens und Verhaltens. Dadurch wird er seinem sozialen Umfeld entfremdet, was zu einer Vertiefung des psychopathologischen Krankheitsbildes führt (Präambel zur Schmerztherapie-Vereinbarung DÄ, 1997).

Um den Ausprägungsgrad der Chronifizierung zu erheben, hat sich in der Praxis das Mainzer Stadienmodell nach Gerbershagen (MPSS) bewährt. Hier werden zeitliche und räumliche Aspekte des Schmerzes, Medikamenteneinnahmeverhalten sowie Patientenkarriere erfasst. Der sich aus diesen Parametern ergebende Summenscore steht für das Chronifizierungsstadium (I–III; ▸ **Abb. 1.7**).

Das Mainzer Stadienmodell der Schmerz-Chronifizierung (MPSS) Auswertungsformular

Wert | Achsensumme | Achsenstadium

Achse 1: Zeitliche Aspekte

Auftretenshäufigkeit
- einmal täglich oder seltener — 1
- mehrmals täglich — 2
- dauernd — 3

Dauer
- bis zu mehreren Stunden — 1
- mehrere Tage — 2
- länger als eine Woche oder dauernd — 3

Intensitätswechsel
- häufig — 1
- gelegentlich — 2
- nie — 3

Achsensumme: 3–9

Achsenstadium: 3 = I; 4–6 = II; 7–9 = III

Achse 2: Räumliche Aspekte

Schmerzbild
- monolokulär — 1
- bilokulär — 2
- multilokulär oder Panalgesie — 3

Achsensumme: 1–3

Achsenstadium: 1 = I; 2 = II; 3 = III

Achse 3: Medikamenteneinnahmeverhalten

Medikamenteinnahme
- unregelmäßiger Gebrauch von max. 2 peripheren Analgetika — 1
- max. 3 periphere Analgetika, höchstens 2 regelmäßig — 2
- regelmäßig mehr als 2 periphere Analgetika oder zentralwirkende Analgetika — 3

Anzahl der Entzugsbehandlungen
- keine — 1
- eine — 2
- mehr als eine Entzugsbehandlung — 3

Achsensumme: 2–6

Achsenstadium: 2 = I; 3–4 = II; 5–6 = III

Achse 4: Patientenkarriere

Wechsel des persönlichen Arztes
- kein Wechsel — 1
- max. 3 Wechsel — 2
- mehr als 3 Wechsel — 3

Schmerzbedingte Krankenhausaufenthalte
- bis 1 — 1
- 2 bis 3 — 2
- mehr als 3 — 3

Schmerzbedingte Operationen
- bis 1 — 1
- 2 bis 3 — 2
- mehr als 3 — 3

Schmerzbedingte Rehabilitationsmaßnahmen
- keine — 1
- bis 2 — 2
- mehr als 2 — 3

Achsensumme: 4–12

Achsenstadium: 4 = I; 5–8 = II; 9–12 = III

Addition der Achsen-Stadien

Gesamt-Stadium: I 4-6; II 7-8; III 9-12

H. U. Gerbershagen, J. Korb, B. Nagel & P. Nilges

Abb. 1.7: Mainzer Stadienmodell, Auswertungsformular

2 Psychologische Aspekte des Schmerzes

Hilde A. Urnauer

Es ist nicht immer der Schmerz,
der das Leben unerträglich macht,
sondern häufig ist es umgekehrt das Leben,
das den Schmerz unerträglich macht.
(David Bresler 1979)

2.1 Schmerzverarbeitung

Die Beteiligung psychologischer Aspekte bei der Schmerzverarbeitung zeigt sich bereits in der Definition der International Association for the Study of Pain (IASP 1979), die Schmerz als ein unangenehmes Sinnes- *und* Gefühlserlebnis beschreibt. Schmerz hat immer auch eine kommunikative Funktion. Der Körper kommuniziert über den Schmerz mit dem Geist. Über den Schmerz wird auch mit der Umwelt kommuniziert, z. B. die Botschaft weitergegeben: »Ich bin erschöpft und brauche eine Auszeit.«

Bei der Schmerzverarbeitung sind komplexe periphere und zentrale Prozesse beteiligt. Es werden zwei Schmerzsysteme unterschieden: das laterale Schmerzsystem, das die sensorisch-diskriminative Komponente des Schmerzerlebens steuert, sowie das mediale Schmerzsystem, das als affektives/kognitives System den Sinneseindruck bewertet, verändert und emotional besetzt. Im limbischen System erfolgt die emotionale Bewertung des Schmerzreizes. Je nach situativer Gefühlslage und emotionaler Bewertung kann der Schmerzreiz verstärkt oder abgeschwächt werden. So kann eine aktuelle depressive oder ängstliche Stimmung zu einer Verstärkung des Schmerzreizes führen. Weitere beteiligte Hirnregionen sind der Hippokampus, das biografisches Gedächtnis sowie das Gyrus cinguli und der Cortex präfrontalis, die zuständig sind für Aufmerksamkeit, Motivation und Handlungsplanung. In der psychologischen Schmerztherapie spielt die Aufmerksamkeitsfokussierung eine wichtige Rolle. Das Lenken der Aufmerksamkeit auf schöne Erlebnisse kann zum einen den Schmerz in den Hintergrund treten lassen als auch zum anderen zu einer Verbesserung der Gefühlslage und somit zu einer Schmerzmodulation führen.

Über den Thalamus existiert eine Verbindung zwischen dem Schmerz- und dem Stress-System. Psycho-sozialer Stress führt zu Funktionssteigerungen des Schmerzzentrums. Es wird angenommen, dass frühe Belastungen im Leben zu einem erhöhten Stresslevel und dadurch zu einer anhaltenden Dysregulation führen (zentrale Stressverarbeitungsstörung). Die Folgen sind eine Störung der deszendierenden Schmerzhemmung und damit direkte Schmerzaktivierung durch Desensibilisierung der Opiatrezeptoren im PAG sowie eine gestörte Erholungsfähigkeit durch Überflutung mit Stresshormonen (Hemmung des Parasympathikus).

2.2 Schmerzchronifizierung

Sowohl bei Entstehung als auch bei Aufrechterhaltung von Schmerzen spielen neben somatischen immer auch psychologische und soziale Faktoren eine Rolle (▸ **Abb. 2.1**). Psychosoziale Faktoren können (Mit-)Auslöser für die Entwicklung von Schmerzen sowie auch Folgeerscheinungen langanhaltender Schmerzen sein. Das Befragen von Patienten nach psychischen Belastungen zu Beginn der Schmerzerkrankung lässt häufig einen deutlichen Zusammenhang zwischen psychischen Belastungen und Schmerzentwicklung erkennen. Auch wenn für die Schmerzentstehung somatische Auslöser im Vordergrund stehen, wirkt sich ein länger anhaltender Schmerz auf Befinden und Verhalten des Patienten aus. Es können z. B. Schlafstörungen und Reduzierung von Leistungsfähigkeit auftreten. Mit fortschreitender Chronifizierung tritt häufig ein Circulus vitiosus ein. Es kommt zu Gefühlen von Hilflosigkeit und Ausgeliefertsein dem Schmerz gegenüber, zu sozialem Rückzug, Problemen im beruflichen und familiären Bereich bis hin zur Entwicklung einer behandlungsbedürftigen Depression. Diese mannigfaltigen psychischen und sozialen Konsequenzen tragen wiederum zur Aufrechterhaltung der Schmerzen bei.

Auf den Punkt gebracht lässt sich sagen, dass die Schmerzentwicklung individuell betrachtet werden muss, was die Einbeziehung der Ganzheit des Menschen unter Berücksichtigung seiner Persönlichkeit, seiner Entwicklung und seiner individuellen Lebenssituation beinhaltet. Beim chronischen Schmerzpatienten sind die Mosaiksteine, bestehend aus medizinischen, psychologischen und sozialen Anteilen, zu sortieren und so zusammenzufügen, dass aus diesem Gesamtbild die individuellen Therapieziele und -pläne abgeleitet werden können.

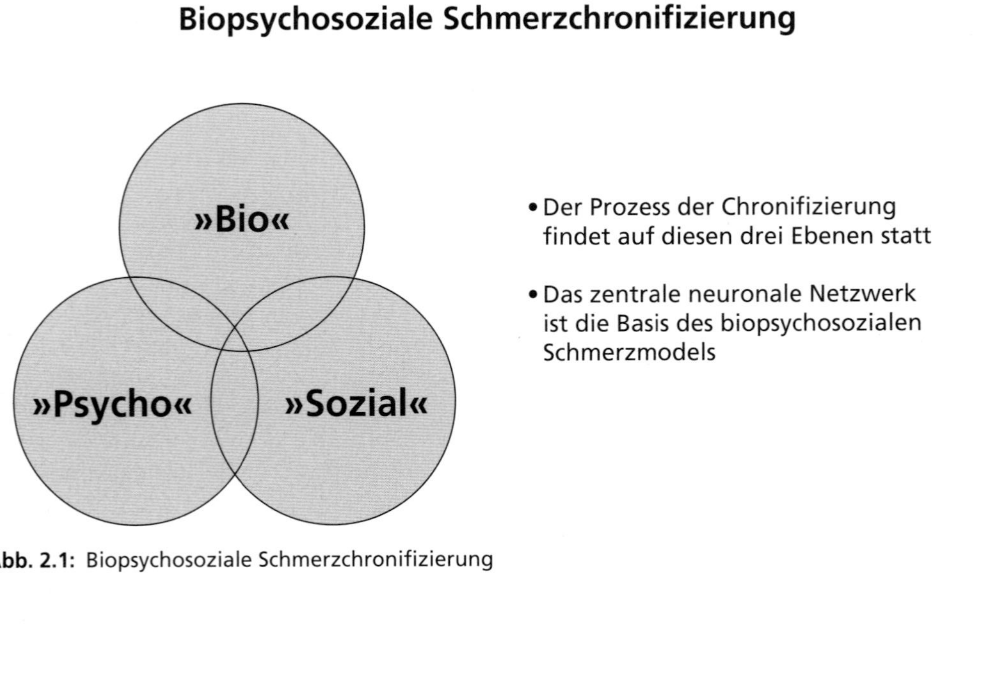

Abb. 2.1: Biopsychosoziale Schmerzchronifizierung

Der Einfluss biopsychosozialer Faktoren bei der Schmerzchronifizierung soll an folgendem Beispiel verdeutlicht werden.

Fallbeispiel: 45-jährige Patientin mit chronischen Rückenschmerzen

Schmerzentwicklung: Seit dem 30. Lebensjahr immer wieder akute Schmerzattacken, die mit Massagen und Spritzen behandelt wurden. Vor zwei Jahren traten die Schmerzen wieder massiv auf. Es wurden wiederholt bildgebende diagnostische Maßnahmen durchgeführt, die keinen Befund ergaben. Trotzdem wurde die Patientin aufgrund der stark anhaltenden Schmerzen operiert. Die Schmerzen bestehen weiterhin und die Patientin ist erwerbsunfähig.

Sozialanamnese: Technische Zeichnerin, verheiratet, ihr Mann ist frühberentet. Ihr Mann ist sehr fürsorglich und nimmt seiner Frau aufgrund der Schmerzen die meisten Arbeiten im Haushalt ab. Ihre Hobbys wie Joggen und Bergwandern hat sie wegen der Rückenschmerzen aufgegeben.

An diesem Beispiel können wichtige Chronifizierungsfaktoren aufgezeigt werden, die durch Behandlungsmaßnahmen mit verursacht wurden (iatrogene Faktoren). Die oben dargestellte Patientin bekam über Jahre monokausale Behandlungen. Es wurde nur auf die Schmerzbeseitigung abgezielt und im Vorfeld keine biopsychosoziale Anamnese erhoben, in der auch psychosoziale Einflussfaktoren berücksichtigt werden. Die Patientin war über einen langen Zeitraum arbeitsunfähig. Es gab keine Versuche der Wiedereingliederung und sie verharrte im passiven Verhalten.

Soziale Ebene der Schmerzchronifizierung

Auf der sozialen Ebene nehmen operante Faktoren Einfluss: Reaktionen der Umwelt auf das Schmerzverhalten des Betroffenen, die zu einer Verstärkung der Schmerzen bzw. des Schmerzverhaltens führen können. In dem o.g. Beispiel könnte es sich um eine negative Verstärkung in dem Sinne handeln, dass durch die Schmerzen unangenehme Aktivitäten z. B. im Haushalt vermieden und gesunde Verhaltensweisen nicht genügend belohnt wurden.

Eine direkte, positive Verstärkung der Schmerzen entsteht durch vermehrte Zuwendung, Aufmerksamkeit, die der Patient ohne Schmerzen nicht von seinem Partner oder seiner Umgebung erhalten würde. Dies trifft auch für Verhaltensweisen des medizinischen Personals zu. Ein Schmerzpatient, der erfahren hat, dass er durch Schmerzäußerungen viel Aufmerksamkeit und Verständnis von seiten der Behandler erfährt, die er vielleicht in seinem bisherigen Leben nicht bekam, wird versuchen, über Schmerzäußerungen diese positive Erfahrung immer wieder zu machen.

Psychologische Ebene der Schmerzchronifizierung

Hier spielen dysfunktionale Kognitionen und Einstellungen eine Rolle. »Fear-avoidance-beliefs« wie »Ich muss mich ruhig halten, sonst wird es schlimmer« führen zu Vermeidungsverhalten, Inaktivität, Ruhigstellung, Schonung, was einen Abbau von Kraft und Ausdauer sowie Unsicherheit in der Koordination und im Körper- und Selbstbild zur Folge hat.

Psychische Komorbiditäten (Somatisierungsstörungen, depressive Störungen, Angsterkrankungen) sowie biografische Belastungen (leistungsorientierte Zuwendung, körperlicher/psychischer/sexueller Missbrauch) können zur Schmerzaufrechterhaltung beitragen. Erhält ein Mensch nur aufgrund seiner Leistungen Zuwendung, wird er versuchen dieses Muster sein Leben lang aufrechtzuerhalten, was zu extremen Durchhaltestrategien und damit zu physischer und psychischer Überforderung sowie Überlastung führen kann.

2.3 Schmerzdiagnostik

Die Vielschichtigkeit des chronischen Schmerzgeschehens erfordert einen integrativen Behandlungsansatz, der somatische sowie psychosoziale Dimensionen in Diagnostik und Therapieplanung berücksichtigt. Die multiaxiale Schmerzklassifikation ermöglicht eine Systematisierung und Klassifizierung chronischer Schmerzen nach diesen Dimensionen. Sie umfasst einen somatischen (MASK-S) und einen psychologischen Teil (MASK-P, Klinger et al. 2000).

Die MASK-P beschreibt psychische und soziale Anteile bei der Schmerzentstehung und -aufrechterhaltung. Diese deskriptiven Merkmale lassen sich verknüpfen im Sinne einer Schmerzdiagnose, die Annahmen über biopsychosoziale Wechselwirkungen und Zusammenhänge beinhaltet.

Die MASK-P differenziert nach den Bedingungen, die zur Entstehung und Aufrechterhaltung von Schmerzen beitragen sowie nach den maladaptiven Strategien der Schmerzverarbeitung. Diese Differenzierungen können Entscheidungskriterien für die Auswahl psychologischer Therapien darstellen – ob z. B. eine psychologische Therapie, die den Schwerpunkt auf die Vermittlung von adäquaten Strategien zur Schmerzverarbeitung legt, oder eine Psychotherapie im engeren Sinne indiziert ist. Zu erwähnen ist an dieser Stelle, dass bei der Therapieauswahl ebenso die vorhandenen Ressourcen der Patienten, deren Therapiemotivation sowie deren Therapieerwartungen berücksichtigt werden müssen.

Lautet die Schmerzdiagnose z. B. chronische Rückenschmerzen bei ängstlich-vermeidender Schmerzverarbeitung, wird in der psychotherapeutischen Behandlung darauf fokussiert werden, diese dysfunktionalen Verhaltensweisen zu verändern. Ziele wären: Abbau von Ängsten vor dem Schmerz, Ängsten, dem Körper durch falsche Bewegungen zu schaden, Aufbau von körperlichen Aktivitäten, Wiedergewinnung des Vertrauens in den Körper.

Sind psychische Faktoren maßgeblich an der Entstehung und Aufrechterhaltung der Schmerzen beteiligt und liegt z. B. eine Somatisierung psychischen Leidens vor, ist eine Psychotherapie im engeren Sinne indiziert.

Fallbeispiel »Somatiserung psychischen Leidens«

Eine Patientin, deren Rückenschmerzen zum ersten Mal auftraten, als sie von ihrem Mann verlassen wurde. Die Patientin konnte diesen psychischen Schmerz nicht verarbeiten und begann, »sich einen Panzer zuzulegen«. D. h., sie verschloss ihre Gefühle, um nie wieder eine solche Enttäuschung erleben zu müssen. Ihre verdrängten Gefühle der Trauer, Enttäuschung, Wut äußerten sich im körperlichen Schmerz. Es handelte sich dabei um verdrängte Gefühle, die sie bereits als Kind erlebt hatte, als sich ihre Eltern trennten, als sie vier Jahre alt war und der Kontakt zu ihrem Vater abbrach. In der aktuellen Trennungssituation wurden diese Gefühle reaktiviert.

In der Psychotherapie wird der Schwerpunkt darin liegen, dass die Patientin erkennt, dass sie ihre schmerzlichen Gefühle nur auf körperlicher Ebene wahrnehmen kann, und sie lernt die verdrängten Gefühle zuzulassen und zu verarbeiten.

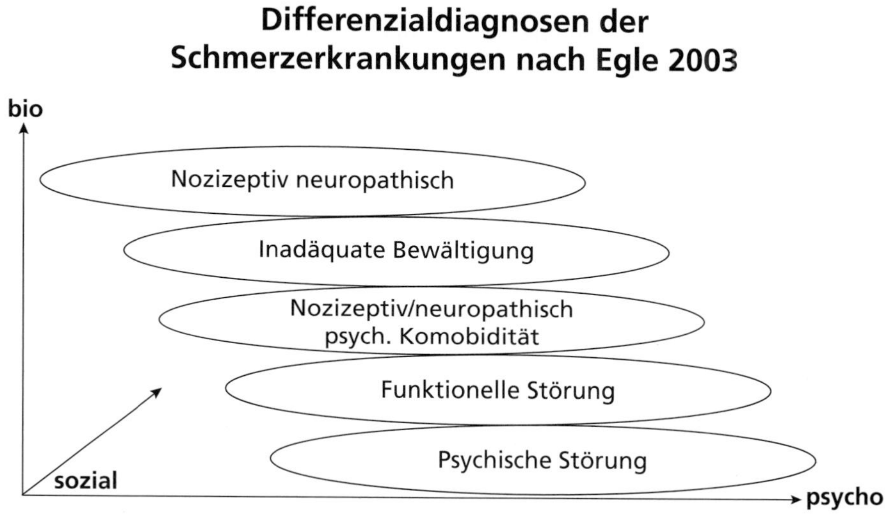

Abb. 2.2: Differenzialdiagnosen der Schmerzerkrankungen

Differenzialdiagnosen der Schmerzerkrankungen nach Egle 2003

Ein durch somatische Faktoren verursachter Schmerz, wie z. B. ein Bandscheibenprolaps, wird ebenso durch psychische Faktoren wie eine dysfunktionale Schmerzverarbeitung beeinflusst wie ein durch psychische Faktoren verursachter Rückenschmerz z. B. durch Schonhaltung zu einer muskulären Unterversorgung und dadurch auf somatischer Ebene zu einer Schmerzverstärkung führen kann. Es ist daher nur theoretisch möglich, dass es einen hundertprozentigen Nozizeptorschmerz oder psychischen Schmerz gibt, praktisch handelt es sich immer um ein Kontinuum zwischen diesen beiden Enden der Skala (▶ **Abb. 2.2**). Es ist beim Schmerzgeschehen zu differenzieren, ob eine adäquate Schmerzverarbeitung vorliegt oder ob inadäquate Verhaltensmuster, wie z. B. Durchhaltestrategien oder Vermeidungsverhalten, den Schmerz mit aufrechterhalten. Liegen neben dem nozizeptiven/neuropathischen Schmerz psychische Störungen (Angst, Depression) vor, sind diese gleichzeitig und nicht selten auch vorrangig zu behandeln, da sie einen wesentlichen Anteil bei der Schmerzverstärkung haben. Beim psychosomatischen Schmerzgeschehen ist ferner zu unterscheiden, ob es sich um funktionelle Beschwerden bedingt durch psychovegetative Spannungszustände handelt oder ob psychische Faktoren maßgeblich für die Schmerzverarbeitung sind (▶ **Kap. 14**).

2.4 Psychotherapeutische Verfahren in der Schmerztherapie

Entspannungsverfahren

Entspannungsverfahren sind ein wesentlicher Bestandteil der Behandlung chronischer Schmerzen, da beim Entstehungs- und Chronifizierungsprozess häufig muskuläre Verspannungen beteiligt sind, die einen Teufelskreis aus Schmerz-Anspannung-Schmerz in Gang setzen. Entspannungsverfahren werden häufig in psychologische Behandlungskonzepte integriert. Es ist jedoch wichtig, den Patienten zu vermitteln, dass es viele Möglichkeiten gibt, zu entspannen, und jeder für sich herausfinden kann, wie er am besten loslassen und abschalten kann. Patienten, die immer angespannt und aktiv sind, haben oftmals eher das Bedürfnis nach passiven Verfahren, bei denen sie nichts tun müssen, wie z. B. Imaginationsübungen, wohingegen Patienten, die eine ausgeprägte innere Unruhe beklagen, eher mit der Progressiven Muskelrelaxation besser zurechtkommen.

Was bewirken Entspannungsverfahren bei chronischen Schmerzen?

- Verringerung der Beschwerden durch Entspannung der Muskulatur,
- Reduktion von Schlafstörungen, Depressionen, Konzentrationsproblemen, die in Zusammenhang mit den Schmerzen stehen können,
- Verbesserung des Körperempfindens: Verspannungen können frühzeitig erkannt und gelöst werden.
- Einsatz von Entspannung als Ablenkungsmöglichkeit von Schmerzen,
- Entspannung als Stressreduktion.

Schmerzpatienten versuchen häufig, Entspannungsübungen einzusetzen, wenn akut Schmerzen auftreten und sind dann enttäuscht, wenn sie nicht loslassen und sich nicht auf die Übungen konzentrieren können. Es ist daher sehr wichtig, den Patienten zu vermitteln, dass es sich um Wohlfühlübungen handelt und sie die Übungen abbrechen bzw. unterbrechen sollen, wenn sie merken, dass sie sich nicht auf die Übungen einlassen können, weil z. B. der Körper zu sehr angespannt ist oder sie zu unruhig sind und Grübelgedanken zu sehr im Vordergrund stehen. Dies zu vermitteln ist insbesondere unter Berücksichtigung der bei Schmerzpatienten häufig gezeigten Durchhaltestrategien erforderlich, nach dem Motto: »Ich muss mich jetzt entspannen lernen, Zähne zusammenbeißen und durch«.

Progressive Muskelrelaxation nach Jacobson

Dieses Entspannungsverfahren lässt sich innerhalb weniger Wochen erlernen. Wissenschaftliche Untersuchungen zeigen, dass dieses Verfahren insbesondere bei muskulär bedingten Schmerzen, wie es bei Rückenschmerzen häufig der Fall ist, sehr wirksam ist.

Vorgehensweise: Die einzelnen Muskelpartien des Körpers werden nacheinander zunächst für einige Sekunden angespannt und anschließend bewusst wieder losgelassen. Es erfolgt eine Sensibilisierung für den Unterschied zwischen Anspannungs- und Entspannungsgefühlen. Kommt es bei den Übungen zur Schmerzverstärkung, sind die Patienten zu instruieren, die betroffenen Muskelpartien nur gering oder gar nicht anzuspannen.

Autogenes Training

Beim autogenen Training handelt es sich um konzentrative Selbstentspannungsübungen, die systematisch aufgebaut sind und schrittweise geübt werden. Durch Ruhe-, Schwere- und Wärmeerlebnisse, die sich die Patienten selbst suggerieren, wird ein Zustand der Entspannung und allgemeiner Ruhe erreicht.

Imaginative Verfahren

Sie bewirken eine Vertiefung von Entspannung sowie das Erleben von positiven Emotionen. Das Entwickeln von schmerzinkompatiblen Vorstellungen führt zu Veränderungen des emotionalen Zustandes. Hierzu gehört z. B. sich »einen Ort der Ruhe« vorzustellen.

Bei den schmerzfokussierenden Verfahren werden die Sinnesqualitäten des Schmerzes verändert. Wenn der Schmerz z. B. als rote grelle Farbe visualisiert wird, wird der Patient angeleitet, sich eine angenehme Farbe vorzustellen, wie z. B. eine Pastellfarbe.

Biofeedback

Beim Biofeedback werden mit Hilfe eines bioelektrischen Gerätes physiologische Größen, wie z. B. Muskelspannung, Hautleitwert, Weite der Blutgefäße, die den Spannungszustand eines Körpers anzeigen, rückgemeldet. Eine Veränderung des Spannungszustandes wird über optische oder akustische Signale wie z. B. über Veränderung von Tonfrequenzen angezeigt. Beim Biofeedback erlebt der Patient die psychophysiologischen Zusammenhänge und lernt physiologische Prozesse zu kontrollieren. Biofeedback ist insbesondere hilfreich für Patienten, die Schwierigkeiten haben, Verspannungen im Körper wahrzunehmen und die einen nachvollziehbaren Beweis für die Beeinflussbarkeit physiologischer Vorgänge im Körper benötigen.

Verhaltenstherapeutische Verfahren

Für chronische Schmerzpatienten ist wichtig, dass sie ihre eigenen Ressourcen – Fähigkeiten und Fertigkeiten – erkennen, die ihnen helfen, auf die Schmerzen Einfluss zu nehmen. Relevante Themen, die hierbei eine Rolle spielen können, sind:

- Wie gehe ich mit den Gefühlen um, durch die chronischen Schmerzen behindert zu sein und nicht mehr voll funktionieren zu können?
- Wie schaffe ich es, mich besser abzugrenzen von anderen Menschen? Wie kann ich lernen, mir von anderen Menschen Unterstützung zu holen?
- Wie erreiche ich ein ausgewogenes Verhältnis zwischen Belastung und Entlastung im Alltag? Wie erkenne ich die Grenzen meiner körperlichen Leistungsfähigkeit?
- Was hindert mich daran, wieder aktiv zu werden?

Die Psychoedukation bezüglich der Zusammenhänge zwischen Schmerz, Stress und Verspannung stellt einen wesentlichen Bestandteil der psychologischen Schmerztherapie dar. Anhand von konkreten Beispielen aus den Lebenssituationen der Patienten werden diese Zusammenhänge erarbeitet. In Stress- und Verhaltensanalysen werden die Einflüsse von Gedanken, Gefühlen, Körperreaktionen und Verhaltensweisen auf den Schmerz aufgezeigt. Erst wenn die Patienten verstehen, dass ihr Verhalten und ihre Einstellungen zur Schmerzaufrechterhaltung beitragen können, werden sie motiviert sein, aktive Strategien zur Schmerzbeeinflussung zu erlernen und anzuwenden. Die Strategien zur Schmerzverarbeitung sind individuell für die Patienten herauszuarbeiten. »Ein Durchhalter«, der versucht die Reaktionen des Körpers zu ignorieren, benötigt eher Unterstützung beim Finden eines Ausgleichs zwischen Be- und Entlastung. Bei »Vermeidern«, die sich beim Auftreten von Schmerzen zurückziehen, wird der Fokus eher auf dem Aufbau von Aktivitäten liegen. Ein wesentliches Ziel für den überwiegenden Teil der Schmerzpatienten liegt in der Verbesserung der Körperwahrnehmung, Hierzu sollten sie lernen, die Signale des Körpers frühzeitig wahrzunehmen, und zu spüren, wo die Anspannung im Körper sitzt.

In verhaltensmedizinischen Schmerzbewältigungstrainings werden folgende Inhalte vermittelt:

- Information: zu Krankheit/Schmerzmedikation,
- Motivation zur aktiven Schmerzbeeinflussung,
- Vermittlung des Einflusses von Gedanken/Gefühlen auf das Schmerzerleben,
- Selbstbeobachtung schmerzverstärkender Faktoren,
- Erlernen von Schmerzverarbeitungsstrategien,
- progressive Muskelrelaxation,
- Aufmerksamkeitslenkung/Wahrnehmungstraining,
- Aufbau von körperlichen/sozialen Aktivitäten,
- Funktion der Schmerzen herausarbeiten (Marburger Schmerzbewältigungstraining bei Kopf- und Rückenschmerzen, Basler und Kröner-Herwig 1998).

Schmerzakzeptanz

Schmerzen bewältigen oder akzeptieren?

Verhaltenstherapeutische Verfahren in der multimodalen Schmerztherapie haben als Ziel die Schmerzbewältigung, deren Wirksamkeit wissenschaftlich nachgewiesen ist. Das Erlernen von Verfahren zur Schmerzbewältigung führt dazu, dass Schmerzbetroffene Hilflosigkeitsgefühle, dem Schmerz ausgeliefert sein, abbauen und wieder aktiver werden können.

Andererseits führt das Vermitteln von Schmerzbewältigungsstrategien bei den Betroffenen oftmals zu einem Kampf gegen den Schmerz, der dann das gesamte Leben zu bestimmen droht. Die Patienten fühlen sich allein verantwortlich für ihren Schmerz und schuldig daran, wenn Misserfolge eintreten, d. h. die Schmerztherapie nicht anschlägt.

In der psychologischen Schmerztherapie kommt in den letzten Jahren zunehmend der Therapieansatz der Acceptance & Commitment Therapy zum Tragen (Hayes et al. 1999). In diesem Ansatz wird eine aktive Schmerzakzeptanz propagiert, die nichts mit einem passiven Resignieren zu tun hat. Ziel in der Schmerztherapie ist, den Schmerz mit dazugehörigen Gedanken und Gefühlen anzunehmen und dadurch mehr Lebensfreude zu gewinnen.

Der Versuch, den Schmerz mit seinen Gefühlen zu kontrollieren oder zu unterdrücken, kann zu einer Verstärkung der Symptomatik führen. Ein Beispiel, das jeder kennen wird. Man hat z. B. Angst vor einer Prüfung und sagt sich, »Ich darf jetzt keine Angst haben« und merkt, dass die Angstreaktionen wie Herzklopfen, Schweißausbrüche zunehmen. Anstatt die Angst anzunehmen und nach Lösungen zu schauen, mit ihr zurechtzukommen, ist man mit der Kontrolle der Angst beschäftigt.

Vorteile einer Schmerzakzeptanz sind, dass der Schmerz nicht mehr den Mittelpunkt eines Lebens darstellt und so eine Öffnung hin zu anderen Lebensthemen sowie zu Alternativen zur Schmerzbeeinflussung möglich wird. Das Reduzieren des Kampfes gegen den Schmerz kann auch negative Gefühle wie Wut und Angst dem Schmerz gegenüber verringern. Letztendlich führt dies zu einer Verbesserung der Lebensqualität.

Achtsamkeit

Achtsamkeitsübungen sind kognitive Entkoppelungsstrategien, die helfen, Erfahrungen von Bewertungen dieser Erfahrungen zu unterscheiden. Ein stechender Rückenschmerz ist z. B. die körperliche Erfahrung und die drohende Lähmung ist die Bewertung dieser Erfahrung. Die Patienten werden in Achtsamkeitsübungen angeleitet, sich auf das im Körper zu konzentrieren, was sie wahrnehmen ohne eine Bewertung vorzunehmen.

3 Schmerzmessung und Schmerzdokumentation

Doris Grünewald

Um eine effiziente/adäquate Schmerztherapie zu leisten, sind die Schmerzmessung und -dokumentation eine unabdingbare Voraussetzung. Die Beschreibung von Schmerzen durch die jeweils betroffene Person erfolgt immer aus ihrer subjektiven Perspektive. Die beiden folgenden Definitionen untermauern diese Aussage.

Schmerz ist: »Ein unangenehmes Sinnes- und Gefühlserlebnis, das mit aktueller oder potenzieller Gewebeschädigung verknüpft ist oder mit Begriffen einer solchen Schädigung beschrieben wird« (International Association for the Study of Pain, IASP 1986).

»Schmerz ist das, was der Betroffene über die Schmerzen mitteilt, sie sind vorhanden, wenn der Patient mit Schmerzen sagt, dass er Schmerzen hat« (McCaffery et al. 1997, S. 12).

Eine Fremdeinschätzung ist nur dann zulässig, wenn der Patient sich nicht äußern kann. Da sich Schmerzen im üblichen Sinne nicht messen lassen, ist der Einsatz von Schmerzeinschätzungsinstrumenten zwingend notwendig. Es existieren eindimensionale (zur Schmerzintensität) und mehrdimensionale (zur Erfassung der Komplexität der Schmerzsituation) Methoden der Schmerzmessung. Welche Instrumente zum Einsatz kommen, hängt von der betroffenen Personen (z. B. Kinder, Erwachsene, alte Menschen, komatöse oder demente Personen) sowie davon ab, ob ein akuter oder ein chronischer Schmerz behandelt wird. Bei einem akuten Schmerz kann ein einfaches Instrument eingesetzt werden, um die Lokalisation und die Qualität des Schmerzes und seine Intensität einzuschätzen und zu beurteilten. Bei einem chronischen Schmerz ist der Einsatz eines umfassenden Fragenkatalogs notwendig, um Aufschluss über das multifaktorielle emotionale Schmerzerleben zu erhalten. Die erhobenen schmerzrelevanten Daten müssen zeitnah und lückenlos dokumentiert werden. Der Einsatz von einheitlichen Instrumenten und Dokumentationssystemen unterstützt die gewissenhafte Erhebung und ermöglicht ein strukturiertes Vorgehen.

> *Cave:* Nicht identifizierte Schmerzen können nicht behandelt werden, darum den Betroffenen direkt zum Vorhandensein von Schmerzen befragen.

3.1 Schmerzmessung und -dokumentation bei Kindern

Der Einsatz von standardisierten Schmerzmessinstrumenten soll unter Berücksichtigung des Entwicklungsstandes erfolgen.

- Für extrem unreife Frühgeborene ab der 22. SSW gibt es laut einer Literaturrecherche kein Schmerzerfassungsinstrument für den deutschen Sprachraum, das ausreichend valide, reliabel und praktikabel wäre.

- Für beatmete Früh- und Neugeborene sowie Säuglinge steht ein von Hartwig et al. (1991) entwickelter Sedierungsbogen zur Verfügung.
- Die kindliche Unbehagens- und Schmerzskala (KUSS) ist für reife Neugeborene und Kinder bis zum Ende des vierten Lebensjahres zur postoperativen Schmerzeinschätzung geeignet.
- Die Gesichter-Skala »Faces Pain Scale – Revised (FPS-R)«kann ab dem 4. Lebensjahr und bei Erwachsenen, die mit anderen Skalen nicht zurechtkommen, eingesetzt werden . Mit den Formulierungen »weh tun« oder »Schmerzen« kann dem Kind die unterschiedliche Interpretation der Gesichter nahe gebracht werden. Das linke Gesicht zeigt, dass es gar nicht weh tut (schmerzt). Die anderen Gesichter zeigen, dass es mehr und mehr weh tut (schmerzt), bis zu dem Gesicht, das zeigt, dass es ganz stark weh tut (schmerzt). Dokumentiert wird die Zahl, die zu dem Gesicht gehört, das das Kind oder der Betroffene ausgewählt hat.
- Für schulfähige Kinder (ab ca. 5 Jahre) und Jugendliche sind zur Ermittlung der Schmerzintensität die eindimensionalen Methoden (z. B. VAS, NRS, VRS) der Erwachsenen geeignet.
- Deutscher Schmerzfragebogen für Kinder, Jugendliche und deren Eltern. Dieser multimodale Fragebogen wird für chronische Schmerzen im Kindes- und Jungendalter eingesetzt. Es gibt drei Versionen: für Kinder von 4–10 Jahren, für Jugendliche ab 11 Jahren und für Eltern.

(Weitere Details ► **Kap. 12** »Schmerztherapie bei Kindern«)

3.2 Schmerzmessung und -dokumentation bei Erwachsenen

Um die Schmerzintensität in Ruhe oder/und bei Belastung durch den Betroffenen formell zu erfassen, werden standardisierte Skalen eingesetzt (► **Abb. 3.1**, **3.2** und **3.3**). Diese Skalen geben den individuellen Schmerz-Score wieder, der dazu dient, bei einem bestimmten Zahlenwert eine Schmerzbehandlung einzuleiten, und nach anschließender Evaluation den Erfolg zu beurteilen. Zusätzlich ist die Erhebung der individuellen Schmerzakzeptanz wichtig, um einen Vergleichswert für die Therapiezufriedenheit zu ermitteln.

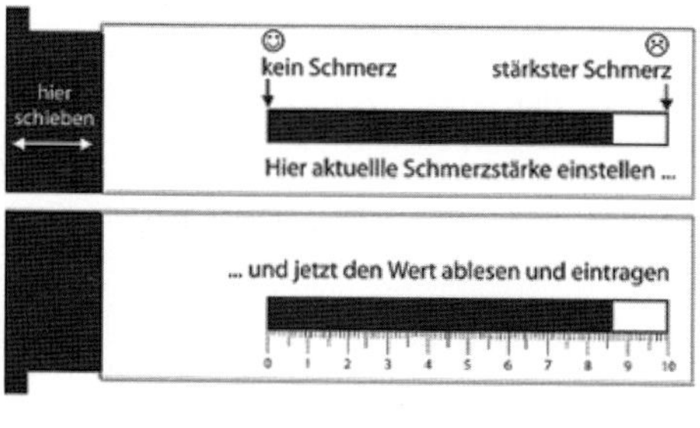

Abb. 3.1: Visuelle Analogskala (VAS)

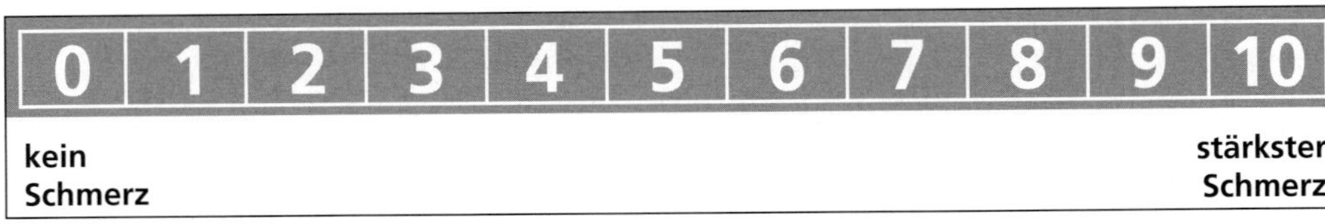

Abb. 3.2: Numerische Ratingskala (NRS)

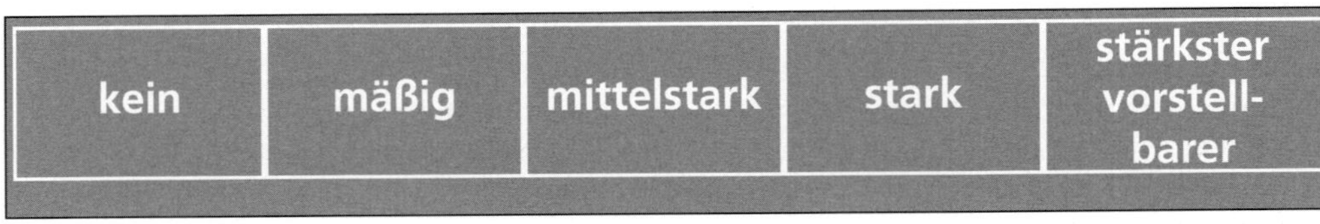

Abb. 3.3: Verbale Ratingskala (VRS)

Die mehrdimensionalen Methoden der Schmerzmessung liefern die Beschreibung des Schmerzes und andere wichtige Zusatzinformationen, um eine effektive Schmerztherapie für den Betroffenen durchführen zu können. Einige Beispiel:

- Screeningbogen zur Erkennung neuropathischer Schmerzen (▸ **Abb. 3.4** und **3.5**),
- Kopfschmerzfragebogen mit Fragen zu Lokalisation, Dauer, Charakter, Begleiterscheinungen und Auslöser,
- Schmerzfragebogen für Tumorpatienten mit Fragen zu Schmerzintensität, Allgemeinbefinden, vor allem zur Erfassung der Symptomparameter wie Übelkeit, Erbrechen, Obstipation, Schwindel, Luftnot, Angst, Schlaf u. a.,
- der deutsche Schmerzfragebogen der DGSS mit Fragen zur Kranken- und Lebensgeschichte ist ein Basisdokument zur Behandlung von chronischen Schmerzen. Anhand von 74 Fragen werden Aussagen zur Schmerzvorgeschichte, derzeitigen Schmerzsituation, Biografie und psychosozialen Situation des Betroffenen erfasst. Zur Erhebung des Chronifizierungsstadiums wird als Auswertungsformular »Das Mainzer Stadienmodell der Schmerz – Chronifizierung« eingesetzt,
- Verlaufsprotokolle und Schmerztagebücher geben Auskunft über den Schmerzverlauf und unterstützen die Beurteilung von Diagnostik und Therapie. Sie zeigen den Betroffenen Auslöser oder/und Zusammenhänge zum Schmerz,
- Computerprogramme wie »QUAST« – Qualitätssicherung in der Schmerztherapie oder »QUIPS« – Qualitätsverbesserung in der postoperativen Schmerztherapie sowie »QUIPSI« – Qualitätsverbesserung in der postoperativen Schmerztherapie bei Kindern unterstützen eine gesicherte Dokumentation und tragen durch differenzierte Analysenerhebungen zur Qualitätsverbesserung bei.

painDETECT® SCHMERZ-FRAGEBOGEN

Datum: ____ **Patient:** **Name:** ____ **Vorname:** ____

Wie würden Sie Ihren Schmerz **jetzt** im Augenblick einschätzen?

0	1	2	3	4	5	6	7	8	9	10
kein										max

Wie stark war der **stärkste** Schmerz in den letzten 4 Wochen?

0	1	2	3	4	5	6	7	8	9	10
kein										max

Wie stark war der Schmerz in den letzten 4 Wochen im **Durchschnitt**?

0	1	2	3	4	5	6	7	8	9	10
kein										max

Kreuzen Sie das Bild an, welches Ihren Schmerzverlauf am besten beschreibt:

- **Dauerschmerzen mit leichten Schwankungen** ☐
- **Dauerschmerzen mit Schmerzattacken** ☐
- **Schmerzattacken dazwischen schmerzfrei** ☐
- **Schmerzattacken dazwischen Schmerzen** ☐

Bitte kennzeichnen Sie Ihren **Hauptsschmerzbereich**

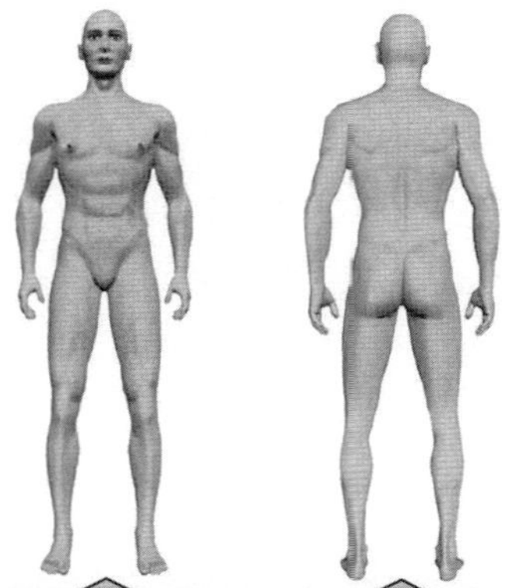

Strahlt Ihr Schmerz in weitere Körperregionen aus? ja ☐ nein ☐

wenn ja, dann zeichnen Sie bitte die Richtung ein, wohin der Schmerz ausstrahlt.

Leiden Sie in den eingezeichneten Bereichen an einem Brenngefühl (z.B. Brennnesseln)?
nie ☐ kaum ☐ gering ☐ mittel ☐ stark ☐ sehr stark ☐

Haben Sie im Bereich Ihrer Schmerzen ein Kribbel- oder Prickelgefühl (wie Ameisenlaufen, Stromkribbeln)?
nie ☐ kaum ☐ gering ☐ mittel ☐ stark ☐ sehr stark ☐

Ist leichte Berührung (Kleidung, Bettdecke) in diesem Bereich schmerzhaft?
nie ☐ kaum ☐ gering ☐ mittel ☐ stark ☐ sehr stark ☐

Haben Sie im Bereich Ihrer Schmerzen blitzartig, elektrisierende Schmerzattacken?
nie ☐ kaum ☐ gering ☐ mittel ☐ stark ☐ sehr stark ☐

Ist Kälte oder Wärme (Badewannenwasser) in diesem Bereich gelegentlich schmerzhaft?
nie ☐ kaum ☐ gering ☐ mittel ☐ stark ☐ sehr stark ☐

Leiden Sie in den von Ihnen eingezeichneten Bereichen unter Taubheitsgefühl?
nie ☐ kaum ☐ gering ☐ mittel ☐ stark ☐ sehr stark ☐

Löst ein leichter Druck z.B. mit dem Finger in diesem Bereich Schmerzen aus?
nie ☐ kaum ☐ gering ☐ mittel ☐ stark ☐ sehr stark ☐

(vom Arzt auszufüllen)

☐ x 0 = 0 | ☐ x 1 = ☐ | ☐ x 2 = ☐☐ | ☐ x 3 = ☐☐ | ☐ x 4 = ☐☐ | ☐ x 5 = ☐☐

Score - Gesamtsumme ☐☐ **von 35**

Entwicklung/Referenz: R. Freynhagen, T.R. Tölle, U. Gockel, R. Baron / DGN 2005 ©Pfizer Pharma GmbH 2005

Abb. 3.4: Screeningbogen I (Pfizer Pharma GmbH)

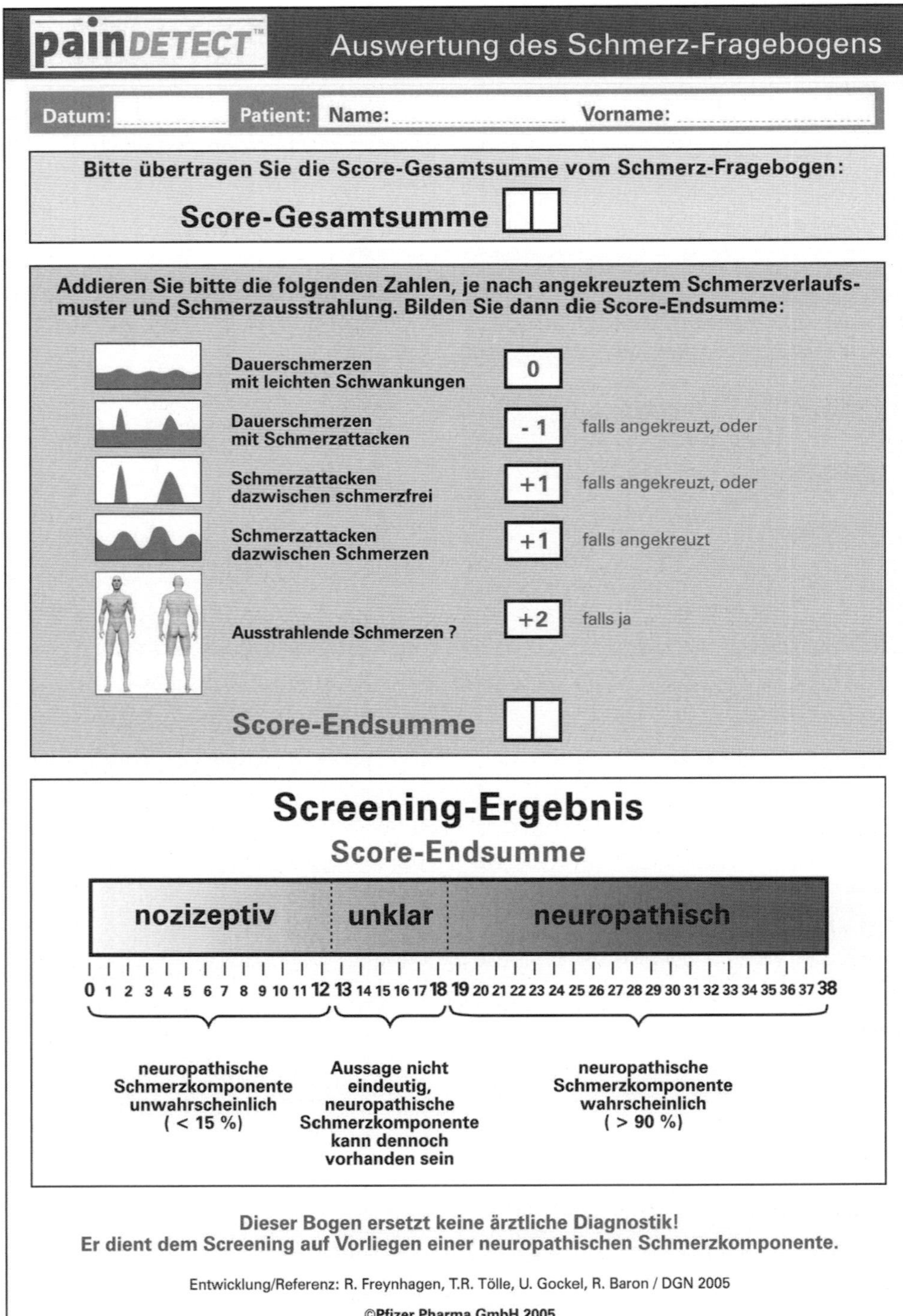

painDETECT™ Auswertung des Schmerz-Fragebogens

Datum: ______ Patient: Name: ______ Vorname: ______

Bitte übertragen Sie die Score-Gesamtsumme vom Schmerz-Fragebogen:

Score-Gesamtsumme ☐☐

Addieren Sie bitte die folgenden Zahlen, je nach angekreuztem Schmerzverlaufsmuster und Schmerzausstrahlung. Bilden Sie dann die Score-Endsumme:

Dauerschmerzen mit leichten Schwankungen	0	
Dauerschmerzen mit Schmerzattacken	- 1	falls angekreuzt, oder
Schmerzattacken dazwischen schmerzfrei	+1	falls angekreuzt, oder
Schmerzattacken dazwischen Schmerzen	+1	falls angekreuzt
Ausstrahlende Schmerzen ?	+2	falls ja

Score-Endsumme ☐☐

Screening-Ergebnis

Score-Endsumme

nozizeptiv | unklar | neuropathisch

0 1 2 3 4 5 6 7 8 9 10 11 12 13 14 15 16 17 18 19 20 21 22 23 24 25 26 27 28 29 30 31 32 33 34 35 36 37 38

0–12	13–18	19–38
neuropathische Schmerzkomponente unwahrscheinlich (< 15 %)	Aussage nicht eindeutig, neuropathische Schmerzkomponente kann dennoch vorhanden sein	neuropathische Schmerzkomponente wahrscheinlich (> 90 %)

Dieser Bogen ersetzt keine ärztliche Diagnostik!
Er dient dem Screening auf Vorliegen einer neuropathischen Schmerzkomponente.

Entwicklung/Referenz: R. Freynhagen, T.R. Tölle, U. Gockel, R. Baron / DGN 2005

©Pfizer Pharma GmbH 2005

Abb. 3.5: Screeningbogen II (Pfizer Pharma GmbH)

3.3 Schmerzeinschätzung bei kognitiv und/oder kommunikativ beeinträchtigten Menschen

Diese Betroffenen können aufgrund ihrer Beeinträchtigung nur unzuverlässige oder keine Selbstauskunft über ihren Schmerz geben. Eine Fremdeinschätzung durch Professionelle und/oder Angehörige ist wichtig, auch wenn die Zuverlässigkeit der erhobenen Parameter aufgrund der Individualität des Menschen immer wieder als unzureichend bewertet wird. Andererseits kann aber durch Teamarbeit und Betreuungskonstanz wesentlich zu einer zuverlässigen Schmerzeinschätzung beigetragen werden.

Um den Schmerz einzuschätzen und zu bewerten, existieren bestimmte Beobachtungsparameter, die als Schmerzsignale gelten. Die möglichen Schmerzindikationen werden unterschieden in: lautsprachliche Indikatoren (verbal, vokal), mimische Indikatoren, verhaltensbedingte Indikatoren, Veränderungen des »normalen« (typischen) Verhaltens und/oder Stimmungsveränderungen und physische Indikationen.

3.4 Schmerzeinschätzungen bei bewusstseinsbeeinträchtigten und/oder maschinell beatmeten Menschen und schweren kognitiv beeinträchtigten Menschen

Vor einer Schmerzeinschätzung dieser Betroffenen sollten der Bewusstseinszustand und/oder die Sedierungstiefe erfasst werden, um nachzuvollziehen, ob ein Fremdeinschätzungsinstrument geeignet ist, z. B. Behavioral Pain Scale (► **Tab. 3.1**) oder »ZOPA« – Zürich Observation Pain Assessment.

Tab. 3.1: Behavioral Pain Scale (BPS; nach Payen et al. 2001)

Item	Beschreibung	Punkte
Gesichtsausdruck	entspannt	1
	teilweise entspannt	2
	stark angespannt	3
	grimmasieren	4
obere Extremität	keine Bewegung	1
	teilweise Bewegung	2
	Anziehen mit Bewegung der Finger	3
	ständiges Anziehen	4

Tab. 3.1: Behavioral Pain Scale (BPS; nach Payen et al. 2001) (Fortsetzung)

Item	Beschreibung	Punkte
Adaption an das Beatmungsgerät	Toleration	1
	seltenes Husten	2
	Kämpfen mit dem Beatmungsgerät	3
	kontrollierte Beatmung nicht möglich	4

Das Schmerzeinschätzungsinstrument »ZOPA« besteht aus vier Verhaltenskategorien. Diese beinhalten 13 Verhaltensmerkmale, die genau definiert sind. Es werden Anzeichen von Schmerzen erfasst, aber eine Aussage zur Schmerzintensität ist nicht möglich (vgl. Handel 2010).

3.5 Schmerzeinschätzung bei Menschen mit schweren Behinderungen

Bogen zur Evaluation der Schmerzzeichen bei Jugendlichen und Erwachsenen mit Mehrfachbehinderungen – die EDAAP-Skala (Sonderdruck 2009).

Diese Skala umfasst 11 Kriterien, die sich auf zwei Tabellen (Somatische Äußerungen und Psychosomatische, körperliche Äußerungen) aufteilen. Jedes Kriterium wird mit 0 bis 3, 4 oder 5 Punkten bewertet (vgl. Maier-Michalitsch 2009).

3.6 Schmerzeinschätzungen bei älteren Menschen

Schmerz ist nicht als »normales Begleitsymptom« des Alterungsprozesses zu sehen, sondern bedarf besonderer Aufmerksamkeit. Schmerzselbsteinschätzung hat immer Vorrang. Der Einsatz von Schmerzskalen mit Gesichtern sowie großen Zahlen (NRS) kann eine zuverlässige Auskunft unterstützen, ebenso ein strukturiertes Schmerzinterview.

Bei alten Menschen mit fortgeschrittener Demenz, bei denen eine Fremdeinschätzung angezeigt wäre, kann zum einen der BISAD (Beobachtungsinstrument für das Schmerzassessment bei alten Menschen mit Demenz) oder der gut validierte BESD (Beurteilung von Schmerzen bei Demenz) eingesetzt werden. (Weitere Details siehe »Schmerztherapie bei alten Menschen«.)

Cave: Ein gutes pflegerisches Schmerzmanagement setzt die Implementierung des nationalen Expertenstandards »Schmerzmanagement in der Pflege« (DNQP 2005, 1. Aktualisierung 2011) voraus.

Mit diesem Instrument, das unter der Federführung des Deutschen Netzwerkes für Qualitätsentwicklung in der Pflege (DNQP) mit Experten aus Pflegepraxis und -wissenschaft entwickelt wurde, haben Pflegende ein Instrument an der Hand, das struktur-, prozess- und ergebnisorientiert den Aufbau eines Schmerzmanagementsystems unterstützt.

II Schmerztherapieverfahren

4 Medikamentöse Schmerztherapie

Stefanie Adler

4.1 Einführung in die medikamentöse Schmerztherapie

Medikamente stellen eine wichtige Säule der Schmerztherapie dar. Analgetika werden in der Schmerztherapie zur Symptomkontrolle (Symptom = Schmerz) eingesetzt. Nur im Falle der NSAR zum Einsatz bei entzündlichen rheumatologischen Erkrankungen besteht eine kausale Therapiemöglichkeit.

Die Auswahl der Medikamente erfolgt mechanismenorientiert, d. h. nach der Pathogenese der Schmerzen. So werden neben den eigentlichen Analgetika auch bestimmte andere Substanzgruppen (z. B. Antidepressiva, Antikonvulsiva) eingesetzt, die im speziellen Fall analgetisch wirksam sind.

Vor dem Einsatz dieser Medikamente ist eine ausführliche Schmerzanamnese zur Erfassung der Schmerzart, des Chronifizierungsgrades, der Vorbehandlungen und -erkrankungen wesentlich. Bei einer chronifizierten Schmerzerkrankung sollte die medikamentöse Therapie in multimodale Therapiekonzepte eingebettet sein.

Es gibt eine Subgruppe von Patienten mit chronischer Schmerzerkrankung, die nicht von der Gabe analgetisch wirksamer Medikamente profitiert oder bei der intolerable Nebenwirkungen zum Absetzen dieser Schmerzmedikamente zwingen. Daher ist es notwendig, in regelmäßigen Abständen die Wirkung und Nebenwirkungen der eingesetzten Medikamente zu kontrollieren und ggf. Medikamentenentzüge durchzuführen. Die Prophylaxe und Therapie medikamentenbedingter Nebenwirkungen gehört ebenso in den Aufgabenbereich dessen, der Schmerzmedikamente einsetzt.

Es besteht ein entscheidender Unterschied zur Therapie akuter Schmerzen: Beim akuten Schmerz ist es notwendig, rechtzeitig eine adäquate Schmerztherapie durchzuführen. Zum einen besteht die Pflicht zur Hilfestellung, zum anderen ist starker Akutschmerz ein Prädiktor für die Chronifizierung von Schmerzen (► **Tab. 4.1**).

Tab. 4.1: Therapie akuter und chronischer Schmerz

Akutschmerztherapie	Therapie chronischer Schmerzen
bedarfsabhängige Titration	langwirksame Substanzen
kurzwirksame Substanzen mit raschem Wirkeintritt	Retardpräparate mit verzögerter Freisetzung
gut steuerbar	gleichmäßige Blutspiegel geringe Metabolisierungsrate
vorrangig i. v. Gabe	vorrangig orale/transdermale Gabe

Wichtige allgemeingültige Regeln der Analgetikatherapie werden von C. Maier und D. Kindler (S. 338–391) wie folgt zusammengefasst:

- Es sollen nur wirksame Analgetika in adäquater Dosierung verschrieben werden.
- Bei unzureichender Wirksamkeit ggf. höher dosieren oder Wechsel auf höher potentes Analgetikum.
- Ein nicht wirksames Analgetikum ist abzusetzen.
- Die analgetische Effektivität ist anhand von Patientenangaben zu kontrollieren.
- Bei dauerhaften Schmerzen sind Substanzen mit langer Wirkdauer oder retardierter Freisetzung vorzuziehen.
- Für jedes Analgetikum ist die geringste noch ausreichende Dosis anzustreben.
- Bei gleicher analgetischer Wirkung ist die Substanz (oder Substanzkombination) mit dem geringsten Risiko und der besseren Verträglichkeit vorzuziehen.
- Auch Nebenwirkungen sind regelmäßig zu dokumentieren und zu therapieren.
- Die Indikation für eine Fortführung der Therapie ist dauerhaft zu überprüfen.

Tab. 4.2: In der Schmerztherapie eingesetzte Substanzgruppen

Analgetika	**Koanalgetika**
Nichtopioide	Antidepressiva
Opioide	Antiepileptika
	Relaxantien
Sonstige	**Adjuvantien**
Kortikosteroide	Antiemetika
Kalzitonin	Laxantien
Bisphosphonate	Neuroleptika
	Serotoninergika

4.2 Wirkmechanismen der Analgetikawirkungen

(► Tab. 4.3 und ► Abb. 4.1)

Tab. 4.3: Wirkmechanismen der Analgetikawirkungen

Schmerzart	Beteiligte Struktur	Wirkung der Medikamente	Medikamente
nozizeptiv	Enzyme COX 1/2	Verhinderung der Bildung von Schmerzmediatoren (Prostaglandinsynthesehemmung) Aktivierung der endogenen Schmerzhemmung	NSAR Coxibe Metamizol Paracetamol Opioide
neuropathisch	Kanäle Ca-Kanal Na-Kanal	Änderung von Aktionspotenzialen	Antikonvulsiva
	NA-Transporter	Blockade der Wiederaufnahme von Neurotransmittern	Antidepressiva
	Rezeptoren Opioidrezeptoren	Aktivierung der endogenen Schmerzhemmung	Opioide
dysfunktional	Rezeptoren NA-Transporter	Blockade der Wiederaufnahme von Neurotransmittern	Antidepressiva

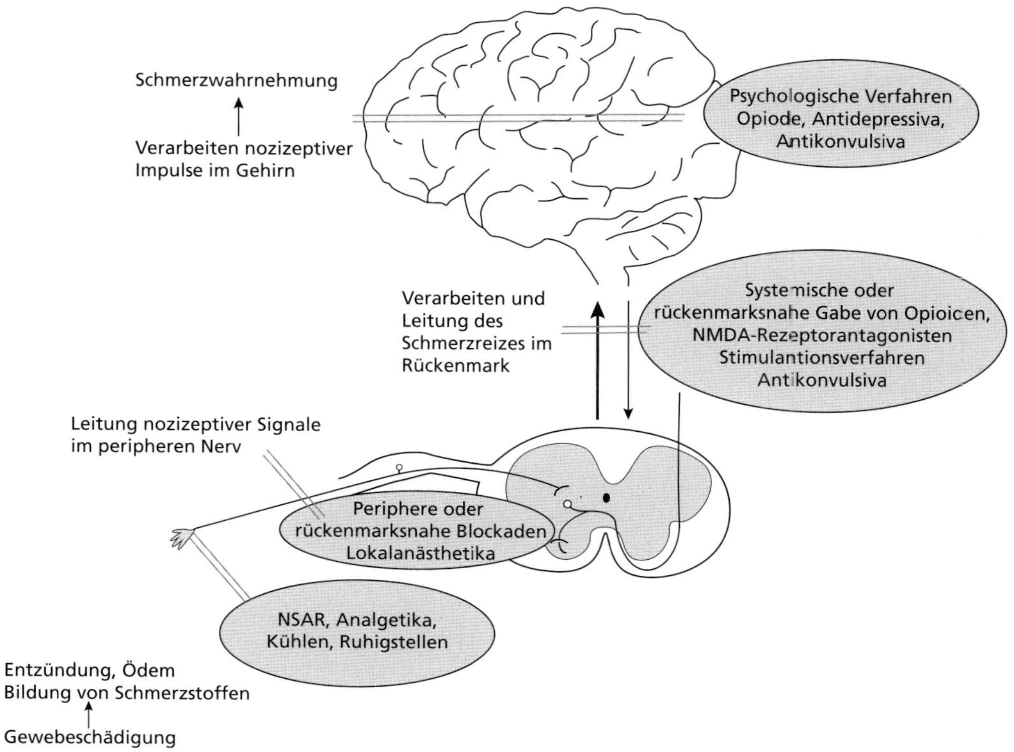

Abb. 4.1: Unterbrechung der Schmerzleitung

4.3 Nichtopioidanalgetika

Wirkweise:
- Hemmung der Zyclooxygenase, darüber Hemmung der Prostaglandinsynthese und
- Verringerung der Entzündungsmediatoren peripher und spinal,
- zentrale Wirkung für Metamizol und Paracetamol beschrieben.

Charakteristika:
- im Verhältnis zu Opioiden niedrigere Potenz,
- Indikation bei schwachen bis mittleren Schmerzen,
- bei Überschreiten der Maximaldosierung keine Wirkverbesserung, jedoch Zunahme der Nebenwirkungen,
- weder analgetische Wirkung noch Wirksamkeit verändern sich bei Langzeitanwendung,
- wenn möglich keine Dauerbehandlung mit lang wirksamen Substanzen,
- Einzeldosis so niedrig wie möglich, aber so hoch wie nötig,
- keine Kombination von NSAR/Coxiben untereinander,
- keine intramuskuläre Gabe von NSAR,
- bei Patienten im höheren Lebensalter (> 65/70 Jahre) bevorzugt NSAR/Coxibe mit kurzer HWZ – geringere Kumulation, regelmäßige Überwachung von GI-Trakt, Nierenfunktion und Herz-Kreislauf.

Wirkspektrum der Nichtopioidanalgetika: (► Tab. 4.4)

Tab. 4.4: Wirkspektrum der Nichtopioidanalgetika

	analgetisch	antiphlogistisch	antipyretisch	spasmolytisch
ASS	+++	+	+++	0
Ibuprofen	+++	+++	+	++ Uterusmuskulatur
Diclofenac	+++	+++	+	0
Indometacin	+++	+++	++	0
Celecoxib **Parecoxib** **Etoricoxib**	+++	++	+	0
Metamizol	+++	+	+++	++
Paracetamol	++	0	++	0

Dosierung und Wirkdauer: (► Tab. 4.5)

Tab. 4.5: Dosierung und Wirkdauer

Substanz	Wirkdauer (h)	Einzeldosis (mg)	Tageshöchstdosis (mg)
Diclofenac	6–12	50–100	200
Ibuprofen	6–12	400 (–800)	2.400
Indometacin	6–12	25–50	200
Celecoxib	12–24	100–200	400
Etoricoxib	24	60 (–120)	60 (–120)
Parecoxib	12	20 (–40)	80
Metamizol	4–6	500–1.000	4.000–6.000
Paracetamol	6	500–1.000	4.000–6.000
ASS	4	500 (–1.000)	6.000

Nebenwirkungen und Kontraindikationen:
(► Tab. 4.6)

Tab. 4.6: Nebenwirkungen und Kontraindikationen

	UAW	Kontraindikationen
NSAR	• gastrointestinale Ulzera, Blutungen • SLH-Schäden (Indometacin) • Nephrotoxizität • Leberfunktionsstörung • Auslösen von Asthmaanfällen	• schwere Herzinsuffizienz • Bronchospasmus nach Einnahme von Nichtopioiden • Ulkusanamnese • entzündliche Darmerkrankungen • schwere Leberfunktionsstörungen • Niereninsuffizienz • Allergie
Coxibe	• alle NSAR-Nebenwirkungen möglich • Hypertonie • periphere Ödeme • kardiovaskuläres Risiko • Übelkeit/Erbrechen • Juckreiz • Agitation	• aktive gastrointestinale Ulzera oder Blutungen • entzündliche Darmerkrankungen • Herzinsuffizienz (NYHA II–IV) • KHK, APS, paVK • arterielle Hypertonie • Apoplex • allergische Reaktionen
Metamizol	• Hypotension • anaphylaktoide Reaktion bei schneller Injektion • allergische Hautreaktionen • toxische und allergische Agranulozytose (1: 2 – (4) Millionen der behandelten Patienten) • Schwitzen	• eingeschränkte linksventrikuläre Pumpfunktion • Asthma, Angioödem, Urticaria nach Einnahme von Nichtopioiden • Niereninsuffizienz • Störung der Knochenmarkfunktion • akute Porphyrie • Glucose-6-Dehydrogenasemangel

Tab. 4.6: Nebenwirkungen und Kontraindikationen (Fortsetzung)

	UAW	Kontraindikationen
Paracetamol	• Hepatotoxizität • letal • ab ca. 200 mg/kg KG/Tag • Kinder 140 mg/kg KG/Tag	• Allergie • schwere hepatozelluläre Insuffizienz (Alkohol, Mangelernährung, Lebermetastasen) • Analgetikaasthma
ASS	• gastrointestinale Ulzera, Blutungen, • Thrombozytenaggregationshemmung, Asthma, Bronchospasmus, • Reye-Syndrom	• akutes Asthma, • gastrointestinale Ulzera, Gerinnungsstörungen

Flurpirtin (Katadolon®)

- zentral wirksames Nichtopioid,
- Beeinflussung selektiver K-Kanäle → Membranstabilisierung → indirekte Hemmung der NMDA-Rezeptoren,
- schwach muskelrelaxierend.

Indikationen:

- Patienten mit Kontraindikationen gegen andere Nichtopioidanalgetika (keine PG-Synthesehemmung, keine Histaminliberation),
- muskulär bedingte Schmerzen.

Dosierung:

- 2–3 x 100 (–200) mg,
- oder 1 x 1 Retardtablette 400 mg/d.

Nebenwirkungen:
Müdigkeit, Übelkeit, Schwindel, Mundtrockenheit, Veränderung der Leberwerte, Verdrängung anderer Medikamente aus der Eiweißbindung.

KI: Lebererkrankungen, Cholestase, Myasthenia gravis.

4.4 Opioide

Definition:
Substanzen, die durch Bindung an Opioidrezeptoren im zentralen und peripheren Nervensystem wirken. Opioide umfassen:

- Opiate – natürlich vorkommende Opiumalkaloide,
- synthetisch/semisynthetisch hergestellte Opioidsubstanzen,
- körpereigene Opioidpeptide.

Wirkmechanismus:

- präsynaptische Hemmung der Erregungsübertragung,
- Aktivierung endogener schmerzhemmender Systeme,
- Veränderung des subjektiven Schmerzerlebens im limbischen System,
- Veränderung kortikaler Reorganisationsphänomene.

Indikationen:

- Akutschmerztherapie nach Traumen und Operationen,
- Akutschmerztherapie bei internistischen Erkrankungen (z. B. Myokardinfarkt, Pankreatitis, ischämische Schmerzen),
- Behandlung von Tumorschmerz,
- Behandlung chronischer, nichttumorbedingter Schmerzen.

Begriffsdefinitionen:

Affinität:	Bindungsfähigkeit am Opioidrezeptor
intrinsische Aktivität:	Fähigkeit zur Auslösung einer pharmakologischen Wirkung
Agonist:	Substanz besitzt Affinität zum Rezeptor und löst dort ein Signal aus
Antagonist:	Substanz besitzt Affinität zum Rezeptor ohne intrinsische Aktivität
Partialantagonist:	Substanz besitzt Affinität zum Rezeptor mit schwächerer intrinsischer Aktivität
Agonist/Antagonist:	Substanz hat an verschiedenen Rezeptoren agonistische oder antagonistische Wirkungen

Die einzelnen Opioide besitzen unterschiedliche Affinität zu den Opioidrezeptoren. Die Agonisten werden entsprechend ihrer intrinsischen Wirkstärke am Opioidrezeptor in schwache und starke Opioide unterteilt.

Einteilung nach Wirkung am Opioidrezeptor:

Opioidagonisten	Kodeinderivate, Oxycodon, Tramadol (+ NA-Serotonin WA-Hemmung) Morphin, Fentanyl, Hydromorphon, Sufentanil, Piritramid, Tapentadol (+ MOR-Mechanismus)
Partialantagonisten	Buprenorphin
Mischungen	Tilidin/Naloxon, Oxycodon/Naloxon
Agonist/Antagonist	Nalbuphin, Pentazocin
Antagonisten	Naloxon

Opioidrezeptoren und rezeptorvermittelte Wirkungen:

μ-Rezeptor:	supraspinale Analgesie, Atemdepression, Abhängigkeit, Erbrechen, Obstipation
κ-Rezeptor:	spinale Analgesie, Pupillenverengung, Beruhigung
δ-Rezeptor:	spinale Analgesie, Dysphorie, Halluzinationen

Opioide Stufe II

(▸ Tab. 4.7)

- Effektivität schwachwirksamer Opioide ist begrenzt,
- Dosierungsspielraum geringer (Tageshöchstdosierungen), empfohlene Tageshöchstdosierung nicht überschreiten – Wechsel auf ein starkes Opioid,
- bei starken Schmerzen Dosierung nahe der Maximaldosierung,
- Ceiling-Effekt: Bei Dosierungen über der Höchstgrenze nehmen lediglich die opiattypischen Nebenwirkungen wie Übelkeit/ Erbrechen, Obstipation, Schwindel zu, *nicht* jedoch die analgetische Wirkung.
- *Cave:* Suchtpotenzial der Tropfenform bei längerer Anwendung.

Tab. 4.7: Opioide Stufe II

Präparat	HWZ (h)	Applikationsintervall, orale Einzeldosis	analgetische Potenz zu Morphin p. o.	Besonderheiten
Tramadol, z. B. Tramal®, Tramundin®, Tramal long® Tramal Trpf.®	8–12 4	2–3 x 100–200 mg Grenzdosis ca. 600 mg 20 Trpf. = 50 mg	0,1–0,2	gering spasmogen Sedierung, Übelkeit, Erbrechen
Tilidin/Naloxon, z. B. Valoron N ret® Tilidin Trpf.® Valoron Trpf.®	8–12 4	2–3 x 100–300 mg Grenzdosis ca. 600–800 mg 20 Trpf. = 50 mg	0,05–0,1	∅ gastrointestinalen Nebenwirkungen zentrale Symptome (Übelkeit, Schwindel, Euphorie) ∅ Kombination mit anderen Opioden
Dihydrocodein, z. B. DHC®	8–12	2–3 x 60–120 mg	0,1–0,15	ausgeprägte Obstipation, Histaminliberation, Leberenzyme ↑

Beachte beim Einsatz von Opioiden bei Nichttumorschmerz:

- beste Wirkung bei Patienten, die zu Beginn gute Analgesie und geringe Nebenwirkungen aufweisen,
- nur ca. 50–60 % der Patienten sind opioidsensitiv,
- vermutliche fehlende Opioidsensitivität bei
  - fehlender Analgesie trotz Dosistitration,
  - schon bei niedriger Dosierung intolerable Nebenwirkungen,
  - trotz mehrfachem Opioidwechsel keine Besserung,
- Pflasterapplikation bevorzugt bei stabiler Schmerzsituation,
- auch nach Entfernen des Pflasters ist die Serumkonzentration möglicherweise erhöht,
- kein Anhalt für Organtoxizität der Opioide,
- wiederholte Gabe schnell wirksamer Tropfen oder Tabletten bei chronischen Schmerzen und Verschreibung als Monotherapie statt retardiertem Präparat ist ein Behandlungsfehler.

Stufe III Opioide

(▸ Tab. 4.8)

Tab. 4.8: Opioide Stufe III

Präparat	HWZ (h)	Applikationsintervall, orale Einzeldosis	Äquivalent zu oralem Morphin	Besonderheiten
Morphin μ, (κ,δ), z. B. MST®, Kapanol® Sevredol®	8–12 4	 Beginn mit 3 x 10 mg; keine Dosisbegrenzung; 2–3 x tgl.	 1	Referenzsubstanz bei Nieren- und Leberinsuffizienz Dosisreduktion, Histaminfreisetzung
Hydromorphon μ, (κ,δ), z. B. Palladon® Jurnista® Palladon Hartkapsel® Palladon injekt®	 12 24 4	 1–2 x tgl. keine Dosisbegrenzung	 1:7,5	keine Kumulation, da inaktive Metaboliten, geringe Plasmaeiweißbindung, zentralnervöse Nebenwirkungen geringer
Oxycodon μ,κ z. B. Oxygesic® Targin® + Naloxon Oxygesic akut, inject	 8–12 4	 2–3 x tgl.; Beginn mit 2 x 10 mg; keine Dosisbegrenzung	 1:2	weniger zentrale Nebenwirkungen, duale Galenik
Buprenorphin μ Agonist/Antagonist Transtec® Norspan® Temgesic sublingual®	 72 h 7 Tage 6–8 h 4	 35, 52,5, 70 μg/h 5, 10, 20 μg/h 3–4 x 0,2–0,4 mg	 1:25–30	weniger gastrointestinale und histamininduzierte Nebenwirkungen, Ceiling-Effekt ab 4 mg/24 h nicht mit Naloxon antagonisierbar
Fentanyl, z. B. Durogesic smat® Matrifen® Actiq® Abstral® Effentora® Instanyl-NS®	 48–72	 12, 25, 50, 75, 100 μg/h 200, 400, 800... μg/h	 1:100	weniger gastrointestinale Nebenwirkungen Wirkeintritt Pflaster bis zu 16 h Zulassung für Tumor-Durchbruchschmerz sehr schneller Wirkeintritt transmukosal
Tapentadol: μ-Rezeptor-Agonist + NA-Wiederaufnahmehemmer Palexia®		2 x 50 mg; max. 2 x 250 mg	1:0,3–0,5	Nebenwirkungen NA-Wiederaufnahmehemmer: Mundtrockenheit, Harnverhalt, Übelkeit, sexuelle Dysfunktion, Unruhe, Appetitlosigkeit, Schlafstörungen, Kältegefühlschwierige Umstellungen bei höheren Opioiddosierungen

Tab. 4.8: Opioide Stufe III (Fortsetzung)

Präparat	HWZ (h)	Applikationsintervall, orale Einzeldosis	Äquivalent zu oralem Morphin	Besonderheiten
Tetrahydrocannabinol, z. B. Dronabiol® Marinol®		Kps. 2,5; 5; 10 mg gtt. 2,5 % Dosierung: 2 x 2,5–5 mg		muskelrelaxierend antiemetisch appetitanregend geringe Analgesie, aber Schmerzdistanzierung
L-Methadon, z. B. L-Polamidon®	Ca. 12 h, unregelmäßig	2–3 x 5–10 mg	1:4	Kumulationsgefahr, steady state nach 2–7 Tagen, alternativ bei therapieresistenten Opioidnebenwirkungen

Die ▸ **Tab. 4.8** enthält eine Zusammenfassung der Opioide zur Langzeittherapie chronischer und Tumorschmerzen. Präparate zur Narkoseführung sind nicht berücksichtigt.

Opioide, die im Rahmen der Akutschmerztherapie eingesetzt werden und auch sich für die Befüllung von PCA-Pumpen eignen, sind z. B.:

- Piritramid (Dipidolor) 0,1–0,2 mg/kg KG i. v.
  - Morphin 0,1 mg/kg KG i. v.,
  - Oxygesic akut 0,05 mg/kg KG i. v.

Äquivalenzdosierungen für Morphin bei unterschiedlichen Applikationswegen:

- p. o. Morphin 100 % 180 mg
- i. v. Morphin 30 % 60 mg
- s. c. Morphin 30 % 60 mg
- PDA Morphin 10 % 1 8 mg
- i. t. Morphin 1 % 1,8 mg

Nebenwirkungen der Opioide

(▸ Tab. 4.9)

Tab. 4.9: Opioidnebenwirkungen

Früheffekte	Häufig	Selten
Übelkeit/Erbrechen Schläfrigkeit Schwindel/Unsicherheit Verwirrtheit	spastische Obstipation Übelkeit/Erbrechen Miktionsstörungen Pruritus (bei rückenmarksnaher Applikation) Schwitzen	Euphorie Myoklonie Mundtrockenheit Halluzination Atemdepression Depression sexuelle Dysfunktion

Symptome der Überdosierung:

- Schläfrigkeit, Bewusstlosigkeit,
- verlangsamte Atmung (AF < 8) bis zur Atemdepression,
- Bradykardie, Hypotonie,
- schlaffer Muskeltonus, enge Pupillen.

Therapie: Naloxon titriert nach Wirkung.

Entzugssymptome:
- Schmerzverstärkung,
- motorische Unruhe,
- psychische Agitiertheit,
- Schwitzen, Übelkeit, Erbrechen,
- krampfartige Schmerzen in Muskulatur und Bauch,
- Herzfrequenz- und Blutdruckanstieg.

Regeln der Opioidtherapie:
- kein schwacher Agonist + starker Agonist,
- kein starker Agonist + starker Agonist,
- kein Agonist + Antagonist (cave: Entzug),
- aber: retardierter Agonist + nichtretardierter Agonist.

Gründe für Wechsel der Applikationsform:
- Dysphagie, Passagestörungen,
- unsichere Resorptionsverhältnisse,
- nicht beherrschbare Nebenwirkungen,
- mangelnde Vigilanz,
- segmental lokalisierte, viszerale Schmerzen.

Vorgehen bei Nebenwirkungen bei adäquater Analgesie:
- andere Ursachen ausgeschlossen?
- Opioidrotation,
- Dosisreduktion,
- adäquate Prophylaxe.

Vorgehen bei inadäquater Analgesie und/oder intolerablen Nebenwirkungen:
- Versuch der Opioidrotation,
- Versuch des Wechsels der Applikationsform,
- Opioid ausschleichen.

Voraussetzungen für die *Langzeitanwendung* von Opioiden bei Nichttumorschmerz (S3-Leitlinie LONTS):
- Ursachen- bzw. Zusammenhangsanalysen von Begleiterkrankungen/psychischen Störungen und Schmerzsyndrom,
- Ablehnung einer (weiteren) Langzeitanwendung nicht opioidhaltiger Analgetika aus medizinischen Gründen,
- Fehlen patientenspezifischer Gegenanzeigen oder anderer Beschränkungen einer Opioidanwendung,
- hohe Erfolgsaussichten der Nebenwirkungsprophylaxe,
- Versagen aller anderen einschlägigen medikamentösen und nichtmedikamentösen Therapiemaßnahmen,
- Abnahme der körperlichen Funktionalität trotz Schmerzlinderung durch nichtopioidhaltige Analgetika,
- nachweislich positiver Einfluss von Schmerzlinderung und Schlafqualität auf Verbesserung des Funktionsniveaus,
- Vorrangigkeit einer Behandlung chronischer neuropathischer Schmerzen, Rücken- oder Gelenkschmerzen.

Jede langfristige Anwendung von Opioiden bei Nichttumorschmerz soll von einer regelmäßigen Schmerz- und Nebenwirkungsdokumentation begleitet sein.

vor Langzeitopioidtherapie ➔ interdisziplinärer Konsens

Kontraindikationen für den Einsatz von Opioiden bei chronischen nichttumorbedingten Schmerzen:
- alle primären Kopfschmerzen,
- funktionelle Störungen wie somatoforme Störungsbilder (kardial, intestinal, urologisch oder gynäkologisch),
- offensichtliche Abhängigkeit der Schmerzempfindung von situationsabhängigen psychischen Befindlichkeiten,
- ausschließlich attackenweise auftretende Schmerzen mit schmerzfreien Intervallen (z. B. Gesichtsneuralgien).

Warnhinweise für Medikamentenmissbrauch:

- unerklärliche, wiederholte Eskalation des Schmerzes,
- nicht anderweitig erklärbares Auftreten von multiplen Schmerzlokalisationen und Verschlechterung des psychischen und/oder physischen Zustandes,
- Verlangen nach kurzwirksamen Opioiden,
- Abweichen von der Einnahmevorschrift,
- Hinweise auf abnehmende emotionale Belastbarkeit und zunehmende soziale Isolation,
- wiederholte unplausible Terminversäumnisse.

4.5 Koanalgetika

Definition:

Koanalgetika besitzen entweder selbst eine antinozizeptive Wirkung oder sie verstärken den therapeutischen Effekt von Schmerzmitteln.

Indikationen:

Neuropathischer Schmerz

• einschießender Charakter	→	Antikonvulsiva
• brennender Charakter	→	Antidepressiva
Lymphödem Nervenkompression Leberkapselschmerz	}	Dexamethason
Osteolysen	→	Bisphosphonate

Antidepressiva

Wirkweise:
Klassische Anidepressiva, wie Trizyklika, werden in der Therapie neuropathischer Schmerzen aufgrund ihres analgetischen Effekts eingesetzt. Liegt bei chronischen Schmerzen zusätzlich eine depressive Komorbidität vor, sollten eher Antidepressiva aus der Gruppe der SSRI (siehe unten) eingesetzt werden. Für diese Substanzen besteht derzeit jedoch kein Nachweis eines eigenen analgetischen Effekts.

- neben antidepressiver Wirkung analgetische Komponente,
- Wirkung über Aktivierung des endogenen schmerzhemmenden Systems über Serotonin-und Noradrenalin-Wiederaufnahmehemmung,
- teilweise Rezeptorblockade (NMDA, α-adrenerg),
- bevorzugt bei brennenden neuropathischen Schmerzen.

Indikationen:
postherpetische Neuralgie, diabetische Neuropathie, Plexusinfiltration.

Trizyklische Antidepressiva

Amitriptyllin (Saroten®) (PZN, PNP, PTN, Apoplex):

- initial 10–25 mg z. N., max. 150 mg,
- hepatische Metabolisierung, keine Dosisreduktion bei Niereninsuffizienz,
- Mittel der 1. Wahl bei chronischem Spannungskopfschmerz, idiopathischem Gesichtsschmerz, chronischem posttraumatischem Kopfschmerz,
- Schlafanstoßend.

Doxepin (Aponal®) (keine Zulassung, zur Schmerztherapie)

- initial 5–10 mg abends, max. 75 mg,
- bevorzugt bei Patienten mit kardialen Risikofaktoren,
- geringere Sedierung, ältere Patienten.

Kontraindikationen und Nebenwirkungen (▶ **Tab. 4.10**):

Tab. 4.10: Kontraindikationen und Nebenwirkungen trizyklischer Antidepressiva

Kontraindikation	Nebenwirkungen
• Glaukom • Herzinsuffizienz • kardiale Reizleitungsstörungen • Prostatahypertrophie • Leberfunktionsstörungen	• Reizleitungsstörungen • Hypotonie • Orthostasedysregulation • Hemmung der Schleimsekretion von Mund und Nase • Obstipation • Miktionsstörungen • Akkomodationsstörungen • Schwindel • Tremor • Sedierung • Unruhe • Gewichtszunahme • Zyklusveränderungen, Libidoverlust, Potenzstörungen

Kombinierte Serotonin- und Noradrenalin Wiederaufnahmehemmer (SSNRI)

Duloxetin (Cymbalta®) (diabetische PNP)

- initial (30–)60, max. 60 mg/d,
- neuropathische Schmerzen mit Depression,
- Metabolisierung über Cytochrom P 450.

Mirtazapin (Remergil®) (keine Zulassung, zur Schmerztherapie)

- initial 7,5–15 mg, max. 45 mg/d,
- Dosisreduktion um 30–50 % bei Einschränkung der Leber- oder Nierenfunktion,
- schlafanstoßend,
- keine anticholinergen Nebenwirkungen.

Nebenwirkungen:
Schwindel, Mundtrockenheit, Gewichtszunahme.

Besonderheiten bei der Anwendung von Antidepressiva:

- Analgesieverstärkung von Opioiden, Nichtopioiden,
- einschleichende Dosiserhöhung,
- analgetischer Effekt setzt vor dem antidepressiven Effekt ein (3.–7. Tag),
- schmerztherapeutische Dosis liegt unter der antidepressiven Dosis,
- bei Kombination mit Opioiden Potenzierung der zentralnervösen Nebenwirkungen.

Antikonvulsiva

- gute Wirksamkeit bei neuropathischen Schmerzen mit einschießendem Charakter,
- membranstabilisierender Effekt,
- Hemmung der Erregungsausbreitung, Reduktion der Übererregbarkeit und Spontanentladungen peripherer und zentraler Neurone.

Indikationen:
Neuralgien, Tumorinfiltration, Phantomschmerz, Trigeminusneuralgie, postherpetische Neuralgie, Polyneuropathien, Deafferenzierungsschmerz.

Antikonvulsiva vom Ca-Kanal-Typ

Gabapantin (Neurontin®; alle neuropathischen Schmerzsyndrome)
- initial 100–300 mg z. N., max. 3.600 mg/Tag.

Pregabalin (Lyrica®; alle peripheren neuropathischen Schmerzsyndrome, PZN, PNP, generalisierte Angststörungen)
- initial (25) 75 mg, max. 2 x 300 mg/Tag,
- schlafverbessernd und anxiolytisch.

Beachte:
- langsame Steigerung,
- anfänglich starke Müdigkeit – Sturzgefahr,
- Dosisreduktion bei Niereninsuffizienz.

Nebenwirkungen:
Schwindel, Schläfrigkeit, Benommenheit, Kopfschmerzen, Gewichtszunahme, Ödembildung.

Antikonvulsiva vom Na-Kanal-Typ

Carbamazepin (Tegretal®, Timonil®; alle neuropathischen Schmerzsyndrome)
- initial 200 mg, max. 800–1.200 mg retard/Tag,
- strenge Indikation bei Leberfunktionsstörungen,
- Enzyminduktion,
- geringe therapeutische Breite.

Oxcabazepin (Trileptal®; keine Zulassung, zur Schmerztherapie)
- initial 300 mg, max. 2.400 mg/Tag.

Lamotrigin (Lamictal®; keine Zulassung, zur Schmerztherapie)
- initial 25 mg, max. 200 mg/Tag,
- Add-on bei Trigeminusneuralgie, Monotherapie bei spinaler Läsion, diabetischer PNP.

Nebenwirkungen:
Schwindel, Sedierung, Doppelbilder, Ataxie, kognitive Störungen, Lebertoxizität, Blutbildveränderungen (Hyponatriämie), Medikamenteninteraktionen.

Steigerung der GABA-vermittelten Hemmung

Topiramat (Topamax Migräne®; Migräneprophylaxe)
- initial 25 mg abends, Zieldosis 50–100 mg/d,
- Zulassung für Migräneprophylaxe, auch wirksam bei medikamenteninduziertem Kopfschmerz.

Nebenwirkungen:
Fatique, Gewichtsverlust, kognitive Störungen.

Valproinsäure (keine Zulassung, zur Schmerztherapie)
- Mittel 2. Wahl bei Migräneprophylaxe, Clusterkopfschmerz,
- initial 150 mg abends, Zieldosis 600–1.200 mg/d.

Nebenwirkungen:
Müdigkeit, Schwindel, Leberwerterhöhungen, Haarausfall, Ödeme.

Kortikosteroide

Wirkweise multifaktoriell:
- analgetisch bei Knochenmetastasen,
- antiödematös,
- appetitsteigernd,
- antiemetisch,
- stimmungsaufhellend.

Indikationen:
- metastasierendes Prostata-CA mit Knochenmetastasen,
- Organbefall bei malignen Tumoren (z. B. Leberkapselschmerz),
- Kopfschmerz bei erhöhtem Hirndruck durch primären Hirntumor,
- Arthritis.

→ großzügiger Einsatz bei Tumorerkrankungen mit schlechter Prognose,
→ im Rahmen von Gelenkschmerzen beachten der Langzeitnebenwirkungen.

Dosierung:
Dexamethason (Fortecortin®) 4–12 mg/d. Initial auch Stoßtherapie möglich, z. B. bei erhöhtem Hirndruck (16–32 mg/d).

Nebenwirkungen:
Blutzuckererhöhung, Schlafstörungen, Verwirrtheit, Senkung der Krampfschwelle, gesteigerte Infektanfälligkeit, Gewichtzunahme, Ödeme, Osteoporose, Risiko gastrointestinaler Ulzera, Cushing-Syndrom.

Kontraindikationen:
Magen-Darm-Ulzera, floride Infekte, Glaukom, Katarakt, nicht eingestellter Hypertonus, Diabetes mellitus, Osteoporose.

Calcitonin

- in C-Zellen der Nebenschilddrüse gebildet,
- Hormon mit Bindungsstellen im GI-Trakt und im Knochen,
- passiert die Blut-Hirn-Schranke,
- Transmitter im Hinterhorn des Rückenmarks.

Wirkweise:
- Aktivierung deszendierender hemmender serotoninerger Bahnen,
- Hemmung der Aktivität von Osteoklasten.

Indikation:
wirkt analgetisch bei:
- Phantomschmerzen,
- Neuropathie,
- Osteolysen, ossäre Schmerzen bei Malignomen,
- sympathischer Reflexdystrophie,
- Osteoporose.

Dosierung:
- Phantomschmerz: Infusion 100–200 IE (= 100–200 mg) i. v. in 250 ml NaCl 0,9 % über mindestens 1 h (für 3 Tage),
- Knochenmetastasen: 100 IE/d 2 Wochen, danach 100 IE/wöchentlich,
- auch möglich intranasal als Karil–NS®.

Nebenwirkungen:
Flush, Übelkeit, Kreislaufdepression.

Bisphosphonate

(► **Tab. 4.11**)
Wirkweise:
Bindung an Hydroxylappatit → Hemmung Osteoklastenaktivität.

Indikationen:
- analgetischer Effekt wahrscheinlich gering,
- osteoprotektiv in Langzeittherapie,
- manifeste Osteoporose,
- ossärer Tumorschmerz,
- Wirbelkörperfrakturen,
- (CRPS?).

Tab. 4.11: Bisphosphonate

Wirkstoff	Präparat	Dosierung
Clodronat	Bonefos®, Ostac®	2.400 mg p. o.
Pamidronat	Aredia®	60–90 mg i. v.
Alendronat	Fosamax®, Fosavance®	60 IE wö.

Nebenwirkungen:
Ösophagitis, Übelkeit, Erbrechen, Diarrhoe, Fieber, Hypokalziämie, akutes Nierenversagen; nicht zusammen mit Milchprodukten.

4.6 Clonidin

Wirkweise:
zentraler α-Rezeptoragonist mit antinozizeptiver Wirkung; u. a. Bindung an efferente schmerzhemmende Bahnen auf Rückenmarksebene.

Indikation:
- neuropathische Schmerzen,
- Deafferenzierungsschmerz,
- Supplementierung einer Opioidtherapie,
- ggf. Rückbildung einer opioidinduzierten Hyperalgesie,
- Symptomkontrolle bei Entzugsbehandlungen,
- Adjuvanz bei regionalanästhesiologischen Verfahren.

Dosierung:
0,075–0,15 mg i. v., maximal 0,6 mg/d (Haemiton®, Catapressan®, Paracefan®).

Nebenwirkungen:
Bradykardie, Hypotonie, Obstipation, Mundtrockenheit, Müdigkeit.

Kontraindikationen:
Erkrankung des Sinusknotens, Hypovolämie, Durchblutungsstörungen.

Cave: Tachyphylaxie (Ausschleichen bei längerer Anwendung).

4.7 NMDA-Rezeptorantagonisten

Indikationen:
- Phantomschmerzprophylaxe in multimodalem Ansatz,
- neuropathischer Schmerz (i. v.), in Einzelfällen bei neuropathischem Schmerz p. o. (hohe Raten Nonresponder und Therapieabbrecher in Langzeittherapie),
- Durchbrechung opioidbedingte Hyperalgesie.

Dosierungen:
- Ketamin-Infusion nach Effekt und kg KG: 40–500 mg/d,
- perioperativ: Bolus 0,5 mg/kg KG i. v. für 24 h 2 µg/kg KG/min, für weitere 48 h 1 µg/kg KG/min,
- p. o. 60–180 mg,
- S-Ketamin: Halbierung der Dosis.

Nebenwirkungen:
zentrale Übererregbarkeit für sensorische und taktische Reize, Albträume, Schlafstörungen, Agitation, Angstzustände, Hyperakusis, vegetative Übererregbarkeit.

Kontraindikation:
psychiatrische Erkrankung, posttraumatische Belastungsstörung, Angsterkrankung.

Cave: Abhängigkeitspotenzial.

4.8 Topische Anwendungen

Lidocain-Hydrogelpflaster (Versatis®)
Wirkweise:
Lidocain 5 % (systemische Verfügbarkeit nur ca. 3 ± 2 % der insgesamt applizierten Lidocaindosis), unspezifische Blockade Na-Kanäle.

Indikation:
Zulassung für Postzosterneuralgie, lokal begrenzte neuropathischer Schmerzsyndrome, Allodynie, Hyperalgesie.

Anwendung:
- maximal 4 Pflaster,
- für 12 h belassen, dann 12 h freies Intervall,
- in Mono- und Kombinationstherapie,
- Voraussetzung: intakte Haut.

Nebenwirkungen:
Hautreizungen, Blasenbildung, keine systemischen Nebenwirkungen.

Capsaicin
Wirkweise:
Längere Anwendung führt über reversiblen Funktionsverlust der C-Fasern zu Schmerzlinderung, Hemmung des Substanz-P-Transports, leert Substanz-P-Speicher.

Indikationen:
neuropathische Schmerzen (Postzosterneuralgie, Allodynie, Hyperalgesie), Narbenschmerz.

Anwendung:
- Lotion 0,025–0,075 mg Capsaicin, 4 x tgl. über 4–6 Wochen; für bessere Patientencompliance vorher lokalanästhetische Salbe.
- 8 %-iges Capsaicin-Pflaster (Qutenza®)
  - einmalige einstündige Anwendung führt bei > 50 % der Patienten zu Schmerzlinderung über 12 Wochen, Wiederholung nötig,
  - vor Pflasterapplikation 1 Stunde lokalanästhetische Salbe.

Nebenwirkungen:
Hautbrennen, Schmerzverstärkung.

4.9 Adjuvantien

Definition:

Adjuvantien sind Medikamente zur Therapie der Nebenwirkungen einer medikamentösen Therapie.

Es empfiehlt sich für die Behandlung der möglichen opioidbedingten Nebenwirkungen ein Stufenplan:
→ Förderung der Compliance der Patienten,
→ Langzeiterfolg einer Opioidtherapie.

Übelkeit und Erbrechen

Ursachen:
- Medikamente,
- Obstipation,
- Schmerzen,
- Hyperkalzämie, Urämie, Leberversagen,
- Infektionen,
- Hirnmetastasen,
- mechanische Ursachen.

Therapie:

Bei Neueinstellung und Opioidrotation prophylaktisch Einsatz eines Antiemetikums an den ersten Tagen zur Prophylaxe der opioidbedingten Übelkeit.

Nach Abklärung der möglichen Nebenwirkungen und Diagnostik eines opioidinduzierten Erbrechens wird folgendes Vorgehen empfohlen (▸ **Tab. 4.12**).

Tab. 4.12: Antiemitika

Stufe	Medikament	Dosierung
1	Domperidon Metoclopramid	3 x 10–20 mg 3 x 5–10 mg
2	Haloperidol	3 x 0,5–2 mg
3	Tropisetron (Navoban®) Ondansetron (Zofran®)	1–2 x 5 mg 2–3 x 4–8 mg
4	Dexamethason	1–3 x 4–8 mg

Obstipation

Ursachen:
- Bewegungsmangel, Ballaststoffarmut,
- geringe Flüssigkeitsaufnahme,
- Nervenerkrankungen, Depressionen,
- Unterdrückung des Stuhldrangs,
- Medikamente (z. B. Opioide, Anti-Parkinson-Mittel, Antidepressiva, Antikonvulsiva, Antihypertensiva, Eisenpräparate).

Häufigste Nebenwirkung von Opioiden – keine Toleranzentwicklung.

Therapie:
Aufweichende Substanzen (Wasserresorption)
salinisch Natriumpicosulfat (Laxoberal®), Glaubersalz, Natriumsulfat
Zucker Laktulose (Bifiteral®), Sorbit (Microklist®)

Förderung der Darmperistaltik
Phenolphtalein Bisacodyl (Dulcolax®)
Glykosid Sennosid (Liquidipur®)

Erhöhung der Gleitfähigkeit
Paraffin (Agarol®)

Hydragog (Bindung an Wasser)
Agiolax®

Kontraktion glatte Muskulatur
Neostigmin (Prostigmin®)
Ceruletid (Tacus®)

Füllsubstanz mit Wasserbindung
Macrogol (Movicol®)
Hyperosmolares
Röntgenkontrastmittel
Gastrographin

Bevorzugte Substanzen, ggf. Kombination

Laktulose osmotisch	3 x 10–20 mg
Na-Picosulfat irritativ	3 x 7,7–10 mg
Movicol osmotisch + irritativ	3 x 1 Beutel

- bei Opioidtherapie Laxantien regelmäßig nach Zeitschema,
- Dosis individuell,
- beste Therapie ist Prophylaxe!

Cave: Subileus keine Anticholinergika + Prokinetika
keine »blähenden« Medikamente
keine oralen Laxantien

Ulkusprophylaxe

Indikation bei Risikopatienten bei Gabe von NSAR (Coxiben), Immunsupression, Diabetes mellitus, Tumorleiden, Kombination Kortison + NSAR, Patienten im höheren Lebensalter > 65 Jahre.

Ranitidin	300 mg
Omeprazol	20 mg
Pantozol	40 mg

4.10 Patienten Fallvorstellung – Anwendung eines Therapieschemas

Thomas Fritzsche

Auf der aufnehmenden Station der Patientin existiert ein Therapieschema für postoperative Schmerzen.

Anamnese:
- 38 Jahre alte Patientin,
- Ovarialkarzinom-OP vor 3 Jahren,
- aktuell Rezidivtumor,

- Hypertonus 155/85 mmHg,
- Hypercholesterinämie.

Sozialanamnese:
- geschieden,
- eine 7-jährige Tochter und ein 9-jähriger Sohn,
- Lehrerin.

Schmerzanamnese:
- zeitlicher Verlauf: gelegentlicher spontaner Schmerz,
- Intensität: NAS 2–3 (min. 0–1),
- Lokalisation: rechter Unterbauch,
- Qualität: krampfartig,
- Einfluss des Schmerzes auf die Lebensqualität: gering, da nur gelegentlich.

Vormedikation:
ohne Analgetika.

Therapieplan:
Entsprechend des auf der Station geltenden Therapieschemas konnte die Patientin bei leichten Schmerzen vom Pflegepersonal selbständig adäquat mit 4 x 40 Tropfen Metamizol behandelt werden.

Verlauf:
- Metamizol-Therapie
  - Patientin war unter 4 x 40 Tropfen Metamizol die erste Woche völlig schmerzzufrieden
  - NAS darunter 0–1,
  - Diese Dosis wurde gut vertragen.
- Im weiteren Verlauf klagte die Patientin über gelegentlich auftretende Schmerzen wiederum im rechten Unterbauch.
- Tramadolor-Therapie
  - Die Patientin erhielt entsprechend des Therapieschemas der Station eine zusätzliche Bedarfsmedikation von 20 Tropfen Tramadolor, die im weiteren Verlauf der Schmerzstärke angepasst wurde. Zu Beginn mit 2 x 50 mg ret. Tramadolor bis zur Entlassung nach Chemotherapie bis 2 x 100 mg Tramadolor ret. Darunter war die Patientin wiederum schmerzzufrieden.
  - NAS darunter 0–2,
  - Diese Dosis wurde gut vertragen.
- Effekt der Therapie auf den Schmerz und die allgemeine Zufriedenheit
  - Schmerzzufriedenheit der Patientin,
  - Patientin insgesamt sehr zufrieden.

Weiterer Krankheitsverlauf der Patientin
Einige Wochen später wurde die Patientin erneut aufgenommen. Sie klagte unter der Entlassungsmedikation erneut über Schmerzen. Der Akutschmerzdienst wurde von der Station angefordert, nachdem das Therapieschema der Station ein Konsil des Akutschmerzdienstes zur Erweiterung der Schmerztherapie beinhaltet. Bei Eintreffen des Schmerzdienstes klagte die Patientin über krampfartige Bauchschmerzen, deren Ursache Blähungen waren. Diese wiederum waren bedingt durch regelmäßige Gabe von Laktulose bei Verstopfung durch Tramadolor. Nach Umstellung auf Movicol war das Problem beseitigt.

Wiederum einige Monate später klagte die Patientin unter 2 x 150 mg Tramadolor bei weiterem Tumorwachstum bei erneuter stationärer Aufnahme über Schmerzen und zunehmende Verstopfung. Die Schmerztherapie wurde auf das WHO-Stufenschema 3 (2 x 20/10 mg Oxycodon/Naloxon ret.) umgestellt sowie durch Auftreten neuropathischer Schmerzen um Amitriptylin zur Nacht erweitert. Die Patientin wurde unter dieser Schmerztherapie schmerzzufrieden entlassen.

5 Nichtmedikamentöse Therapieverfahren

Eveline Löseke

5.1 Akupunktur

Definition

Die Reizung von Akupunkturpunkten ist wohl eine der ältesten und am weitesten verbreiteten Heilmethoden der Welt. Durch Einstiche mit Nadeln in die Haut können Störungen im Körperinneren beseitigt oder gelindert werden. Akupunkturpunkte liegen auf der Körperoberfläche an genau festgelegten Punkten. Diese Akupunkturpunkte liegen alle auf Leitlinien, die als Meridiane bezeichnet werden. In den Meridianen kreist nach altchinesischer Auffassung die sogenannte Lebensenergie, das Qi, mit ihren Anteilen Yin und Yang. Diese beiden lebenserhaltenden Kräfte sind im Körper gleichzeitig, jedoch als Gegenpole wirksam. Yin und Yang sollten im Organismus in einem völligen Gleichgewicht stehen und stellen so den idealen Gesundheitszustand dar. Liegt ein Ungleichgewicht auf Dauer vor, führt diese zu Krankheit.

Was ist Akupunktur?

Das Stechen von Nadeln in definierte Punkte des Körpers wird als Körperakupunktur bezeichnet. Bekannt sind 700 Punkte auf 14 Meridianen, die in einem Bezug zu einem Organ stehen. Unterschieden werden die Akupunktur des Ohres (Ohrakupunktur), des Schädels (Schädelakupunktur) und anderer Körperareale. In Deutschland wird am häufigsten die Körper- und Ohrakupunktur praktiziert (► **Abb. 5.1** und **5.2**). Eine weitere Methode der Akupunktur ist ist die Moxibustion durch Wärmeanwendung, das heißt Verbrennen von Moxakraut über dem Akupunkturpunkt, oder Akupressur durch Massage des Punktes. Ein weiteres Verfahren stellt die Laserakupunktur dar, die völlig schmerzfrei und dennoch wirkungsvoll ist. Sie wird häufig bei Kindern eingesetzt, z. B. bei Kopf- und Migräneschmerzen.

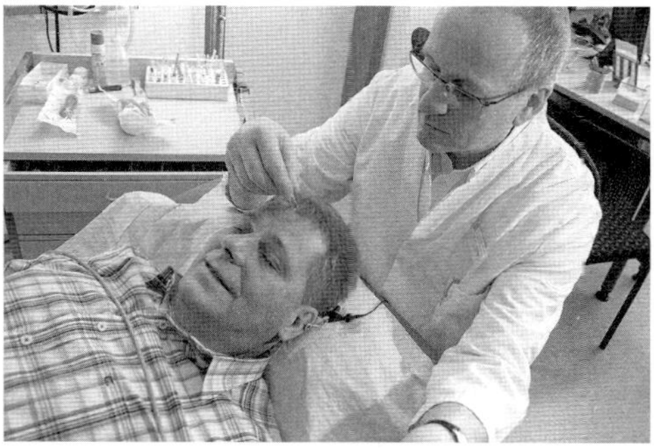

Abb. 5.1: Akupunktur I

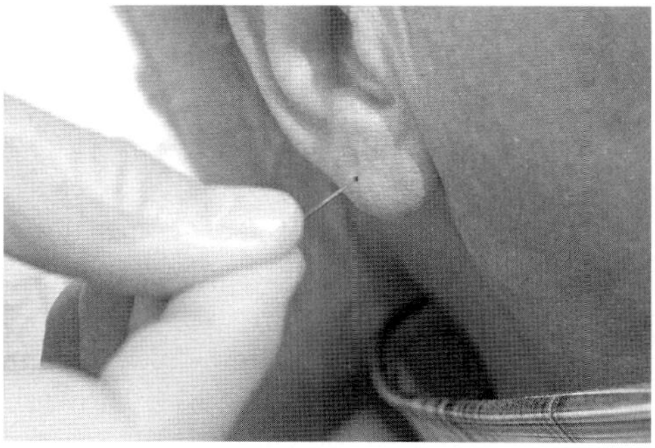

Abb. 5.2: Akupunktur II

Einsatzgebiete der Akupunktur

Die Akupunktur wird in den letzten Jahren bei akuten und chronische Schmerzen unterschiedlicher Art (z. B. Wirbelsäule, Gelenke, Kopfschmerzen, Regelschmerzen) eingesetzt.

Weitere Einsatzgebiete:
- Allergien (Heuschnupfen),
- funktionelle Leiden wie Margen- und Darmstörungen,
- Herzkreislauferkrankungen (Blutdruckstörungen, Durchblutungsstörungen ...),
- Schlafstörungen,
- Asthma (vor allem allergisches Asthma),
- Reisekrankheit,
- Schwangerschaftsbeschwerden (Erbrechen, niedriger Blutdruck, Ischiasbeschwerden, Steißlage etc.),
- Geburtsvorbereitung/-einleitung/-erleichterung,
- Erschöpfungserscheinungen,
- Infektanfälligkeit,
- Übergewicht,
- Suchtbehandlung (z. B. Raucherentwöhnung),
- neurologische Erkrankungen (z. B. Tinnitus, Lähmungen, Trigeminusneuralgie, Fazialisparese),
- urologische Erkrankungen (Inkontinenz, Impotenz, Reizblase),
- psychische Erkrankungen (leichte Depressionen, Schlafstörungen, Unruhezustände etc.).

Wirkprinzip von Akupunktur

Akupunktur beruht auf der symptomatischen Wirkungsweise sowie der Regulationsfähigkeit des Körpers, auf Reize zu reagieren. Die TCH spricht auch vom Qi, der Lebensenergie, die in Energiebahnen fließt, den Meridianen. Bei einen Zuviel und einem Zuwenig entstehen krankheitsbedingte Einflüsse im Organismus. Ziel der Akupunktur ist es, eine Harmonie von Körper und Geist herzustellen und den Organismus wieder in ein Gleichgewicht zu bringen. Das Symbol für Gleichgewicht und Harmonie sind die Monde Yin und Yang. Durch Akupunkturbehandlungen können Krankheiten diagnostiziert und entsprechend behandelt werden.

Eine Akupunkturbehandlung dauert meistens 30–45 Min.

5.2 Transkutane elektrische Nervenstimulation (TENS)

Was ist TENS?

TENS steht als Abkürzung für *transkutane elektrische Nervenstimulation*. Die elektrische Nervenstimulation wurde bereitsca. 2500 v. Christus in Ägypten mit dem elektrischen Zitterwels (Malapterurus electricus), der im Nil vorkommt, angewandt. TENS wird in der Schmerztherapie als nichtmedikamentöse, adjuvante Methode eingesetzt, bei der mithilfe von elektrischen Impulsen sowohl motorische wie auch sensorische Nervenfasern blockiert werden.

Die Datenlage zu den unterschiedlichen Einsatzgebieten variiert stark. Der Arbeitskreis Krankenpflege und medizinische Assisstenzberufe der Deutschen Gesellschaft für Schmerztherapie (DGSS) hat vor zwei Jahren eine prospektive Multizenterstudie über regelmäßige Anwendung von TENS bei chronischen nichtumorbedingten Schmerzen durchgeführt. Die Uniklinik Jena führt zurzeit eine Studie an Patienten nach thoraxchirugischen Eingriffen ohne Epiduralanästhesie durch. Eine weitere Studie des AK Krankenpflege und med. Assistenzberufe mit Patienten mit neuropathischen Schmerzen ist in Planung.

Wie wirkt TENS?

- Löschung des Schmerzgedächtnisses »[...] Oftmals können Gegenirritationsverfahren wie die transkutane elektrische Nervenstimulation oder die (Elektro-) Akupunktur die gesteigerte Empfindlichkeit des nozizeptiven Systems im Rückenmark zumindest zeitweise wieder normalisieren. Neue neurobiologische Konzepte über das Schmerzgedächtnis bieten viel versprechende Ansätze zur Vermeidung und Behandlung chronischer Schmerzen. [...]« (Sandkühler 2001).
- vermehrte Bildung und Ausschüttung von körpereigenen schmerzhemmenden Nervenübertragungsstoffen (Neurotransmitter, z. B. Endorphine)
- vermehrte Bildung und Ausschüttung von körpereigenen durchblutungsfördernden Stoffen.

Hemmung der Übertragung von Schmerzimpulsen über eine Aktivierung schmerzhemmender Systeme im Bereich des Rückenmarks (Gate Control Theory von Melzak/Wall 1965).

Blockade peripherer und autonomer Nerven durch elektrische Hemmvorgänge:

Theorie	Gate-Control	Endorphin
Wirkweise	über sensorische Nerven	über motorische Nerven
Intensität	niedrig, leichtes Kribbeln	hoch, gerade noch erträglich
Impulsdauer	kurz	lang
Frequenz	50–100 Hz	5–10 Hz
Muskelkontraktion	nein	ja
Einsetzen der Schmerzlinderung	schnell	langsam
Andauer der Schmerzlinderung	kurz (5–15 Min.)	lang (30 Min.–12 Std.)
Behandlungsdauer	3 x 15 Min. steigern	30 Min., 3–5 x tägl.

Vorteile von TENS

Der Betroffene/Patient kann in sein Schmerzempfinden eingreifen und bei Bedarf handeln, was einen entscheidenden Beitrag zur Selbstverantwortung darstellt. TENS kann auch in Heimbehandlung oder am Arbeitsplatz durchgeführt werden. So kann nicht nur eine evtl. Reduktion von Medikamenten, sondern auch von Arbeitsausfällen erfolgen. Die Anwendung ist einfach, das Anbringen der Elektroden kann je nach Lokalisation und Patientenklientel jedoch schwierig sein.

Nebenwirkungen

Eine Überstimulation kann mit einer Schmerzverstärkung einhergehen. Es kann zu Hautirritation sowie zu einer allergischen Reaktion auf das Material der Elektroden kommen. In seltenen Fällen werden Herzrhythmusstörungen beschrieben.

Cave: Wasserkontakt, (Handybetrieb), Hochfrequenzbetrieb (Mikrowelle).

Kontraindikationen

- On-Demand-Herzschrittmacher,
- schwere Herzrhythmusstörungen,
- fehlende Patientenkooperation,
- Hautirritationen, offene Wunden,
- Hypästhesien,
- Karotissinusstimluation,
- psychische Erkrankungen,
- Epilepsie,
- Schwangerschaft (keine Stimulation im Rumpfbereich),
- ungeklärte Schmerzäthiologie.

Verschiedene Stimulationsverfahren

- hochfrequente, konventionelle Stimulation (50–100 Hz),
- niederfrequente (akupunkturartige) Stimulation (1–4 Hz),
- Brust- (akupunkturähnliche) Stimulation (Gewöhnungseffekt vorbeugen, Kombination 1 + 2),
- verschiedene Modulationen der Stimulation (Frequenz-Impuls-Modulation, zeitversetztes Signal auf beiden Kanälen).

Faustregel zur Anwendung von TENS:

- Höhere Frequenzen für akute Schmerzen.
- Niedrige Frequenzen für chronische Schmerzen.

Hochfrequente Stimulation
Frequenz : 50–100 Hz

- Intensität: Steigern bis zu Auftreten von Parästhesien,
- Indikationen: akuter und chronischer Schmerz,
- Wirkmechanismus: segmentale spinale Wirkung durch kompetitiven Impulsfluss afferenter Nervenfasern unterschiedlicher Dicke (modifizierte Gate-Control-Theorie),
- Wirkcharakteristika: schneller Wirkungseintritt, geringe Wirkungsdauer, Gewöhnungseffekt möglich.

Akupunkturähnliches TENS – niederfrequente Stimulation
Frequenz: 2–10 Hz, innere Frequenz 80–100 Hz

- Intensität: Steigern bis zum Auftreten von Muskelzuckungen,
- Indikationen: akuter und chronischer Schmerz,
- Wirkmechanismus: supraspinale Wirkung durch Stimulation afferenter sensibler Nervenfasern über Muskelzuckungen, Modulation der Interneurone in den Hinterhörnern durch Serotonin u. a.,
- Wirkungscharakteristika: langsamer Wirkungseintritt, große Wirkungsdauer.

Sonderform: Nerven- und Ganglienblockade nach Jenker – mittelfrequente Stimulation
Frequenz : 30–40 Hz (33), monophasisch

- Intensität: Steigern bis zum Auftreten deutlicher Parästhesien,
- Indikationen: akuter und chronischer Schmerz, Durchblutungs- und trophische Störungen, Tinnitus,
- Wirkmechanismus: Hyperpolarisation der Nervenzellmembran unter der differenten Anode und Reduktion der Aktionspotenziale,
- Wirkcharakteristika: Schneller Wirkungseintritt, Kumulationseffekt durch Wiederholung.

Sonderform
Ontophorese: Mittels TENS-Stimulation unter Verwendung monophasischer Impulse wird ein zusätzlicher iontophoretischer Effekt unter Verwundung polarer Medikamente (Gel: Diclofenac und Benazydamin) beschrieben (Bremerich und Wiegel 1992).

Gerätetypen
Es gibt zwei verschiedene Gerätetypen auf dem Markt.

Monophasische Geräte:
- Kathode und Anode – negativer und positiver Pol,
- Kathode (aktive Elektrode) proximal – Schmerzort,
- Anode (passive Elektrode) segmental mit einem Abstand von mindestens 5 cm zur aktiven Elektrode fixiert.

Biphasische Geräte:
- ausgeglichene Elektrodenspannung,
- keine unterschiedlichen Pole.

Allgemeines zur Elektrodenanlage (► **Abb.** 5.3)

- Anlage direkt im Schmerzgebiet oder Schmerzhauptpunkt mit Elektroden »einkreisen«,
- Anlage über dem peripheren Nerv, der das Schmerzgebiet versorgt,
- Anlage in dem zugehörigen Segment,
- Anlage kontralateral,
- Anlage über Trigger- oder Akupunkturpunkten.

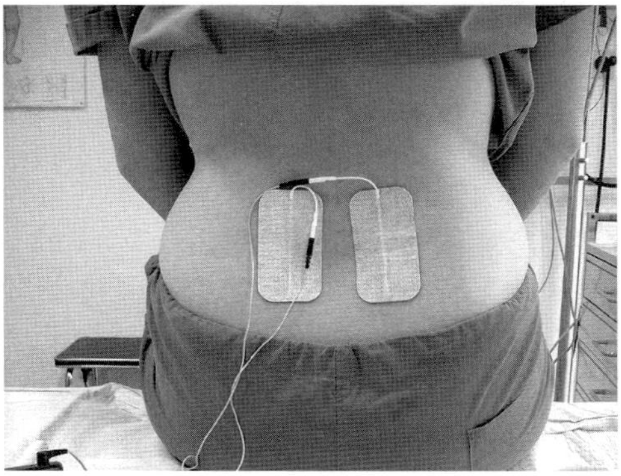

Abb. 5.3: TENS, Elektroden (Bild: Brüderkrankenhaus St. Josef)

Einsatzgebiete von TENS

Akute Schmerzen (evidenzbasiert)

Hauptindikationen:
- Wirbelsäule (HWS, LWS), *Cave:* Leitlinie LONTS
- Spannungskopfschmerzen/Migräne,
- Schulter: Impingement-Syndrom, Schulter-Arm-Syndrom,
- Tendopathien (Epicondylitis),
- Neuralgien,
- vertebragene Schmerzen: HWS, ISG, paravertebrale Muskulatur,
- Radikulär-, Pseudoradikulärsyndrome (*Cave:* Leitlinien LONTS),
- rheumatische Erkrankungen,
- degenerative Erkrankungen des Bewegungsapparates,
- funktionelle Störungen,
- chron. Ober- und Unterbauchbeschwerden,
- periphere Kreislaufstörung,
- Durchblutungsstörungen, z. B. M. Raynaud,
- sympathische Reflexdystrophie (CRPS),
- Medikamentenentzug,
- posttraumatische Schmerzen,
- Strumpf- und Phantomschmerzen.

Merke

- Elektrodenanlage lokal segmental im Schmerzgebiet,
- Elektrodenanlage über dem peripheren Nerv,
- Elektrodenanlage segmental paravertebral,
- Elektrodenanlage kontralateral.

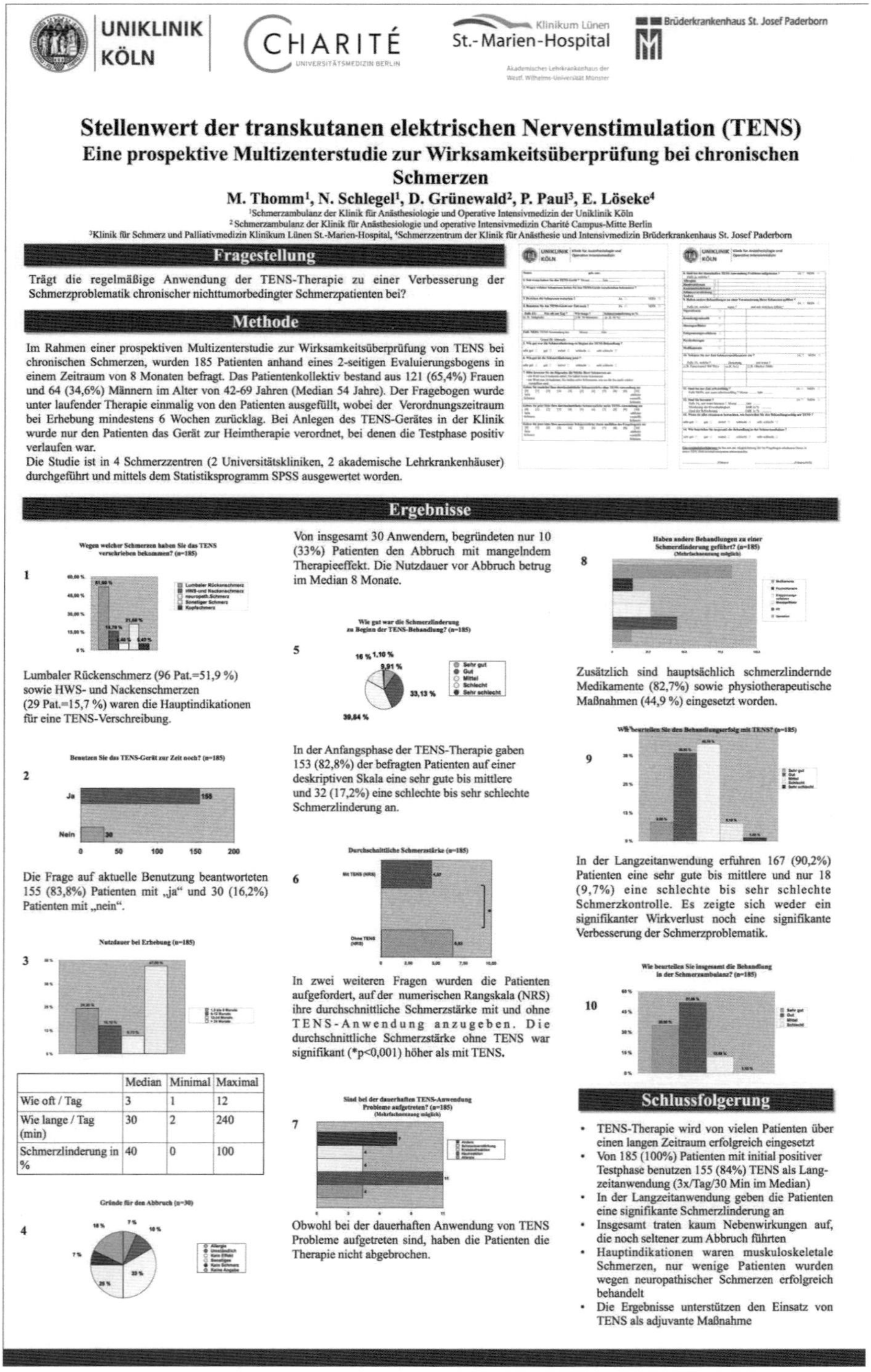

UNIKLINIK KÖLN
CHARITÉ UNIVERSITÄTSMEDIZIN BERLIN
Klinikum Lünen St.-Marien-Hospital
Akademisches Lehrkrankenhaus der Westf. Wilhelms-Universität Münster
Brüderkrankenhaus St. Josef Paderborn

Stellenwert der transkutanen elektrischen Nervenstimulation (TENS)
Eine prospektive Multizenterstudie zur Wirksamkeitsüberprüfung bei chronischen Schmerzen

M. Thomm[1], N. Schlegel[1], D. Grünewald[2], P. Paul[3], E. Löseke[4]
[1]Schmerzambulanz der Klinik für Anästhesiologie und Operative Intensivmedizin der Uniklinik Köln
[2]Schmerzambulanz der Klinik für Anästhesiologie und operative Intensivmedizin Charité Campus-Mitte Berlin
[3]Klinik für Schmerz und Palliativmedizin Klinikum Lünen St.-Marien-Hospital, [4]Schmerzzentrum der Klinik für Anästhesie und Intensivmedizin Brüderkrankenhaus St. Josef Paderborn

Fragestellung

Trägt die regelmäßige Anwendung der TENS-Therapie zu einer Verbesserung der Schmerzproblematik chronischer nichttumorbedingter Schmerzpatienten bei?

Methode

Im Rahmen einer prospektiven Multizenterstudie zur Wirksamkeitsüberprüfung von TENS bei chronischen Schmerzen, wurden 185 Patienten anhand eines 2-seitigen Evaluierungsbogens in einem Zeitraum von 8 Monaten befragt. Das Patientenkollektiv bestand aus 121 (65,4%) Frauen und 64 (34,6%) Männern im Alter von 42-69 Jahren (Median 54 Jahre). Der Fragebogen wurde unter laufender Therapie einmalig von den Patienten ausgefüllt, wobei der Verordnungszeitraum bei Erhebung mindestens 6 Wochen zurücklag. Bei Anlegen des TENS-Gerätes in der Klinik wurde nur den Patienten das Gerät zur Heimtherapie verordnet, bei denen die Testphase positiv verlaufen war.
Die Studie ist in 4 Schmerzzentren (2 Universitätskliniken, 2 akademische Lehrkrankenhäuser) durchgeführt und mittels dem Statistiksprogramm SPSS ausgewertet worden.

Ergebnisse

1 Wegen welcher Schmerzen haben Sie das TENS verschrieben bekommen? (n=185)

Lumbaler Rückenschmerz (96 Pat.=51,9 %) sowie HWS- und Nackenschmerzen (29 Pat.=15,7 %) waren die Hauptindikationen für eine TENS-Verschreibung.

2 Benutzen Sie das TENS-Gerät zur Zeit noch? (n=185)

Die Frage auf aktuelle Benutzung beantworteten 155 (83,8%) Patienten mit „ja" und 30 (16,2%) Patienten mit „nein".

3 Nutzdauer bei Erhebung (n=185)

	Median	Minimal	Maximal
Wie oft / Tag	3	1	12
Wie lange / Tag (min)	30	2	240
Schmerzlinderung in %	40	0	100

4 Gründe für den Abbruch (n=30)

Von insgesamt 30 Anwendern, begründeten nur 10 (33%) Patienten den Abbruch mit mangelndem Therapieeffekt. Die Nutzdauer vor Abbruch betrug im Median 8 Monate.

5 Wie gut war die Schmerzlinderung zu Beginn der TENS-Behandlung? (n=185)

In der Anfangsphase der TENS-Therapie gaben 153 (82,8%) der befragten Patienten auf einer deskriptiven Skala eine sehr gute bis mittlere und 32 (17,2%) eine schlechte bis sehr schlechte Schmerzlinderung an.

6 Durchschnittliche Schmerzstärke (n=185)

In zwei weiteren Fragen wurden die Patienten aufgefordert, auf der numerischen Rangskala (NRS) ihre durchschnittliche Schmerzstärke mit und ohne TENS-Anwendung anzugeben. Die durchschnittliche Schmerzstärke ohne TENS war signifikant (*p<0,001) höher als mit TENS.

7 Sind bei der dauerhaften TENS-Anwendung Probleme aufgetreten? (n=185) (Mehrfachnennung möglich)

Obwohl bei der dauerhaften Anwendung von TENS Probleme aufgetreten sind, haben die Patienten die Therapie nicht abgebrochen.

8 Haben andere Behandlungen zu einer Schmerzlinderung geführt? (n=185) (Mehrfachnennung möglich)

Zusätzlich sind hauptsächlich schmerzlindernde Medikamente (82,7%) sowie physiotherapeutische Maßnahmen (44,9 %) eingesetzt worden.

9 Wie beurteilen Sie den Behandlungserfolg mit TENS? (n=185)

In der Langzeitanwendung erfuhren 167 (90,2%) Patienten eine sehr gute bis mittlere und nur 18 (9,7%) eine schlechte bis sehr schlechte Schmerzkontrolle. Es zeigte sich weder ein signifikanter Wirkverlust noch eine signifikante Verbesserung der Schmerzproblematik.

10 Wie beurteilen Sie insgesamt die Behandlung in der Schmerzambulanz? (n=185)

Schlussfolgerung

- TENS-Therapie wird von vielen Patienten über einen langen Zeitraum erfolgreich eingesetzt
- Von 185 (100%) Patienten mit initial positiver Testphase benutzen 155 (84%) TENS als Langzeitanwendung (3x/Tag/30 Min im Median)
- In der Langzeitanwendung geben die Patienten eine signifikante Schmerzlinderung an
- Insgesamt traten kaum Nebenwirkungen auf, die noch seltener zum Abbruch führten
- Hauptindikationen waren muskuloskeletale Schmerzen, nur wenige Patienten wurden wegen neuropathischer Schmerzen erfolgreich behandelt
- Die Ergebnisse unterstützen den Einsatz von TENS als adjuvante Maßnahme

Abb. 5.4: TENS-Poster

TENS bei gleichzeitiger Opioid-Medikation (▸ **Abb. 5.4**)

»Opioide und TENS führen zur Entwicklung einer gegenseitigen Cross-Toleranz« (Salomon et al., 1980).

»TENS reduziert den Opiat Bedarf« (Wang 1997).

»Zur Vermeidung einer Opioid-Toleranz hochfrequente TENS bevorzugen und die Anzahl der Behandlungen reduzieren« (Chandran 2003).

6 Naturheilkunde

Eveline Löseke

6.1 Was ist Naturheilkunde?

Die Naturheilkunde gibt es nicht. Naturheilverfahren (NHV) sind medizinische Heilverfahren, die der Vorbeugung, Linderung oder Heilung von Krankheiten dienen, wobei die selbstregulierenden Kräfte des Organismus angesprochen werden. Als selbstregulierende Kräfte bezeichnet man die Fähigkeit des Organismus, seine Gesundheit zu erhalten oder wiederherzustellen.

Sofern die Wirksamkeit der Naturheilverfahren nicht mit strengen, naturwissenschaftlichen Methoden bewiesen wurde, werden diese dem Bereich der Erfahrungsheilkunde zugeordnet. Einige Verfahren entziehen sich aus methodischen Gründen einer statistischen wissenschaftlichen Bewertung, was aber nicht heißt, dass sie unwirksam sind. Die Wirksamkeit ist oft von der individuellen Situation des Patienten und den Erfahrungen des Therapeuten abhängig. Dies macht es mitunter schwierig eindeutige Therapieerfolge an größeren Patientenkollektiven statisch zu sichern (z. B. in der Homöopathie). Einige Verfahren wie z. B. die Akupunktur sind inzwischen schon relativ gut etabliert. Hier gibt es zahlreiche Studien die eine gute Wirkung belegen (Gerac Studie)[1]. Eumid-Studie (Göbel et al. 1996) bei Kopfschmerzpatienten.

Naturheilkundliche Verfahren geben uns die Möglichkeit, der Komplexität von Krankheit besser gerecht zu werden. In der Schulmedizin wird Krankheit oft als ein möglichst rasch zu reparierender Defekt betrachtet. Dieses funktioniert im Rahmen akuter Erkrankungen in der Regel sehr gut (z. B. akute Appendizitis → Appendektomie usw.).

Bei chronischen Erkrankungen (und darum heißen sie auch so) kann mit schulmedizinischen Maßnahmen die Symptomatik nicht beseitigt werden. Sie kann lediglich gedämpft werden oder es kommt zu einer vorübergehenden Remission mit Wiederkehr der Symptomatik nach einem Intervall.

6.2 Naturheilkunde in der Schmerztherapie

Eignet sich die Naturheilkunde für die Schmerztherapie?

In der Schmerztherapie haben wir es meist mit chronisch kranken Patienten zu tun. In den letzten Jahren setzt sich mit dem biopsychosozialen Modell mehr und mehr ein ganzheitliches Krankheitsverständnis durch. Die chronische Schmerzerkrankung ist häufig eine sehr komplexe Erkrankung, bei der

1 www.gerac.de; Akupunktur bei chr. Knie- und Rückenschmerzen; chr. Kopfschmerzen 2006

verschieden Faktoren eine Rolle spielen. Das ist der Grund, warum hier häufig die gewöhnliche Therapie/Analgesie nicht ausreicht. Um eine chronische Schmerzerkrankung zu behandeln, brauchen wir ein multimodales Behandlungskonzept (ganzheitliches Konzept). Eine multimodale Behandlung versucht auf verschiedenen Ebenen den Patienten zu erreichen. Hier können Naturheilverfahren einen guten Betrag leisten.

Übersicht über Naturheilverfahren:

- anthroposophische Medizin,
- Homöopathie: klassische Homöopathie, Komplexmittelhomöopathie, Spagyrik, Biochemie nach Dr. Schüssler u. a.,
- Phytotherapie: Phytotherapeutika, Aromatherapie, Bach-Blüten-Therapie,
- Kneipp-Therapie mit Hydrotherapie, Phytotherapie, Bewegungstherapie, Ernährungstherapie, Ordnungstherapie,
- Akupunktur: Körperakupunktur, Ohrakupunktur, Moxibustion, Schädel- und Laserakupunktur,
- Neuraltherapie,
- ausleitende Verfahren wie Schöpfen,
- Ernährungstherapie inkl. orthomolekulare Therapie (Nahrungsergänzung),
- Heilfasten,
- Organotherapie, z. B. Frischzellentherapie, Therapie mit Organextrakten (z. B. Thymus, Milz),
- Enzymtherapie,
- energetische Therapieformen: Magnetfeldtherapie, Bioresonanztherapie, Elektroakupunktur,
- Elementartherapie wie Dauerbrause, Klimatherapie, Heliotherapie (Sonnentherapie),
- Immuntherapie mit körpereigenen und körperfremden Stoffen wie Eigenbluttherapie, mikrobiologische Therapie, Eigenharntherapie,
- übende und suggestive Verfahren wie autogenes Training, progressive Muskelentspannung nach Jacobson, Yoga, Atemtherapie nach Middendorf, Hypnose, Meditation,
- Reflexzonentherapie, z. B. Fußreflexzonentherapie.

Diese Liste erhebt keinen Anspruch auf Vollständigkeit. Diese einzelnen Verfahren sollen auch nicht bewertet werden. Es gibt noch zahlreich weiter Verfahren, die hier nicht erwähnt werden. Es gilt jedoch auch bei den Naturheilverfahren wie in der Schulmedizin: jedes Verfahren ist nur so gut wie derjenige, der es anwendet.

Was kann Naturheilkunde bewirken und was nicht?

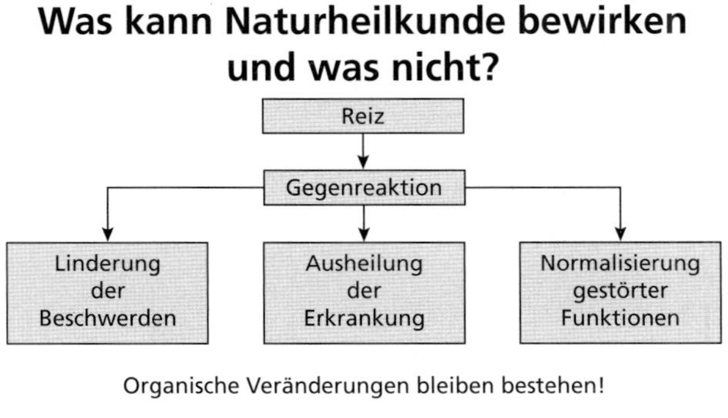
Was kann Naturheilkunde bewirken und was nicht?
Reiz
Gegenreaktion
Linderung der Beschwerden
Ausheilung der Erkrankung
Normalisierung gestörter Funktionen
Organische Veränderungen bleiben bestehen!

Abb. 6.1: Schema Naturheilkunde

Beispiel:
Die Neigung zu kalten Füßen wird in der Kneipp-Therapie u. a. mit kalten Güssen behandelt. Auf diesen Kältereiz hin kommt es zur Vasokonstriktion. Als Gegenreaktion kommt im weiteren Verlauf zu einer Vasodilatation und damit zu einer verbesserten Durchblutung und Erwärmung. Die Füße dürfen allerdings unmittelbar vor Beginn der Anwendung nicht kalt sein, sondern müssen dann zunächst warm behandelt werden. Durch regelmäßige Anwendung sind anhaltende Effekte zu erzielen. Diese Gegenregulation kann nur erfolgreich sein, wenn es sich um eine funktionelle Störung handelt. Bei hochgradiger pAVK kann z. B. bei 70 % Stenose durch das kneippsche Gefäßtraining eine Verbesserung erreicht werden. Die organischen Veränderungen bleiben jedoch bestehen. Die Patienten müssen unbedingt darüber aufgeklärt werden, da sie sonst falsche Erwartungen an die NHV haben.

Gestörte Funktionen können wieder normalisiert werden. Sowohl ein »Zuwenig an Funktion« z. B. Immunschwäche mit rezidivierenden Infekten als auch ein »Zuviel an Funktion« z. B. Hyperreagibilität des Immunsystems mit Allergien.

Krankheiten mit guten Behandlungsmöglichkeiten durch NHV (Beispiele)

- Hypertonie oder Hypotonie,
- Entzündungen,
- sexuelle Funktionsstörungen (sofern sie nicht organischer Natur sind),
- Stoffwechselerkrankungen, z. B. Diabetes Typ II,
- Störungen des Immunsystems wie Allergien, rheumatischen Erkrankungen, Abwehrschwäche,
- Hauterkrankungen,
- Schmerzen (je nach Genese unterschiedlich erfolgreich).

Grenzen der Naturheilkunde

- mangelnde Mitarbeit des Patienten: Bei der Behandlung der chronischen Bronchitis vermag die Naturheilkunde mit Phytotherapie, Homöotherapie, Ernährungsumstellung, Kneippschen Maßnahmen und ggf. auch Akupunktur beachtliche Verbesserung zu erzielen. Alle Maßnahmen fruchten jedoch nicht, wenn der Patient nicht bereit ist mit dem Rauchen aufzuhören.
- Bei akuten starken gesundheitlichen Störungen können Effekte der naturheilkundlichen Therapien zu milde sein oder zu lange warten lassen. Dann ist eine schulmedizinische Behandlung unverzichtbar.
- Ein Problem kann aber eine mangelnde Regulationsfähigkeit des Patienten sein, da viele Therapieverfahren darauf beruhen, dass der Organismus Reize beantwortet, z. B. gegenregulative Vasodilatation nach kalten Guss, wozu aber einige Patienten nicht mehr in der Lage sind (hochgradige pAVK).

Ursachen mangelnder Regulationsfähigkeit (»Regulationsstarre«)

Diese Therapiehindernisse zu erkennen und ggf. zu beseitigen, gehört zu den schwierigsten Aufgaben mit denen man in der naturheilkundlichen Therapie konfrontiert wird.

- Schwächung des Organismus durch lange, schwere Krankheit, Alter oder Zustand nach Operationen,
- Blockierung des Organismus durch unterdrückende Medikamente wie Cortison, Immunsuppressiva, Zystostatika,
- Blockierung durch Gifte, z. B. Quecksilber, organische Lebensmittel,
- sogenannte »Störfelder«, z. B. Narben, chronischen Organerkrankungen wie chronische Mandelentzündungen, Fehlbesiedlung des Darms,

- seelische Hindernisse:
- Der Patient braucht möglicherweise die Krankheit, um im Leben zurechtzukommen (sekundärer Krankheitsgewinn).
- Er hat so starke psychische Probleme oder Konflikte, dass sein Organismus nicht in der Lage ist sich mit etwas anderem zu »beschäftigen«.

Das heißt aber nicht, dass jeder Patient, der eine Narbe hat auch eine Regulationsstarre hat. Aber wenn ein oder mehrere Therapieverfahren für diesen Patienten indiziert sind und fachgerecht angewendet wurden und keine Wirkung erzielt wird, sollte man an eine Regulationsstarre denken!

Beispiele für die Praxis

Schlafördernder Tee (für alle Altersstufen, auch für Kinder):

- Melissenblätter 10 g
- Baldrianwurzel 10 g
- Lavendelblüten 10 g
- Malvenblüten 5 g
- Orangenblüten 5 g

Zubereitung:
Pro Tasse einen Teelöffel der Mischung. Die benötigte Menge der Kräuter mit der Hälfte des Wassers kalt ansetzen, 6–8 Stunden stehen lassen, abseihen. Die im Sieb übriggebliebenen Kräuter mit der zweiten Hälfte Wasser kochend übergießen, zugedeckt 5 Minuten ziehen lassen, abseihen langsam trinken.

Spannungskopfschmerz:
Inhalation mit Majoranöl, ggf. auch Rosmarin oder Melisse.

Inhalator mit ca. 250 ml heißem Wasser füllen und 1–2 Tropfen Majoranöl zugeben und 5–10 Min. inhalieren oder 3–5 Tropfen Öl auf 1 Schüssel mit heißem ca. 500 ml Wasser und mit Handtuch über dem Kopf inhalieren.

- im akuten Anfall.
  - regelmäßig angewendet hat die Inhalation eine vorbeugende Wirkung (auch als Massage oder Bad anwendbar).

Kopfschmerztee bei Kopfschmerz ohne besondere Ursache:

- Heil-Ziest 10 g
- Johanniskraut 10 g
- Passionsblume 10 g

750 ml Wasser erhitzen und die Kräutermischung mit nicht mehr kochendem Wasser aufgießen, 10 Min. ziehen lassen und abseihen, alle 2 Stunden eine Tasse trinken, bis die Schmerzen nachlassen. In einer Teekanne oder einem abgedeckten Krug an einem kühlen Ort aufbewahren, 24 Stunden haltbar!

Kopfschmerztee bei Kopfschmerzen die durch warme Kompressen gelindert werden:

- Rosmarin 25 g
  500 ml Wasser erhitzen und die Kräutermischung mit nicht mehr kochendem Wasser aufgießen, 10 Min. ziehen lassen und abseihen, alle 2 Stunden eine Tasse trinken, bis die Schmerzen nachlassen. In einer Teekanne oder einem abgedeckten Krug an einem kühlen Ort aufbewahren, 24 Stunden haltbar!

Ingwerkompresse:

- frische Ingwerwurzel,
- großer Topf für mind. 4 l Flüssigkeit, der gut Wärme hält, am besten emailliert,
- mind. 4 l Wasser,
- 1 Reibe,
- 1–2 kleine Handtücher, 1 großes Badehandtuch,
- 1 kleinen Baumwollbeutel, z. B. alter Waschlappe,
- Faden zum Zubinden,
- Elektroplatte.

Zubereitung des Ingwerwassers:

- Wasser zum Kochen bringen.

- Ingwer waschen, schwarze Stellen herausschneiden, nicht schälen, 1 Tennisball Ingwer reiben, am besten kreisend, da sich sonst Fasern sammeln, die das Reiben behindern.
- Ingwer in Tuch oder Beutel, zubinden, Hitze reduzieren, wenn das Wasser kocht, Hitze kleiner Stellen, Beutel drücken, damit Saft rauskommt und in den Topf tropft (das Wasser ist kurz vor Kochtemperatur).
- Beutel in den Topf geben und 5 Min. ziehen lassen, von nun an sollte das Wasser nicht mehr kochen, da sonst die aktiven Bestandteile des Ingwerwassers schnell zerstört werden.
- Handtuch falten, eintauchen, auswringen und auf die gewünschte Region auflegen, mit zweitem Handtuch zudecken.
- Alle 3–10 Min. das Handtuch tauschen (wenn man fühlt, das es kälter wird) evtl. zwei Handtücher im Wechsel verwenden, dann nicht warten, bis die Kompresse kälter wird, sondern gleich wechseln, wenn das zweite Handtuch fertig ist – kein Plastik auflegen, stört Energieaustausch mit der Umwelt, der soll ja gerade wiederhergestellt werden.
- Wiederholen bis die Haut eine dauerhaft schweinchenrote Farbe aufweist, gewöhnlich dauert das 20–30 Min. also 5- bis 10-mal Wechsel der Kompresse, dies ist bei chron. Erkrankungen ausreichend, bei der Therapie einer Asthmakrise oder Ausscheidung eines Nierensteins sollt die Behandlung viel länger fortgeführt werden.

Der Tee erzeugt in stagnierten Bereichen eine starke Anregung des Kreislaufes von Blut und Körperflüssigkeiten. Stagnierte Energie wird verteilt und der Energieaustausch zwischen Körper und Umwelt wieder hergestellt. (Eine Stagnation zeigt sich in Schmerzen, Entzündungen, Schwellungen und Steifheit).

Aktive Faktoren der Ingwerkompresse:
- erweitert Blutgefäße – Bewegung stagnierter Flüssigkeiten wird aktiviert,
- starke Wärme schmelzt Schleimstagnationen und fettige Ansammlungen, bricht mineralische Kristallisationen auf,
- dringt tief in den Körper ein, sodass die Kompresse bis tief in den Körper hinein wirkt, sogar auf feste Organe wie Niere, Leber oder Lunge,
- dringt leicht in den Körper ein,
- Ingwer öffnet die Blutgefäße und regt so den örtlichen Kreislauf an.

Indikationen:
- akute und chronische Schmerzen wie Rheumatismus, Arthritis, Rückenschmerzen, Krämpfe (Darmkrämpfe, Menstruationskrämpfe), Nierenkoliken, Zahnschmerzen, steifen Hals (falls Schmerzen unter der Behandlung schlimmer werden, abbrechen!)
- Besserung entzündlicher Zustände wie Bronchitis, akute und chronische Leberentzündung, Prostatainfektion, Blasenentzündung, Darmentzündung (aber keine Appendizitis), Blasen und Abszesse
- um Spannungszustände zu lösen wie Asthma (im Anfall kann man die Kompresse für Stunden anwenden)
- Lösung verhärteter Fett-, Protein- und Mineralienansammlungen z. B. Nierensteine, Gallensteine, Zysten (Brust, Eierstock) und gutartige Tumore wie Gebärmuttergeschwulste (Myome)
- Auflösung von Muskelspannungen
- Unterstützung der Regeneration geschädigter Gewebe z. B. Nachbehandlung von Knochenbrüchen

Gegenanzeigen für eine Ingwerkompresse:
- nicht im Hirnbereich anwenden – bei Kopfschmerzen durch Stirnhöhlen- oder Nasennebenhöhlenvereiterung sollte man eine milde Ingwerkompresse im Gesicht anwenden),

- nicht bei Säuglingen oder sehr alten Menschen,
- nicht auf den Unterleib bei schwangeren Frauen,
- Appendizitis oder Pneumonie,
- nicht bei hohem Fieber,
- nie länger als 5 Min. bei Krebserkrankungen, da die Kompresse zur Stoffwechselsteigerung führt, es käme sonst zur Vermehrung und Bewegung der Krebszellen.

Häufigkeit und Dauer der *Anwendung:* hängt von dem zu behandelnden Zustand ab.

- akute Probleme wie z. B. steifer Hals: 1-mal täglich für 2–3 Tage oft ausreichend
- akute Problem, die von Schmerzanfällen begleitet sind (sie Nierenkoliken): Kompresse muss manchmal für Stunden angewendet werden
- akute Probleme wie Blasenentzündung: 2–3-mal täglich über mehrere Tage
- bei chronischen Prozessen wie Zysten jeden Tag über mehrere Wochen oder sogar Monate
- bei chronischen Prozessen wie geschwächten Organen (z. B. chronische Leberprobleme) 3–5 Tage anwenden, dann einige Tage unterbrechen, dann wieder 3–5 Tage, wieder unterbrechen für einige Tage usw.

Behandlungen von Therapiehindernissen

- Erkennen von eben erwähnten Störfaktoren,
- Verzicht auf Regulationstherapien mit starken Reizen bei sehr geschwächten Patienten,
- Heilfasten,
- mikrobiologische Therapie und anschließend gesunde Ernährung bei Fehlbesiedlung des Darms,
- ausleitende Heilverfahren,
- Neuraltherapie (z. B. Narbenunterspritzung),
- ggf. Zahnsanierung mit Amalgamentfernung und Quecksilberausleitung,
- ggf. Gespräche/Psychotherapie zur Erkennung und Behandlung psychischer Therapiehindernisse.

Wie wirken naturheilkundliche Therapien?

Die Naturheilkunde beinhaltet eine Vielfalt einzelner Verfahren. Ebenso vielfältig sind auch die Wirkmechanismen. Es gibt dennoch Gemeinsamkeiten der naturheilkundlichen Verfahren: Während schulmedizinische Verfahren, z. B. die Pharmakotherapie, oft substituierend, supprimierend oder aktivierend wirken, haben Naturheilverfahren eher regulative Effekte, die Selbstheilungskräfte des Körpers anregen. Aus diesem Grund werden naturheilkundliche Verfahren auch als Regulationstherapien bezeichnet. Ziel einer Regulationstherapie ist es stets, Fehlfunktionen des Organismus nach Anregung zu normalisieren. Die Therapien können nur dort greifen, wo Regulation möglich ist, nicht jedoch bei Regulationsstarre oder irreversiblen Verfahren des Körpers.

Reiz und Reflexe

Physikalische Reize, z. B. Wasseranwendungen, Massagereize oder zugeführte Subtanzen wie Eigenblut, Homöopathika, pflanzliche Mittel etc. lösen reproduzierbare Antworten des Organismus aus. Vermittelt werden sie sowohl über vegetative Nervenfasern als auch über hormonelle und immunologische Wege. Wenn die Gegenreaktionen reproduzierbar sind, spricht man von Reflexen. So führt eine Massage an bestimmten Haut- und Unterhautarealen zu Effekten an immer den gleichen zugeordneten Organen (= kutoviszeraler Reflex). Die mit dem Wirkort in Verbindung stehenden Hautareale werden als Reflexzonen bzw. Headsche Zone bezeichnet. Gegenreaktionen lassen sich nicht nur über gezielte Behandlungen von Reflexzonen erreichen, sondern auch über eine allgemeine, unspezifische Reizung des Körpers (gut dosierte Bewegungstherapie → Verbesserung der Darmtätigkeit, obwohl kein spezifischer Reflexweg des Darms angesprochen wurde). Man nimmt an, dass der Organismus ein Netzwerk komplexer Regelvorgänge ist, und eine Aktivierung eines Systems, z. B. Herz-Kreislauf-System, bei Bewegungstherapie zieht stets auch eine Aktivierung und verbesserte Regulation anderer Funktionen nach sich. Auch anderen Verfahren, wie z. B. Phyto- und Eigenbluttherapie, wird eine Wirkung auf die Gesamtregulation des Organismus zugeschrieben.

Individuelle Dosierung von Reizen

Laut *Paracelsus* (16. Jahrhundert) kann alles auch ein Gift sein, es komme nur auf die Dosis an. Dieser Satz gilt auch für Reiztherapie: Ist der Reiz zu gering, trainiert er nicht, ist er zu groß, überfordert er und verschlimmert die Erkrankung. Die Dosis sollte also individuell angepasst werden. Zu berücksichtigen sind:

- Konstitution: angeborener Typus und augenblickliche Verfassung: Fieber, schwere Erkrankungen, Medikamente und physische Labilität können die Reaktionsfähigkeit des Organismus beeinträchtigen.
- Art der Erkrankung.
- Stadium der Erkrankung: chronische Erkrankungen verlangen oft stärkere Reize als akute Erkrankungen; evtl. liegt schon ein »Reizzustand« vor.
- Alter: Kinder zeigen oft überschießende Reaktionen (z. B. hohes Fieber), ältere Menschen hingegen verminderte Reizantworten (z. B. fehlendes Fieber bei Infekten).

Besonderheiten bei Reiztherapie

Die Erstreaktion, also die erste Antwort eines Organismus auf einen Reiz, ist selten heftig. Sie kann bestehende Krankheitszeichen verstärken oder neue hervorbringen (Erstverschlimmerung – wird auf intakte Regulationsfähigkeit des Organismus zurückgeführt). Sie ist daher ein prognostisch günstiges Zeichen, muss bei starken Reaktionen, z. B. sehr hohes Fieber, jedoch ggf. therapeutisch gemildert werden.

Beispiel: Ausbruch von Übelkeit, starken Kopfschmerzen und Kreislaufstörungen beim Fasten als Ausdruck der einsetzenden Gegenregulation auf den Nahrungsentzug oder z. B. eine Kurkrise mit vermindertem Wohlbefinden und geringerer Erholung nach einigen Tagen Kurtherapie.

Regulationsstörungen und Regulationsstarre

Voraussetzung für eine intakte Antwort des Körpers auf äußere Reize ist eine ausreichende Regulationsfähigkeit des Organismus. Die Störung der Regulationsfähigkeit durch chronische Belastungen kann zu einer abgeschwächten Gegenregulation bis Regulationsstarre führen. In den letzten Jahrzehnten haben Regulationsstörungen zugenommen, da sie auch durch Schwermetallbelastungen, Umweltgifte, chronische Fehlernährung, Genussgifte wie Alkohol und Nikotin, Dauerbelastung durch Lärm, Schichtarbeit und entzündliche Herde im Körper hervorgerufen werden können. In diesen Fällen ist zunächst eine Behandlung des Störfeldes vor der eigentlichen Therapie indiziert.

Übertraining

Eine optimale Verbesserung der Körperfunktionen kann nur dann erreicht werden, wenn der Körper nach der Reiztherapie oder dem Bewegungstraining ausreichend Erholungszeit hat. Liegen die Behandlungen zu dicht beieinander, so kommt es zum Übertraining mit verminderter Leistungsfähigkeit.

Störung der Reflexwege und Störfelder

Der gesunde Austausch von Stoffen und Energien im Körper vollzieht sich nach dem naturheilkundlichen Verständnis in vernetzten Regelkreisen über den gesamten Organismus, z. B. Meridiane bei der Akupunktur. Kommt es im Körper zu Störungen des Stoff- und Energieflusses, können dadurch alle zu diesem Regelkreis gehörenden Teile des Organismus beeinträchtigt sein. Chronisch entzündete Mandeln können z. B. nicht nur lokal, sondern auf reflektorischem Weg an weit entfernte Stellen des Körpers Probleme bereiten. Hier kehrt sich das Prinzip um, nachdem Organe über Reflexzonen beeinflusst werden können: Störfaktoren können über Reflexwege zu einer Belastung des verbundenen Organs führen.

Pharmakologische Wirkungen

Neben regulativen Wirkungen können bestimmte naturheilkundliche Therapien auch Wirkmechanismen wie Pharmakotherapeutika haben. Die Inhaltsstoffe pflanzlicher Präparate unterliegen Schwankungen, daher werden oft synthetische Präparate bevorzugt, deren Einsatz besser steuerbar ist. Pflanzliche Präparate wirken oft nicht so stark, jedoch langfristiger. Sie besitzen den Vorteil, dass sie aus vielen Einzelstoffen bestehen, die oft erst in der Kombination ihre volle Wirkung entfalten.

Synergistische Wirkungen

Die Wirkungen kombinierter Anwendungen ergänzen oder verstärken sich, letzteres bezeichnet man als synergistische Wirkung.

Nebenwirkungen

Naturheilkundliche Therapien zeichnen sich häufig durch ein günstiges Verhältnis zwischen Wirkung und Nebenwirkung aus. Da sie insgesamt eher die Selbstheilungskräfte ansprechen, kommen schwerwiegende Nebenwirkung auch bei längerer Anwendung selten vor. Viele Verfahren, wie z. B. die Kneipp-Anwendungen, sind auch zur Selbsttherapie geeignet. Andere Verfahren wiederum gehören in die Hand von fachkundigen Therapeuten, z. B. Akupunktur, manuelle Medizin und Teile der Phytotherapie.

Naturheilkunde und Schulmedizin

Schulmedizin ist definitionsgemäß das, was der Arzt in der »Schule«, also an der Universität lernt. Da seit 1993 im medizinischen Staatsexamen auch die Naturheilkunde abgefragt wird und demzufolge auch gelehrt werden muss, ist sie Bestandteil der Schulmedizin geworden. Ein weiterer Schritt war die Schaffung der Zusatzbezeichnung »Ärztin/Arzt für Naturheilkunde«.

Akute Notfälle wie ein allergischer Schock oder ein Myokardinfarkt bedürfen der sofortigen intensiven schulmedizinischen Behandlung. Bei juvenilem Diabetes mellitus ist das Zuführen von Insulin lebensnotwendig und wäre durch ein Naturheilverfahren nicht zu gewährleisten. Manchmal ist ein Organismus so geschwächt, dass zunächst nur eine entlastende schulmedizinische Therapie durchgeführt werden kann. In all diesen Fällen können Naturheilverfahren zwar zusätzlich angewandt werden, jedoch nicht alternativ zur Schulmedizin. Umgekehrt wird bei vielen chronischen Erkrankungen mit schulmedizinischen Therapie keine Heilung erreicht, sondern langfristig werden sogar schlechtere Ergebnisse aufgrund der schweren Nebenwirkungen der Therapie erzielt. So können NSAR und Kortison zwar akute Entzündungen bei rheumatoider Arthritis eindämmen, eine Heilung ist jedoch nicht möglich. Bei Dauergebrauch besteht die Gefahr, Magen- oder Darmulzera und Nierenschäden durch die NSAR zu entwickeln, und von steroidinduzierter Osteoporose. Hier sollten schulmedizinische Maßnahmen adjuvant oder als Basistherapie eingesetzt werden, z. B. um im akuten Schub durch rasche Eindämmung der Entzündung Gelenkdestruktionen zu vermeiden. Langfristig kann bei konsequenter Anwendung (und das ist der Haken) eine Reduktion oder ein komplettes Überflüssigwerden der medikamentösen Therapie erreicht und somit auch die gefährlichen Nebenwirkungen reduziert werden. Die entscheindende Frage lautet, bei welcher Krankheit und bei welchem Patienten zu welchem Zeitpunkt naturheilkundliche oder schulmedizinische Verfahren indiziert sind. Häufig sind auch Kombinationen aus beiden sehr sinnvoll.

Physikalische Therapie

Kneipp-Therapie: Sie fußt auf 5 Säulen: Ordnungs-, Ernährungs-, Bewegungstherapie, Pflanzenheilkunde, Hydro- und Thermotherapie.

Was ist Hydro- und Thermotherapie?

Die Anwendung von Wasser- und/oder Temperaturreizen zur Heilung von Krankheiten, zur Linderung von Beschwerden oder zur Vorbeugung von Gesundheitsstörungen wird als *Hydro- und Thermotherapie* bezeichnet. Dabei werden u. a. Waschungen, Wickel, Bäder und Güsse eingesetzt.

Bei einer Kneipp-Anwendung wird ein thermischer Reiz (Wärme oder Kälte) gesetzt, der vom Organismus entsprechend beantwortet wird. Hieraus resultieren die *therapeutischen Effekte*:

- Kreislauf: Verbesserung der Durchblutung, Regulierung eines Hypo- oder Hypertonus,
- Atmung: Steigerung der Atemtätigkeit (Kaltreize) oder bronchospasmolytische Wirkung (Wärmereize),
- Stoffwechsel: Erhöhung des Grundumsatzes, Förderung der Ausscheidung von Stoffwechselabbauprodukten,
- Nervensystem: Regulation des gestörten vegetativen Nervensystems,
- Hormonstoffwechsel: gesteigerte Hormonproduktion kann gedämpft, verminderte Hormonproduktion gesteigert werden,
- Wärmehaushalt: Übermäßiges Schwitzen oder Frieren kann reguliert werden.
- Haut und Bindegewebe: Die Durchblutung wird verbessert, Ver- und Entsorgung der Gewebe werden verbessert, die Elastizität und andere Hautfunktionen werden günstig beeinflusst.
- Immunsystem: Durch langsame Steigerung der Reize wird das Immunsystem angeregt, der Organismus kann sich besser auf Themperaturveränderungen einstellen, Infekte werden seltener auftreten.

Hinweise zur Therapie: Der gewählte Reiz muss an die Erkrankung und den Patienten angepasst werden (nach schwerer Krankheit kann jemand auch durch einen Knieguss evtl. überfordert sein).

Die Reizstärke ist abhängig von:

- der Größe der behandelten Region (ein Unterguss stellt einen stärkeren Reiz als ein Knieguss dar),
- der Temperatur (ein kalter Guss von 10°C stellt einen stärkeren Reiz als ein temperierter Guss von 20°C),

- der Dauer der Anwendung (eine Anwendung von 60 Min. stellt einen stärkeren Reiz dar als eine Anwendung von 30 Min. Dauer),
- zusätzlichen Reizen wie Bürstenbad, Zusätze in Bäder etc.

Milde Reize sind Waschungen, Trockenbürsten, Unterarm- oder Fußbäder, kalter Kniegüsse. *Mittelstarke Reize* sind Halbbäder, Rumpfwickel, Sauna. *Starke Reize* stellen Überwärmungsbad und Voll-Blitzgüsse dar.

Zu beachten:

- Ein kalter Körper oder Körperteil darf keiner Kaltwasseranwendung ausgesetzt werden (Ausnahme kalte Füße die mit Schnee abgerieben werden), bei erhitztem Körper sind Warmwasseranwendungen jedoch möglich.
- Kalte Körperteile dürfen nicht mit Heißem zusammengebracht werden, sondern müssen schonend erwärmt werden; warme oder erhitzt Körperteile dürfen hingegen kaltem Wasser ausgesetzt werden.
- Vor größeren oder längeren Anwendungen sollten Darm und Blase entleert sein, auch größere Mahlzeiten sollen nicht unmittelbar zuvor eingenommen werden.
- Die Anwendungen sollten unterbleiben bei größeren Befindlichkeitsstörungen wie Übelkeit, starkem Kopfschmerz, starker Müdigkeit oder Erschöpfung, nach einer schlaflosen Nacht sowie bei ernsten Krankheitssymptomen wie Herzschmerz etc.
- Zwischen zwei Anwendungen sollten mindestens zwei Stunden Pause liegen, um dem Organismus Zeit zu geben, den Reiz anzunehmen und zu verarbeiten; dies trifft auch für die Bewegungstherapie zu.
- Anwendung stets in einem gut gelüfteten, ausreichend warmen Zimmer durchführen.
- Nach einer ansteigenden oder warmen Anwendung sollte als Abschluss eine Abkühlung erfolgen, z. B. ein Tauchbad, Guss oder kalte Waschung, damit sich die unter Wärme erweiterten Gefäße wieder zusammenziehen.
- Ein kaltes Bad sollte so kurz wie möglich sein (1–2 Sekunden max. 5–6 Sekunden).
- Kaltwasseranwendungen sollten mit kleinen Reizen begonnen und später gesteigert werden, damit sich der Körper den Kaltreizen anpassen kann. Wer nicht an Kaltreize gewöhnt ist, kann mit Kniegüssen beginnen, die dann langsam über Schenkel- und Untergüssen zu Vollgüssen gesteigert werden. Auch Temperaturreiz kann man langsam steigern, indem man zunächst temperiertes Wasser (20°C) nimmt und später bei ausreichender Anpassung kaltes Wasser verwendet.
- Nach einer Kaltwasseranwendung sollte das Wasser nicht mit einem Handtuch abgetrocknet, sondern nur mit den Händen abgestreift werden. Die Erwärmung erfolgt dann nach einer Waschung im Bett oder nach einem Knieguss durch Bewegung.
- Die Erwärmung nach einer Kaltwasserbehandlung ist unbedingt erforderlich.
- Während der Menstruation keine Bade- oder Wärmeanwendungen der unteren Köperhälfte durchführen.

Waschungen

Werden meistens morgen vor dem Aufstehen angewendet. Die Waschungen erfolgen mit einem Leinentuch oder Waschlappen. Das Tuch wird in kaltes Wasser (12–16°C) getaucht, ausgedrückt, bis es nicht mehr tropft und die zu waschenden Körperteile gleichmäßig befeuchtet, aber nicht abgetrocknet. Dann den Schlafanzug wieder anziehen und sich ins warme Bett legen, bis man wieder durchgewärmt ist. Waschungen eignen sich als Abhärtungstraining, fördern die Durchblutung und sind günstig bei Kreislaufstörungen. Sie sind reizmilde Anwendungen

(bis auf die Ganzkörperwäsche = mittelstark)

Oberkörperwaschung
Umfasst den ganzen Oberkörper einschließlich der Arme. Man beginnt am rechten Arm, wäscht dann den Hals, dann die Brust, den Bauch und anschließend den linken Arm. Nach erneutem Eintauchen und Auswringen des Tuchs wird der Rücken bis zum Beckenkamm gewaschen.

Unterkörperwaschung
Umfasst den ganzen Unterkörper von der Gürtellinie bis zu den Füßen. Die Waschung beginnt am rechten Fußrücken, dann folgt die Außenseite des Beins bis zum Beckenrand, dann die Vorderseite hinab bis zum Fuß; anschließend wird an der Innenseite des Beins hoch bis zur Leistenbeuge gewaschen. Nach Eintauchen und Auswringen des Tuchs wird das Gesäß einschließlich Kreuzbereich gewaschen. Abschließend wird der Unterleib in kreisförmigen Bewegungen im Uhrzeigersinn gewaschen.

Leibwaschung
Wird auch als Kneippsche »Abführ- und Einschlafpille« bezeichnet. Vorerwärmung im Bett erforderlich. Beine anwinkeln zur Entspannung der Bauchdecke. Das feuchte Waschtuch lässt man dabei langsam und kreisförmig im Uhrzeigersinn 20- bis 40-mal auf dem Leib kreisen, das Tuch wird dabei mehrmals wieder angefeuchtet. Beginn rechtsseitig in Höhe des Hüftknochens (anfangs zimmerwarm, also 18–22°C, später so kalt wie möglich). Danach nicht abtrocknen, Schlafanzug anziehen und ins Bett kuscheln und einschlafen (dabei wieder aufwärmen).

Ganzwaschung
Stellt eine Kombination aus Ober- und Unterkörperwaschung dar. Am besten wird im Stehen und möglichst schnell gewaschen, um eine Abkühlung zu vermeiden. Bei Serienwaschungen wird die Waschung 3- bis 6-mal mit halbstündigem Abstand wiederholt.

Wickel, Packungen, Auflagen

Wickel werden im Bett oder auf einer Behandlungsliege in entspannter Lage verabreicht. Bei kalten Wickeln darf der Patient vor der Anwendung nicht frösteln oder kalte Füße haben. Heiße Wickel sollten so heiß wie möglich angelegt, Verbrennung sollten jedoch vermieden werden.

Güsse

Güsse werden mit einem Schlauch verabreicht (2 cm Durchmesser, im Sanitätsbedarf erhältlich – siehe Bachmann 2006, S. 45). Der Wasserstrahl sollte etwa Zeigefingerhoch aus dem Schlauch spritzen (Ausnahme: Blitzguss). Das Wasser soll die Haut nicht bespritzen, sondern in einem Wassermantel weich umspülen. Die Gussführung sollten so gewählt werden, dass sie immer von der Körperperipherie zum Körperzentrum (Herz) führt. Vor dem Guss muss die zu begießende Körperregion warm sein. Ein Guss darf nicht unmittelbar nach einer Mahlzeit erfolgen. Der Patient sollte während eines Gusses gleichmäßig weiteratmen (Luft nicht anhalten). Nach dem Guss wird das Wasser nur abgestreift, nicht abgetrocknet. Nach dem Anziehen muss durch Bewegung die Erwärmung erfolgen.

- kalte Güsse = 10–12°C für 1 Min.,
- temperierte Güsse = 18–20°C,
- heiße Güsse = 40–42°C,
- Wechselgüsse = 36°C und 10–16°C abwechselnd für etwa 20 Sekunden (sollten nur durch einen medizinischen Bademeister durchgeführt werden).

Heißer Nackenguss
Indikationen:
- akuter Hartspann im Bereich der Nackenmuskulatur,
- chronische Verspannung im Bereich der Nackenmuskulatur,
- Spannungskopfschmerz,
- Migräne,
- gefäßbedingter Kopfschmerz,
- depressive Verstimmung,
- Wetterfühligkeit,
- Tinnitus.

Kontraindikationen:
- Glaukom/Katarakt,
- Hypertonie,
- Hyperthyreose,
- Herzinsuffizienz,
- LWS-Syndrom.

Wirkung:
- muskelentspannend,
- durchblutungsfördernd,
- gefäßentkrampfend.

Vorgehen:
- Oberkörper nach vorne beugen und abstützen (über der Badewanne, Vorsicht Rutschgefahr!),
- den Wasserstrahl auf den Nacken richten (Wasserplatte), sodass das Wasser seitlich am Hals ablaufen kann,
- Temperatur von hautwarm (34°C) bis zur Verträglichkeitsgrenze (ca. 43°C) steigern,
- Leichte Drehbewegungen des Kopfes während des Gusses unterstützen die entkrampfende Wirkung.
- Dauer: bis eine kräftige Mehrdurchblutung (Rötung) erreicht ist (mehrere Minuten).

Besondere Bemerkungen:
- Auf langsames und gleichmäßigen Temperaturanstieg achten (Einhandhebelmischer empfehlenswert).
- Wenn keine Hilfsperson zur Verfügung steht, sollte anstelle des Schlauchs am besten ein Gießhandstück benutzt werden.

Kalter Gesichtsguss (10–12°C)
Indikationen:
- Migräne,
- andere Kopfschmerzformen,
- geistige und körperliche Ermüdung,
- Herzstolpern, Herzrasen,
- Gesichtsneuralgien.

Kontraindikationen:
- Glaukom/Katarakt,
- akute Sinusitis,
- akute Neuritiden im Gesichtsbereich.

Wirkung: erfrischend, herzberuhigend, hautstraffend.

Vorgehen:
- Handtuch um den Hals legen und leicht nach vorne beugen,
- klassisch: beginnend an der rechten Schläfe den Wasserstrahl über die Stirn zur linken Schläfe führen und wieder über die Stirn zurück zur rechten Gesichtshälfte,
- von dort die rechte Gesichtshälfte mit drei senkrechten Strichen begießen (mit dem Wasserstrahl senkrecht auf- und abfahren),
- dann in gleicher Weise die linke Gesichtshälfte begießen,
- anschließend das Gesicht mit Wasserstrahl dreimal umkreisen,
- wichtig: zwischendurch langsam durch den Mund ein- und ausatmen, Guss dazu evtl. kurz unterbrechen,
- nach dem Guss Gesicht leicht abtupfen,
- Kurzversion: 2–3 achtförmige Schleifen um die Nase herum.

Besondere Bemerkungen: kann mehrmals täglich ausgeführt werden.

Es verbessert die Durchblutung der Gesichtshaut (wird daher auch der »Schönheitsguss der Kneippsche Therapie« genannt).

Bäder

Es gibt Voll- und Teilbäder. Bäder können kalt, temperiert, warm als Wechselbad oder als ansteigende oder Überwärmungsbäder verabreicht werden. Es können je nach Indikationen auch Zusätze verwendet werden.

Dämpfe

Heißes Wasser in der Schüssel oder im Inhalator mit entsprechenden Zusätzen nach Indikationen (Kräuter).

Sonstige Anwendungen

Wassertreten ist gut in der Badewanne durchführbar: Wasser $^3/_4$-wadenhoch, Temperatur 10–18°C. Die Beine sollten abwechselnd aus dem Wasser gehoben werden = Storchengang; das Wassertreten sollte 30–60 Sekunden dauern. Danach das Wasser nur abstreifen, nicht abtrocknen, Woll- und Baumwollstrümpfe anziehen und einige Minuten schnell gehen, bis die Erwärmung eintritt.

Indikationen: Neigung zu Infekten, vegetative Dystonie, Wetterfühligkeit, ableitend bei Kopfschmerzen, Schlafstörungen.

Gegenanzeigen: Erkrankungen der Harnwege, Ischialgien, kalte Füße (ggf. vorher erwärmen).

Tautreten
Mit erwärmten Füßen geht man morgens ca. 5 Min. durch das feuchte Gras, wobei die Beine wie beim Wassertreten gehoben werden sollen (Storchgang). Anschließend werden trockene Strümpfe angezogen und einige Minuten schnell gegangen bis die Erwärmung eintritt. Es wirkt abhärtend, kreislauf- und stoffwechselanregend.

Schneegehen
Wegen der Verletzungsgefahr nur in weichem Schnee durchführen. Mit erwärmten Füßen geht man einige Sekunden im Schnee, anschließend werden trockene Strümpfe angezogen und bis zur Erwärmung schnell gegangen. Es wirkt abhärtend und stoffwechselanregend.

Phytotherapie

Heublumensäckchen wirken krampflösend und muskelentspannend und können daher bei muskulösen Verspannungen eingesetzt werden.

Das Säckchen wird in einem Topf, dessen Boden mit Wasser bedeckt ist, auf einem Rost im Wasserdampf erhitzt. Das Wasser darf den Sack nicht berühren. Der heiße Heublumensack wird auf die behandelnde Stelle gelegt. Achtung: Verbrennungen vermeiden. Anschließend wird ein Handtuch darum gewickelt und darüber ein Badetuch gelegt, damit sich die Wärme länger halten kann. Bei Anwendungen auf dem Rücken kann der Heublumensack auch auf vorbereitete Tücher gelegt werden, auf die sich der Patient legt, bevor er mit einem Tuch eingewickelt wird. Der Heublumensack wird 15–45 Min. belassen (solange er als warm empfunden wird).

Indikationen: Rheumatische Beschwerden (nicht im akut entzündlichen Schub), Muskelverspannungen.

Senfmehlfußbad

Indikationen:
- beginnende Erkältung,
- Stirnhöhlen-, Nasennebenhöhlen-, und Kieferhöhlenentzündungen,
- akute Halsschmerzen,
- dauerkalte Füße, Schweißfüße,
- chronische Mandelentzündung,
- Migräne und Kopfschmerzen,
- Schlafstörungen und Depressionen.

Kontraindikationen: Allergien auf Inhaltstoffe, nur bei intakter Haut anwenden, bei

Varizen und Ulcus cruris nur bis Knöchelhöhe.

Materialen:
- schwarzes Senfmehl (Semen Sinapsis nigrae Pulver),
- 1 Schüssel,
- 1 Fußbadewanne,
- 1 Badethermometer,
- 1 Messbecher,
- 1 Handtuch,
- Hautpflegeöl,
- Wollsocken.

Dosierung:
- 4 EL für eine hohe Fußbadewanne, Wasserfühlung bis zur Wade,
- 2 EL Senfmehl für eine niedrige Fußbadewanne, Wasserfühlung bis Knöchel,
- 1 EL für Schulkinder,
- 1 TL für Kindergartenkinder.

Durchführung: Fußbadewanne zu 2/3 mit 37°C warmen Wasser füllen und entsprechende Menge Senfmehl dazugeben. Wasser und Senfmehl vermischen, Füße eintauchen und genießen.

Wassertemperatur: 37°C mit dem Badethermometer kontrollieren (nicht heißer als 40°C, da sonst die Wirkung des Senfmehls zerstört wird). Nach 5 Min. Badezeit heißes Wasser nachgeben, damit die Temperatur über 10 Min. konstant bleibt. Nach 10 Min. die Füße mit lauwarmen Wasser abspülen, besonderes die Zehenzwischenräume und Knöchel, gut abtrocknen, Füße mit Johanniskrautöl oder anderem gutem Pflanzenöl einreiben, Wollsocken anziehen.

Dauer: Kann von 10 auf 20 Min. gesteigert werden, maßgebend sind die individuelle Verträglichkeit und die Rötung der Haut.

Nachruhe: 30 Min. (oder abends vor dem Schlafengehen durchführen).

Das Bad ruft eine Hautrötung hervor (»rote Stümpfe«) manchmal tritt diese Rötung erst nach mehreren Anwendungen auf. Sollte die Rötung am nächsten Tag noch vorhanden sein, einen Tag mit der Behandlung aussetzen.

Wirkung: Mit äußerlichen Senfbehandlungen können gestaute Stoffwechselprodukte abgeleitet werden, der Senf führt zu einer kräftigten Hyperämie.

Häufigkeit der Anwendung: bei akuten Erkrankungen täglich ein Fußbad bis zur Besserung der Beschwerden, bei chronischen Erkrankungen kurmäßig anwenden mit 2–3 Fußbädern pro Woche über 3–4 Wochen.

Cave: Darf auch bei Fieber durchgeführt werden, hilft dem Körper Wärme abzugeben.

Biochemie nach Dr. Schüssler als Beispiel die »heißen Sieben«

Nach Dr. Schüßler (1821–1898) gehen Erkrankungen mit einem gestörten Mineralstoffhaushalt einher.

Bei den Schüßler-Salzen handelt sich es im Vergleich zur Homöopathie um im Körper vorhandene Substanzen, diese werden jedoch in sehr geringen Mengen (D6 = 1:1.000.000 = eins zu einer Millionen = 1 g Mineralstoff auf 100 kg Milchzucker oder D12 = 1:1.000.000.000 = eins zu einer Billionen = 1 g Mineralstoff auf 1.000.000 Tonnen Milchzucker) zugeführt und sollen die Aufnahme der Mineralstoffe aus der Nahrung fördern.

Die Auswahl der Substanzen richtet sich nach Symptomen eines Mineralstoffmangels. Die dann entsprechend substituiert werden.

Hauptindikationen:
- Migräne,
- Kopfschmerz mit Kälteempfindung oder Frösteln entlang der Wirbelsäule,
- Nackenbeschwerden (stechend),
- Neuralgien,

- Nervosität, Schlaflosigkeit,
- krampfartige Schmerzen etc.

Weitere Indikationen:
- Herzschmerzen ohne organische Ursachen, aber auch Angina pectoris und Myokardinfarkt,
- Menstruationsbeschwerden,
- Bandscheibenbeschwerden, Hexenschuss,
- Darmträgheit Blähungen, Obstipation,
- Harnverhalt
- krampfartiger Husten,
- Immunschwäche,
- Verlangen nach Süßigkeiten,
- Thromboseprophylaxe,
- vegetative Dystonie, Verdrossenheit,
- Wechseljahresbeschwerden,
- Elektrosmog,
- Schokolade und Kaffee verbrauchen viel von diesen Mineralstoffen.

Anwendungsbeispiel: Magnesium phosphoricum (Nr. 7) in der D6-Potenz (Fa. Pflüger, ohne Weizenstärke, also glutenfrei)

> 6–8 (die Autorin nimmt immer 7) Tabletten in einem kleinen Glas mit sehr heißem Wasser auflösen und langsam schluckweise einnehmen, etwa alle 2–5 Min. ein Schluck. Jeden Schluck länger im Mund behalten, damit bereits über die Mundschleimhaut viel aufgenommen wird. Vor jedem Schluck erneut umrühren. Falls eine »heiße 7« nicht ausreicht, kann eine zweite eingenommen werden.

Aromatherapie/Aromapflege

Es kommen ätherische Öle zur Anwendung, welche speziell den Beschwerden nach ausgewählt werden.

Anwendungsmöglichkeiten:
- oral: direkter Zugangsweg bei akuten und subakuten Problemen innerer Organe, die orale Gabe von 3 x 3 Tropfen täglich über 3 Wochen in der Regel als unbedenklich eingestuft, nach 3 Wochen sollte man für mehrere Tage Pause machen, um eine potenzielle Akkumulation toxischer Produkte in der Leber zu vermeiden; die orale Einnahme erfolgt meist in Trägeröl, z. B. Haselnuss- oder Olivenöl, oder in Heilerde oder Laktosetabletten aufgelöst.
- Inhalation: eignet sich gut auch bei chronischen Beschwerden physischer und mentaler Natur,
- Bäder: Können sowohl in der Akutbehandlung als auch bei chronischen Erkrankungen eingesetzt werden.
- Massagen/Einreibungen: Werden besonderes bei langwierigen Beschwerdebildern physischer Natur angwendet.
- energetische Anwendung in minimalsten Mengen zur Persönlichkeitsförderung, bei der man sich vorwiegend des Schwingungsfeldes des ätherischen Öls bedient.

Inhalation
Eine Inhalation ist eine sehr schnell wirkende und effektive Anwendungsform, da die Nase direkt mit dem Gehirn in Verbindung steht. Durch die Geruchswahrnehmung werden bereits Reaktionen ausgelöst und über die gut durchbluteten Schleimhäute erfolgt eine rasche Aufnahme der ätherischen Dämpfe. Zusätzlich erfolgt die Aufnahme über die Lunge, wo die Dämpfe eine direkte Wirkung entfalten, z. B. bei Atemproblemen.

Majoranöl

Inhalator mit heißem Wasser füllen, 1–2 Tropfen Majoranöl (Maximum 3 Tropfen, beim Asthmatiker reicht 1 Tropfen) zugeben und 5–10 Min. inhalieren, oder 3–5 Tropfen Öl auf eine Schüssel mit heißem Wasser geben und mit Handtuch über dem Kopf inhalieren.

Alternative Inhalationsmethoden:

- Inhalation über ein Tuch: Kompresse, Waschlappen, kleines Stofftuch, zur Not ein Papiertaschentuch; 5–6 Tropfen ätherisches Öl draufgeben (3 Tropfen für Kinder, Schwangere und ältere Menschen), hat meist eine sehr rasche Wirkung, eine anhaltende Wirkung erzielt man, indem man das Tuch in das Hemd, die Bluse, den Schlafanzug steckt. Durch die Körperwärme verflüchtiget sich langsam das Öl und steigt nach und nach in die Nase auf (gut für Kinder und ältere Menschen geeignet, da bei ihnen die Gefahr des Umwerfens des Inhalators besteht).
- Inhalation über ein Wattestäbchen: mit einem Tropfen tränken (z. B. Lavendel), bei beginnender Migräne oder beginnender Aura an die Nasenlöcher halten oder etwas Öl hineintupfen.
- Hände: Methode für Notfälle, ist für Kinder nicht geeignet. Einen Tropfen Öl oder Mixtur auf die Handfläche des Patienten geben, der dann die Handflächen gegeneinander reibt, sodass sich das Öl in der ganzen Hand verteilt und erwärmt wird. Dann soll der Patient die Augen schließen und die Nase mit gewölbten Händen bedecken (Augenpartie aussparen) und tief durch die Nase einatmen. Sehr gut bei Atemproblemen oder Stress.
- Inhalation über ein Bad: (6–8 Tropfen sind ausreichend – mag manchen wenig erscheinen, die Penetrationsrate ist jedoch im Bad um das Hundertfache erhöht) hier sind die ätherischen Öle besonders wirkungsvoll, weil sie nicht nur auf der sanfte Art und Weise mit der Haut in Kontakt treten, sondern gleichzeitig durch die Nase inhaliert werden, was eine eine doppelte wohltuende Wirkung erzielt.
- Inhalation Vaporizer/Diffusor: gut für klinische Einrichtungen.

Im Akutanfall/regelmäßig angewendet hat die Inhalation eine vorbeugende Wirkung.

Rosmarin

Kreislaufanregend, durchblutungsanregend und hilft dadurch bei müden Muskeln, Durchblutungsstörungen, Zerrungen und weiteren muskulären Schmerzen; wirkt als Nerventonikum und Antidepressivum, lindert stressbedingte Beschwerden, psychische Erschöpfung und fördert einen klaren Geist; kräftigt Haut, Leber und Gallenblase; hilfreich bei Akne, Ekzemen, Schuppen und Haarausfall. Wirkt antiseptisch, antibakteriell, antimykotisch und diuretisch, also insgesamt ausscheidungsfördernd, eignet sich bei Flüssigkeitsretention, lindert schmerzhafte Menstruationskrämpfe, Blähungen, Obstipation, hilft bei Krämpfen des Verdauungstraktes, gut auch bei Husten und Erkältungen sowie Kopfschmerzen.

Melisse

Blutdrucksenkend, beruhigt Herzklopfen und Atmung; hilfreich bei Menstruationsbeschwerden, zyklusregulierende Wirkung, lindert Menstruationskrämpfe, hilft bei Amenorrhoe; lindert Übelkeit, antihistaminische Eigenschaften (Haut und Atemwege), beruhigt das Nervensystem, lindert Ängste, stimmungsaufhellend, vertreibt Traurigkeit und Verlustgefühle, wirkt insgesamt stärkend auf Körper und Geist, gut auch bei Kopfschmerzen.

Aromamassage mit Lavendelöl

Bei ersten Anzeichen der Aura oder Migräne sofort Mischung aus 10–20 Tropfen Lavendelöl und 20 ml = 4 TL Mandelöl (duftet ganz leicht süßlich mit einem Hauch von Marzipan) in Nacken und Schläfen einmassieren (sonst evtl. Johanniskrautöl als Trägeröl, dieses hat selbst auch noch analgetische und antiphlogistische Eigenschaften).

Empfehlung zur Selbstbehandlung:

Migränemischung in den Raum stellen – in eine Schüssel mit Wasser, in eine Aromalämpchen oder einen Diffusor – mit 3 Tropfen Basilikum, 4 Tropfen Lavendelöl und 3 Tropfen Pfefferminze.

Einreibung der Schulternackenmuskulatur mit Wintergrünöl

Indikationen:
- bei starken Schmerzen, besonders bei Spannungskopfschmerzen – Nackenmuskulatur einreiben oder massieren je nach Schmerzempfinden,
- Fibromyalgie,
- Rheuma,
- Gicht,
- Polyarthritis,
- Muskelschmerzen,
- Muskelkater.

Kontraindikationen:
- Allergie auf Inhaltsstoffe,
- Patient mag den Duft nicht.

Cave: Vorsichtig dosieren! Beginnen mit 5 Tropfen auf 50 ml Johanniskrautöl, bei stärksten Schmerzen Steigerung bis auf 10 Tropfen auf 50 ml möglich.

Anwendung:
Das Öl wird in die Hand gegeben und erwärmt, anschließend mit der flachen Hand auf den schmerzenden Bereich auftragen und eingerieben.

Häufigkeit der Anwendung: bei akuten Schmerzen je nach Bedarf, bei chronischen Schmerzen 3 x täglich.

Schmerzlindernder Nackenwickel mit einer Heilpflanzenölmischung

Indikationen:
- Schmerzen, die vom Bewegungsapparat ausgehen,
- HWS-Syndrom,
- Schulter-Arm-Syndrom,
- Muskelverspannungen,
- Spannungskopfschmerz.

Kontraindikationen:
- Allergie auf die Inhaltsstoffe der Mischung,
- Kreislaufstörungen,
- Gerinnungsstörungen,
- Schwangerschaft,
- nicht auf heiße Gelenke legen.

Cave: Bei Patienten mit ausgeprägten Allergien vor Beginn der Behandlung an der Innenseite des Unterarms mit einer kleinen Menge der fertigen Mischung auf allergische Reaktion testen!

Wirkung:
- schmerzlindernd,
- durchblutungsfördernd.

Praktische Erfahrungen: Der Wickel wirkt schmerzlindernd und stark muskelentspannend. Er erreicht viele Patienten über den angenehmen Duft!

Häufigkeit der Anwendung: 1 x täglich.

Material:
- Ingweröl, Vetiveröl, Orangenöl, Zimtrindenöl,
- Meersalz,
- 1 Esslöffel,
- 1 kleinen Becher mit Deckel,
- 1 Schüssel,
- 1 Kompresse bzw. Handtuch, entsprechend gefaltet,

- 2 Frotteetücher,
- 1 Wärmeflasche,
- Wasserkocher.

Vorbereitung: Raum gut lüften, Patienten zur Toilette schicken, für Ruhe und sichere Umgebung sorgen, Temperatur der Füße kontrollieren, bei kalten Füßen Wärmeflasche vorbereiten.

Vorbereitung des Nackenwickels: 1 EL Meersalz in den Becher geben, Öle dazu geben (2 Tr. Ingwer, 2 Tr. Vetiver, 2 Tr. Orangenöl, 1 Tr. Zimtrindenöl), dann 50 ml kochendes Wasser hinzufügen und die Mischung schütteln, das Ganze in eine Schüssel geben und mit 500 ml kochendem Wasser auffüllen.

Durchführung am Patienten:
Der Patient setzt sich ins Bett. Das speziell gefaltete Handtuch in die Schüssel eintauchen und auswringen (die Enden nicht eintauchen, das erleichtert das Auswringen), so heiß wie möglich auflegen (den Patienten zuvor mit einer kleinen Stelle des getränkten Handtuchs berühren und fragen, ob die Temperatur erträglich ist), über die Kompresse 1–2 Fortteetücher legen und ca. 20 Min. einwirken lassen, evtl. Wärmflasche unter die Kompresse legen. Der Patient sollte sich nach Anlegen der Kompresse hinlegen. Falls die Kompresse kalt wird, früher abnehmen. Bei kalten Füßen zusätzlich Wärmflasche an die Füße legen. Nach 20 Min. feuchten Wickel abnehmen und die Haut gut mit dem Fortteetuch abrubbeln, Nacken wieder gut einpacken und 20–30 Min. nachruhen.

Inhaltsstoffe:
- *Ingwer*: analgetisch, durchblutungssteigernd, wärmend
- *Vetiver*: muskelentspannend, durchblutungssteigernd, sedativ
- *Orange*: stimmungsaufhellend bei Stresssymptomen
- *Zimt*: analgetisch, stark durchblutungssteigernd, krampflösend, muskelentspannend
- *Meersalz*: durchblutungsfördernd, entschlackend

Praktische Erfahrungen: Der Wickel wirkt schmerzlindernd und stark muskelentspannend. Er erreicht viele Patienten über den angenehmen Duft!

7 Physiotherapie bei akuten und chronischen Schmerzen

Uta Stege

Die schmerztherapeutische Intervention umfasst medikamentöse, physikalisch-medizinische und psychotherapeutische Therapiemaßnahmen und sollte immer multimodale und rehabilitative Ansätze verfolgen. Die Auswahl der Verfahren richtet sich nach der Infrastruktur der Umgebung und der Einrichtung, in der Therapie durchgeführt werden soll.

Die physikalische Schmerztherapie bedient sich primär der Beeinflussung von Strukturschäden, Funktions- und Fähigkeitsstörungen des Organismus und wirkt sich sekundär auf die soziale Interaktion des Menschen aus. Es gibt direkte und indirekte schmerzmodulierende Effekte, die auf den Schmerz und den Gesamtorganismus einwirken.

7.1 Diagnostik

Die Auswahl der einzelnen physikalisch-medizinischen Behandlungsverfahren erfolgt nach einer ausführlichen Anamnese, dem erhobenen klinischen Untersuchungsbefund, der Labordiagnostik und in der Regel nach einem bildgebenden Verfahren. Die Diagnostik dient dem Erkennen von Funktions- und Strukturstörungen von Organen und Organsystemen sowie von Störungen des Gesamtorganismus. Die Befunderstellung ist die Grundlage des zielgerichteten Einsatzes der physiotherapeutischen Behandlungstechniken.

Anamnese:

- aktuelle Ananmnese und spezielle Schmerzanamnese
- Eigenanamnese, Familienanamnese, soziale Anamnese, Berufsanamnese u. a.
- bisherige physikalisch-medizinische Therapieverfahren
- Einsatz von Hilfsmittel im Alltag

Klinischer Allgemeinbefund:

- Körperhaltung (Spannungszustand der Muskulatur)
- Konstitution (Muskelmasse)
- Belastbarkeit (kardio-pulmonale Belastbarkeit)

Spezieller Befund des Bewegungsapparates

Inspektion:

- Körperhaltung: Kyphose, Lordose, Skoliose, Beinlängendifferenz, Beckenstellung, Kopfstellung, Schulterstellung, Fuß- und Beinstellung
- Gangbild: Hinken (Schmerzen, Beinverkürzung, Schonhaltung, Versteifung, Paresen)
- Bewegungsausführung: Hinsetzen, Anziehen, Ausziehen
- Muskelrelief: Symmetrie, Hypertrophie/Atrophie
- Haut: Hautfarbe, Rötung, Narben, Schwellung, Hämatome
- Blutgefäße: Varizen

Palpation:
- Haut: Verschieblichkeit, Schwellung, Dellbarkeit, Erguss, Tumor, Ödeme, Temperatur
- Blutgefäße: Pulse
- Muskulatur: Spannungszustand, Trigger- oder Tenderpunkte, Verlängerungs- und Dehnungsfähigkeit

Manualmedizinische Untersuchungstechniken

Triggerpunkte:
- Punkte in der Muskulatur mit einem charakteristische Schmerzmuster
- eingeschränkte Dehnbarkeit der betroffenen Muskulatur
- reproduzierbarer Schmerz

Gelenkbeweglichkeit:
- Neutral-Null-Methode (max. Bewegungsausmaß aus der Neutralstellung der Gelenke gemessen in Winkelgraden: z. B. Extension/Flexion oder Streckung/Beugung: 30°/0°/30°)
- Seitenvergleich der Gelenksbeweglichkeit (rechts/links)

Neurologische Untersuchung:
- Muskeleigenreflexe
- Sensibilität
- Kraft
- Motorik u. a.

Labordiagnostik:
- Blutbild, C-reaktives Protein, Blutsenkungsgeschwindigkeit, Elektrolyte, Leber- und Nierenwerte, Elektrophorese, Tumormarker u. a.

Bildgebende Diagnostik:
- Röntgen, Gelenksonografie, Computertomographie, Magnetresonanztomografie, Knochendichtemessung u. a.

7.2 Physiotherapie

Die Physiotherapie, die als klinische Fachrichtung prophylaktische und therapeutische Aufgaben hat, nutzt die Fähigkeiten des Organismus zur Regulation von Funktionen und Leistungen insbesondere zur Anpassung an Umweltanforderungen, zur Regeneration und Reparation sowie zur Abwehr von schädigenden Einflüssen. Sie veranlasst den Körper zur aktiven Überwindung von Störungen und Krankheitsprozessen, die er ohne Intervention nicht ausreichend bewältigen kann. Die Physiotherapie wirkt direkt und indirekt über die Reaktion auf den therapeutisch gesetzten Reiz und hat besondere Vorteile: durch die gesamtorganische Stimulation reaktiver physiologischer Prozesse ist eine langfristige Anwendung ohne toxische Nebenwirkungen möglich. Dabei entscheidend sind nicht nur Einzel-, sondern auch Mehrfachanwendungen in Serie, die zu einer adaptiven Reaktion führen.

Es gibt drei verschiedene Arten des Vorgehens:
1. Schonung durch Ruhe und Entlastung
2. Normalisierung durch Anregung und Übung
3. Steigerung von Funktionskapazitäten und Organleistungen zur Optimierung der spezifischen Anpassungsprozesse

Verfahren:
- Bewegungstherapie
- Hydrotherapie

- Massagetherapie
- Thermotherapie
- Elektrotherapie
- Balneo- und Klimatherapie u. a.

Reizformen:
- motorisch
- mechanisch
- thermisch
- elektrisch
- photochemisch u. a.

Die *Bewegungstherapie* ist immer *funktions- und befundorientiert*, d. h. nach vorheriger Untersuchung der Muskel- und Gelenkfunktion sowie Abklärung der kardialen und pulmonalen Leistungsfähigkeit erfolgt eine entsprechend individuell angepasste Therapie. Sie ist die systematische und individuelle Anwendung von Bewegungen mit dem Ziel der Wiederherstellung, Erhaltung und Förderung von Funktionen aller Organsysteme – in erster Line der Funktionen des neuromuskulären Systems – und ist indiziert, wenn der spezifische Bewegungsreiz zur Verbesserung der Funktion und der Adaptation erforderlich ist.

Motorische Hauptbeanspruchungsformen:
- Ausdauer
- Kraft
- Koordination: Gleichgewichts-, Rhythmisierungs-, Kopplungs-, Orientierungs-, Differenzierungs-, Reaktionsfähigkeit
- Beweglichkeit
- Schnelligkeit

Wirkungen auf die Skelettmuskulatur

Reizart: Ausdauer-, Kraft- und Schnelligkeitstraining
Es kommt zur Ökonomisierung des aeroben und anaeroben Muskelstoffwechsels, zur Bereitstellung von Stoffwechselreserven, zur Stärkung der Muskulatur durch Zunahme der Myofibrillen, der Myosinmoleküle, der Zellkerne und der Mitochondrien, zur Kapillarisierung der Muskulatur, zur Verbesserung der inter- und intramuskulären Koordination, zum Zuwachs an Kraft und Schnelligkeit, zur Herabsetzung des Schwellenwerts für Erregbarkeit des Muskels und somit zur Ökonomisierung der Muskelarbeit.

Wirkungen auf das Skelettsystem

Reizart: Druck- und Zugbeanspruchung
Die Grundsubstanz von Knochen, Knorpel und Bindegewebe wird durch Einbau von Kalzium und anderen Verbindungen gefestigt. Das Breitenwachstum des Knochens und die Festigung der Muskelansätze werden gefördert, die Kompakta nimmt an Masse zu und die Anzahl der Trabekel in der Spongiosa erhöht sich.

Wirkungen auf das Herz-Kreislauf-System

Reizart: Ausdauertraining
Die Ruhe- und Belastungsfrequenz des Herzens sowie der systolische und diastolische Ruhe- und Belastungsblutdruck werden normalisiert, das Herzvolumen nimmt zu (insbesondere bei aerobem Sport) und das Herzminutenvolumen in Ruhe ab; die Kapillarisierung des Herzmuskels und die Herzleistung werden verbessert.

Wirkungen auf das Blut

Reizart: Ausdauertraining
Die Anzahl der Erythrozyten, das Hämoglobin, das Blutvolumen und die Pufferkapazität des Blutes nehmen zu, die Fließeigenschaften verbessern sich und die Viskosität nimmt ab; die Erythrozyten- und Thrombozytenaggregation nehmen ab und die Erythrozytenverformbarkeit nimmt zu.

Wirkungen auf die Atemarbeit

Reizart: Ausdauertraining
Es kommt zur Zunahme der Vitalkapazität und des Atemzugvolumens, die Atemmuskulatur wird positiv beeinflusst, die Diffusionskapazität und der Sauerstoffaustausch werden verbessert.

Wirkungen auf das zentrale Nervensystem

Reizart: Koordinationsübungen
Neuronale Prozesse werden gebahnt, die Steuer- und Regelprozesse sowie die Konzentrationsfähigkeit und die Aufmerksamkeit verbessern sich.

Wirkungen auf den Stoffwechsel

Reizart: Ausdauertraining
Der Nüchternblutzuckerspiegel sinkt, die orale Glukosetoleranz wird verbessert, der HDL-Cholesterinwert steigt und Triglyzeride, LDL- und Gesamtcholesterin nehmen ab.

Wirkungen auf das endokrine System und auf das vegetative System

Reizart: Ausdauertraining
Es kommt zu einer Erhöhung des Vagustonus, zur Zunahme der Insulinsensitivität und dadurch zur Abnahme des Insulins im Blut.

Tab. 7.1: Indikationsbeispiele

Organsystem	Erkrankungen
Herz-Kreislauf-Erkrankungen	• Hypertonie, Hypotonie, koronare Herzerkrankung, Z. n. Herzinfarkt, arterielle Durchblutungsstörungen
Bewegungsapparat	• chronische Schmerzen mit muskulären Dysbalancen, entzündliche und degenerative Erkrankungen, Zervikal- und Lumbalsyndrome, muskuläre Haltungsinsuffizienzen der Wirbelsäule, Skoliosen, Kyphosen, Hyperlordosen, Zustände vor und nach Operationen
Stoffwechselerkrankungen	• Diabetes mellitus, Hyperurikämie, Fettstoffwechselstörungen, Adipositas
Atemwegserkrankungen	• Asthma bronchiale, chronische Bronchitis, chronisch obstruktive Lungenerkrankung, Pneumonien
Erkrankungen des ZNS	• Störungen des Bewegungsapparates bei zentralen Erkrankungen des Nervensystem: Apoplex, Multiple Sklerose, Polyneuropathien, frühkindliche Hirnschädigungen • Störungen des Bewegungsapparates bei peripheren Erkrankungen des Nervensystems: Bandscheibenvorfälle, periphere Nervenläsionen

Tab. 7.2: Ausgewählte Verfahren der Physiotherapie

Verfahren der Physiotherapie	Durchführung und Ziel der Therapie (Indikationsbeispiele)
Krankengymnastik (► **Abb. 7.1**)	• gezielte gymnastische Übungen durch Bewegungen einzelner Gelenke- und Muskelgruppen zur Korrektur und zum Abbau von Haltungs- und Bewegungsstörungen (Arthrosen)
Lagerungen (► **Abb. 7.2**)	• therapeutisch (bei neurologische Störungen, bei zentralen Erkrankungen des Nervensystem, bei Atemwegs-erkrankungen und prophylaktisch (Kontrakturen, Dekubitus)
passive Bewegungen	• durch die Physiotherapeuten geführte Bewegung des Patienten (bei bewusstlosen und traumatisierten Patienten, Lähmungsbehandlungen)
isometrisches Muskeltraining	• die Muskulatur wird ohne Bewegungen der angrenzenden Gelenke zum Krafttraining angespannt (bei Schmerzen, Kontrakturen, fixierten Verbänden oder mangelnder Gelenksicherheit)
aktive Bewegungen (► **Abb. 7.3**)	• Übungen mit den Physiotherapeuten unter Abnahme der Schwere, mit und/oder gegen die Schwerkraft, der Patient führt die Übungen selbständig aus (postoperative Atrophie der Muskulatur)
manuelle Therapie/postisometrische Relaxation/Mobilisation (► **Abb. 7.4** und **7.5**)	• der zu dehnende Muskel wird vorher 7 bis 10 s angespannt, dann entspannt und mit dem Ziel der Vergrößerung des Bewegungsumfangs mobilisiert (Gonarthrose, Frozen shoulder/Schultersteife)
propriorezeptive neuromuskuläre Fazilitation	• genau festgelegter Ablauf mit koordinierten spiralig-diagonalen Bewegungen in allen Bewegungsachsen: die Gelenke der funktionellen Einheit werden erfasst und beeinflusst (bei gelähmter, geschwächter oder spastischer Muskulatur)
Bobath-Methode	• Übungen zur Verbesserung der Koordination des Bewegungsablaufs, zur Hemmung abnormer Haltungsreflexe, zur Regulierung des Haltungstonus, zur Bahnung normaler Haltungsreaktionen und Bewegungsabläufe (zentrale Bewegungsstörungen, Zerebralparesen, Apoplex)
Wassergymnastik	• gezielte gymnastischer Übungen im Bewegungsbad unter Nutzung des hydrostatischen Drucks und des Reibungswiderstands des Wassers, Übungen mit verminderter Schwerkraft: Erleichterung von Bewegungen durch Änderung der Bewegungsmechanik, Schmerzlinderung durch die Wassertemperatur (chronisches Schmerzsyndrom)
Rückenschule	• Erlernen von rücken- bzw. körpergerechtem Alltagsverhalten sowie Dehnung verkürzter Muskelgruppen und Kräftigung abgeschwächter Muskelgruppen, Verhaltenstraining zur Prävention und Rehabilitation (Wirbelsäulenerkrankungen)
Hockergymnastik	• Übungen im Sitzen mit geringer kardiopulmonaler Belastung (koronare Herzerkrankung, Z. n. Herzinfarkt)
Stoffwechselgymnastik	• schnelle kräftige Bewegungen kleiner und mittlerer Gelenke zur Anregung des Stoffwechsels und der Muskulatur (bei bettlägerigen und multimorbiden Patienten)

Tab. 7.2: Ausgewählte Verfahren der Physiotherapie (Fortsetzung)

Verfahren der Physiotherapie	Durchführung und Ziel der Therapie (Indikationsbeispiele)
Atemtherapie	• Bewegungs- und Verhaltensschulung zur Optimierung der Atmung, zur Koordination von Atmung und Bewegung, zur Verbesserung der Ventilation und Sekretion, zur Beeinflussung der Atemmuskulatur in Verbindung mit hydrotherapeutischen und manuellen Reizen sowie Massagetechniken (COPD, Asthma bronchiale)
Sporttherapie (► **Abb. 7.6**)	• Anwendungen der Prinzipien der Trainingslehre unter Beachtung der kardiopulmonalen Belastbarkeit (Haltungsinsuffizienz bei BWS Kyphose, Konditionsverbesserung bei Herz- und Kreislauferkrankungen)
funktionelle Arbeitstherapie	• Wiederherstellung bestimmter Bewegungsfunktionen im Sinne von Gebrauchsbewegungen im Alltag (Rheumatoide Arthritis, Slerodermie)
Gesundheitsport	• sportliches Training mit dem Ziel, die Gesundheit durch Erhaltung und Steigerung der körperlichen Leistungsfähigkeit zu fördern
Entspannungstherapie	• Methode zur Verbesserung der Tonusregulation der Muskulatur, der Wahrnehmungsfähigkeit für An- und Entspannung sowie der Körperlage, Verbesserung der Durchblutung, Förderung der Erholung, Regeneration und psychischen Stabilisierung

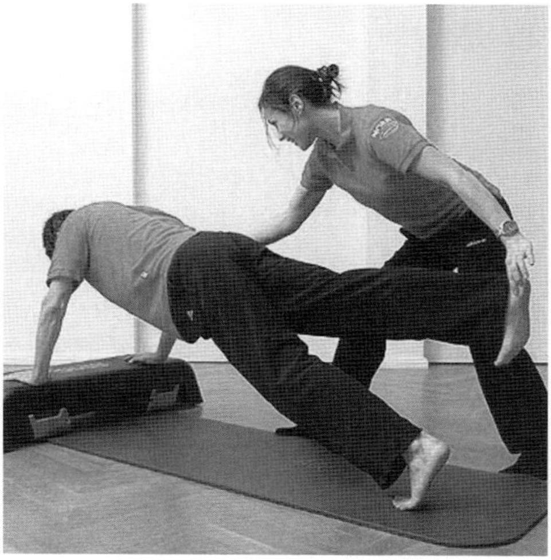

Abb. 7.1: Krankengymnastik (Dieses und die folgenden Bilder wurden freundlicherweise zur Verfügung gestellt von NORA, Praxisgemeinschaft für Physiotherapie, Katrin Breitenbach und Thomas Strelow, Berlin)

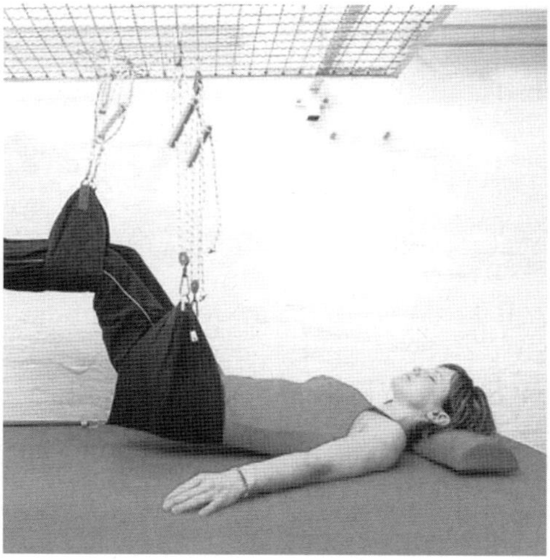

Abb. 7.2: Lagerung (im Schlingentisch)

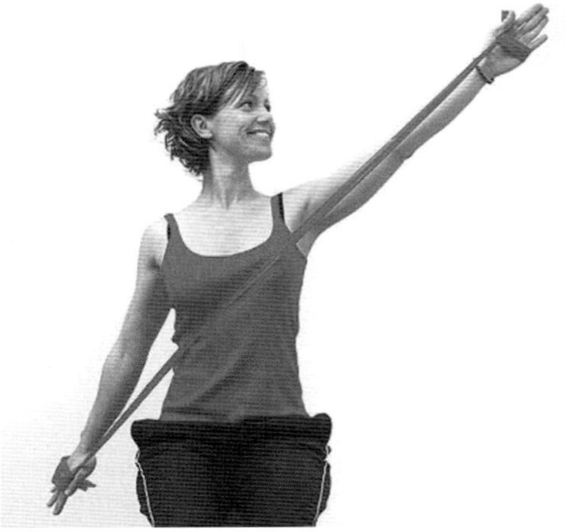

Abb. 7.3: Aktive Bewegungen

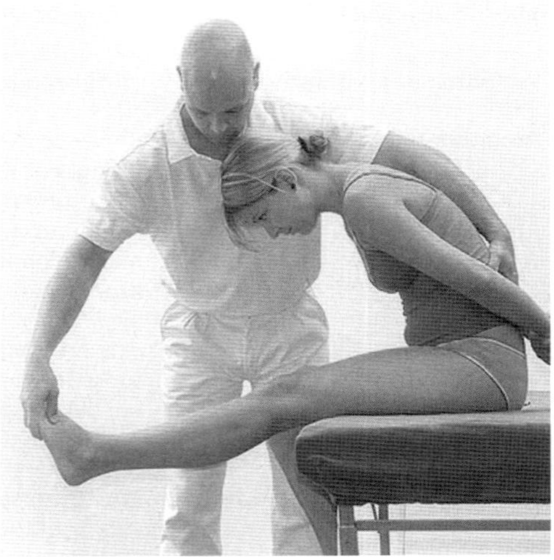

Abb. 7.5: Manuelle Therapie/Mobilisation

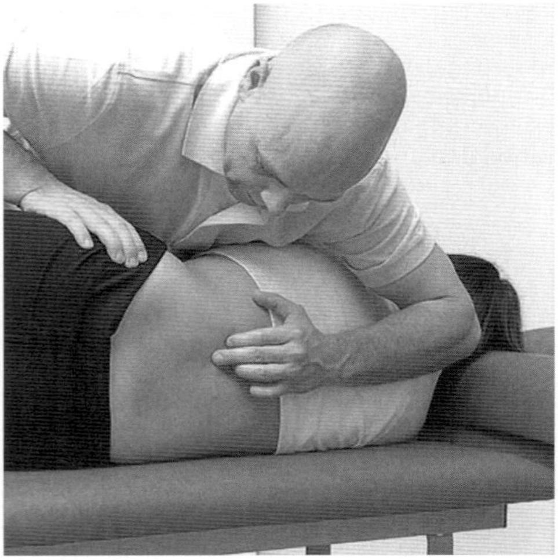

Abb. 7.4: Manuelle Therapie/Postisometrische Relaxation

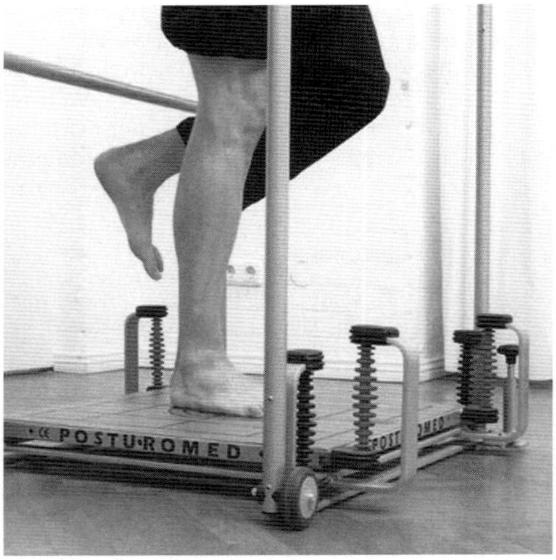

Abb. 7.6: Sporttherapie

Spezielle Übungs- und Trainingsformen

Die *Übungen* sind systematische Wiederholungen von Bewegungsabläufen mit dem Ziel der Leistungssteigerung und Funktionsverbesserung sowie der Verbesserung der Koordination im Zusammenwirken von Nervensystem und Muskulatur.

Das *Training* ist die systematische Steigerung der physischen und psychischen Belastung mit dem Ziel, die Leistungsfähigkeit des Gesamtorganismus, insbesondere einzelne Teilsysteme durch Veränderung der funktionellen und strukturellen Adaptation zu erhöhen.

7.3 Hydrotherapie

Die Hydrotherapie nutzt Temperatur- und mechanische Reize des Wassers zur Beeinflussung von allgemeinen und lokalen Krankheitsprozessen sowie von Störungen der Befindlichkeit.

Wasser zeichnet sich durch eine gute Wärmeleitung und eine hohe Wärmekapazität aus. Es kann therapeutisch in fester, flüssiger und gasförmiger Form genutzt werden. Die besonderen Vorzüge sind: leichte Handhabbarkeit, gute Verfügbarkeit, einfache Entsorgungsmöglichkeiten, Möglichkeiten zur Pharmakotherapie (Badezusätze, Inhalation), keine Toxizität, Vermittlung eines bestimmten Bewegungsgefühls mit optimaler Widerstandsgabe durch Auftrieb und Viskosität.

Durch den Auftrieb als mechanischer Reiz entspannt sich die Haltemuskulatur des Bewegungsapparates. Die Belastung auf die Gelenke beträgt etwa nur ein Zehntel des gesamten Körpergewichts. Durch den hydrostatischen Druck kommt es zu einer Entleerung der Volumenspeicher in der Kreislaufperipherie und zu einer Zentralisation. Die intraabdominelle Druckerhöhung führt zu einem Hochdrängen des Zwerchfells und zu einer Abnahme der Reservekapazität der Lunge. Die Erhöhung des Volumenangebotes im linken Vorhof führt – vermittelt durch den Henry-Gauer-Reflex – zu einer vermehrten Diurese. Henry-Gauer-Reflex: Rezeptoren am Herzen werden durch das vermehrte Füllungsvolumen gedehnt. Es resultiert – über das antidiuretischen Hormons (ADH) – eine veränderte Ausscheidung. Dieser Reflex reguliert so über die Dehnung der Rezeptoren des Herzmuskels das Blutvolumen im Körper. Der gleichzeitige Druck auf das Lymphgefäßsystem unterstützt die Ausscheidung von Lymphflüssigkeit und reduziert Lymphödeme.

Die Hydrotherapie wirkt allgemein und lokal auf die Thermoregulation des Organismus ein. Die Temperaturmessung des Körpers erfolgt über äußere Thermorezeptoren in der Haut und innere Thermorezeptoren im Hypothalamus und Rückenmark. Als Reaktion auf Temperatur kommt es im Organismus zu Veränderungen der Durchblutung der Hautgefäße, der Schweißdrüsen und der Skelettmuskulatur. Über den kutoviszeralen Reflex kommt es zur Beeinflussung innerer Organsysteme. Aufgrund der Tagesrhythmik der Körpertemperatur (von 6 bis 15 Uhr Aufheizphase und von 15 bis 3 Uhr Entwärmungsphase) ist es sinnvoll, die Applikation von Wärmereizen am Vormittag und von Kältereize am Nachmittag durchzuführen. Durch die Hyperämie im Bereich der Haut kommt es zu einer Umverteilung des Blutvolumens im Kreislauf- und Gefäßsystems.

Der Einsatz von Wasserdampf (mit Pharmakotherapie) zeigt lokal antiphlogistische und analgetische Effekte auf die Schleimhäute der Atemwege.

Zusätzlich können mechanische Reize durch Bürstungen, Duschen, Güsse und durch Modifizierung des Wasserdrucks bei der Unterwassermassage (Bearbeitung von tiefer gelegenen Gewebsschichten) gesetzt werden.

Chemische Reizfaktoren werden in Form von gelösten Peloiden, Mineralstoffen und Arzneimitteln eingesetzt. Ein CO_2-Bad kann bei Herz- und Kreislauferkrankungen über die Hyperämie der Haut den peripheren Widerstandes im Gefäßsystem senken.

Die Wassertherapie führt zur Stimulation des Wärmehaushalts, zur Beeinflussung von peripherer Kreislaufregulation und lokalen Prozessen sowie zu vegetativen Reaktionen und zur Anregung der Hautdurchblutung. Die Durchblutung wird gesteigert, der Muskeltonus normalisiert, Schmerzen werden gelindert, der Stoffwechsel angeregt und vegetative Funktionen (Schlaf- und Wärmehaushalt) gefördert.

Einteilung der hydrotherapeutischen Reize: Die Wassertherapie kann mit Tüchern (Waschungen, Wickel, Packungen), fließendem Wasser (Güsse, Duschen), hydrostatischem Druck (Voll- und Teilbäder) und als Badebehandlung ohne hydrostatischen Druck (Sauna, Dampfbäder) erfolgen.

Verschiedene Reizformen werden unterschieden:

- *milde hydrotherapeutische Reize*: Waschungen, Abreibungen und Bürstungen, ansteigende Fuß- und Unterarmbäder, kalte Kniegüsse, Gesichts- und Armgüsse, Wassertreten, Wickel einschließlich Brustwickel, feuchte Auflagen und Kopfdampfbad
- *mittelstarke hydrotherapeutische Reize*: ansteigende Teil- und Halbbäder, Bürsten, wechselwarme Sitzbäder, Rumpfwickel und Sauna
- *starke hydrotherapeutische Reize*: Überwärmungsbäder, Vollgüsse, 3/4- oder Ganzpackung

Regeln der Hydrotherapie:
Es sollte die richtige Dosierung unter Beachtung des Reaktionsvermögens, der Ausgangslage und der Belastbarkeit des Herz-Kreislauf-Systems gewählt werden. Milde hydrotherapeutische Anwendungen werden mehrmals täglich und ausgedehnte Anwendungen mehrmals wöchentlich verordnet. Vor jeder Kaltanwendung muss der Patient durchgewärmt sein, d. h. er sollte keine kalten Füße haben. Bei kalten Händen oder Füßen sollten vorwärmende Maßnahmen (Fußbad oder Duschen) angewendet werden, um paradoxe Reaktionen zu verhindern. Kaltreize sollten nur kurz (10–60 s), um Auskühlungen zu verhindern, appliziert werden. Warmreize sollten immer ansteigend (mit zunehmenden Temperaturen) verordnet werden. Wechselwarme Anwendungen beginnen warm und werden kalt abgeschlossen. Nach stärkeren Anwendungen wie Sauna, Überwärmungsbad, Unterwasserstrahldruckmassage und Vollgüssen ist dem Patienten eine Ruhezeit von ca. 20 Min. zu ermöglichen (nach Überwärmungsbädern unter ärztlicher Aufsicht). Nach Kaltanwendungen muss eine zeitgerechte Wiedererwärmung des Patienten unter Anleitung erfolgen. Alle hydrotherapeutischen Maßnahmen müssen dem Patienten erläutert und gezeigt werden.

7.4 Massagetherapie

Die Massagetherapie umfasst die mechanische und systematische Behandlung der äußeren Gewebeschichten des Körpers und dient der Heilung des Körpers. Durch den mechanischen Reiz kommt es zu einer lokalen und reflektorischen Wirkung auf den Organismus. Druck und Zug nehmen Einfluss auf das Gewebe. Die äußeren Gewebeschichten werden gedehnt, wodurch die Elastizität und die Verschieblichkeit verändert werden. Durch die Therapie werden Form, Festigkeit und Dehnbarkeit insbesondere des Bindegewebes beeinflusst. Die reflektorische Wirkung erfolgt über die Reizung der Rezeptoren der Haut, die wiederum über kutoviszerale Reflexe im entsprechenden Segment Einfluss auf innere Organstrukturen nimmt. Die Massagetherapie reguliert primär den Muskeltonus, verändert das Gleitgewebe wie Faszien und Sehnenscheiden, fördert die Durchblutung und den lokalen Stoffwechsel. Der venöse Rückstrom und die Lymphangiomotorik werden unterstützt. Der Patient kommt sekundär psychoemotional zur Entspannung (► **Tab. 7.3**).

Tab. 7.3: Formen der Massagetherapie

Formen der Massage	Indikationsbeispiele
klassische Massage (▶ **Abb. 7.7**)	Schmerzen am Muskel- und Bewegungsapparat und bei chronisch rheumatischen Erkrankungen, Verletzungen
Querfriktion	Muskelschmerzen bei Tendinosen, Fibromyalgie und sog. Golfer- oder Tennisellenbogen
manuelle Lymphdrainage (▶ **Abb. 7.8**)	Lymphödeme, posttraumatische Ödeme, komplexes regionales Schmerzsyndrom (CRPS Stadium I), rheumatoide Arthritis
Bindegewebsmassage	chronische Schmerzsyndrome der Wirbelsäule, Erkrankungen der inneren Organe (chronische Gastritis, arterielle Durchblutungsstörungen)
Segmentmassage	Migräne, Gallenwegserkrankungen
Periostmassage	akute, anfallsartige Schmerzen, Kopfschmerzen
Kolonmassage	Obstipation
Unterwasserdruckstrahlmassage	chronisches Lumbalsyndrom, Morbus Bechterew, Kontrakturen
Bürstenmassage	Hypotonie, Hypertonie, Herz- und Kreislauferkrankungen

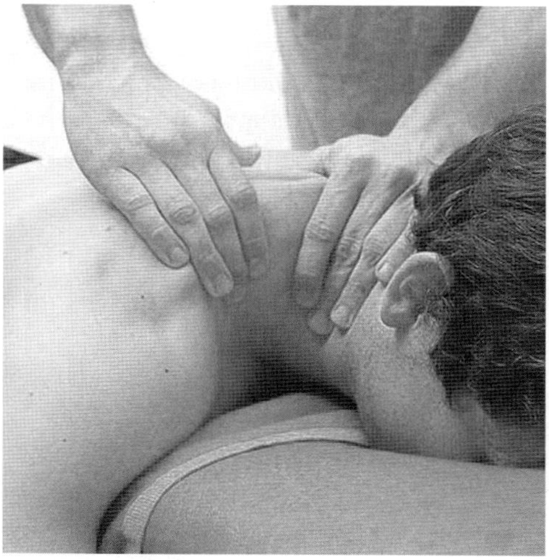

Abb. 7.7: Klassische Massage

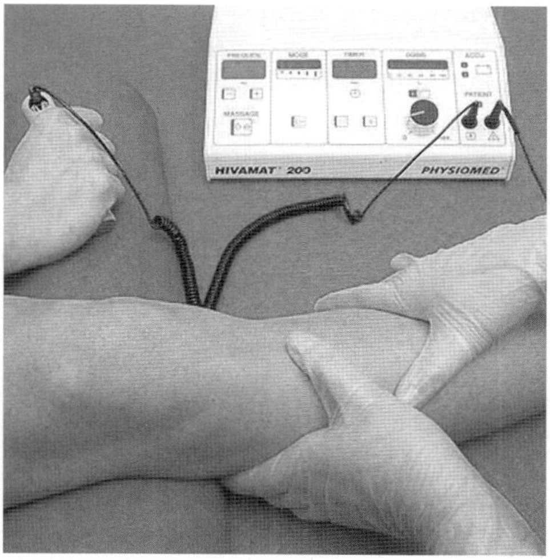

Abb. 7.8: Manuelle Lymphdrainage (mit Hivamat)

Kontraindikationen:

- Blutungsgefahr
- Infektionserkrankungen
- schwere Herzinsuffizienz
- entzündliche Hauterkrankungen
- Thrombosen/Thrombophlebitis
- arterielle Durchblutungsstörungen Stadium III–IV
- Metastasen
- ausgeprägte Warzen
- Fibrome
- frische Frakturen

Grundsätzlich stellt diese Therapieform eine passive Anwendung dar. Sie sollte immer mit einer aktiven Therapie kombiniert werden, um so einen positiven Einfluss auf die Genesung des gesamten Organismus zu haben.

7.5 Thermotherapie

Kryotherapie

Durch die Kryotherapie (Kältereiztherapie) wird dem Organismus Wärme entzogen. Die Kältereiztherapie führt zu einer zentralen Aktivitätssteigerung und vermehrten Muskelaktion und zu einer Erhöhung des peripheren Gefäßwiderstands, des Blutdrucks, des venösen Rückstroms und somit zur Kreislaufzentralisation. Die Herzfrequenz sinkt, die Atemfrequenz steigt und die Atmung vertieft sich. Lokal kommt es zu einer Kälteanästhesie durch Herabsetzung der peripheren Erregbarkeit und der Nervenleitgeschwindigkeit, zu einer Analgesie, einer antiphlogistischen, antihämorrhagischen, antiödematösen und antiischämischen Wirkung (durch reaktive Hyperämie). Der Tonus der Muskulatur verändert sich durch den Kaltreiz.

Anwendungsformen:
Die lokale Anwendung (Eisstücke, Eishandtuch, Eiswasser, Coldpack) von Eis (-18 bis -20°C) kann als Kurzzeittherapie für 5 Min. und als Langzeittherapie für maximal 20 Min. erfolgen.

Das Eistauchbad ist ein Vollbad mit einer Temperatur von 8 bis 12°C. Der Patient muss sich vor dem Eistauchbad aufwärmen. Die Dauer der Applikation wird durch den Patienten bestimmt. Nach dem Eistauchbad sollte der Patient für 1–2 h in einem angewärmten Bett nachruhen.

Die Ganzkörpertherapie (Kältekammer, Kältedampf) erfolgt mit flüssigem Stickstoff oder CO_2 bei einer Temperatur von -180°C. Die Applikation ist nur kurz für 1–2 Min. möglich (► **Tab. 7.4**).

Tab. 7.4: Kryotherapie

Indikationen	Kontraindikationen
• Trauma • Entzündungen • Schmerzen des Stütz- und Bewegungsapparates • Schmerzen der Muskel-Sehnen-Ansätze • akute Erkrankungen des rheumatischen Formenkreises	• Kälteempfindlichkeit • Sensibilitätsstörungen • trophische Störungen • arterielle Durchblutungsstörungen Stadium III–IV • Angiospasmen • schwere Herz- und Kreislauf-Erkrankungen • Nieren- und Blasenerkrankungen • Herzschrittmacher • geschädigtes Lymphgefäßsystem

Wärmetherapie

Durch die Wärmetherapie wird dem Organismus Wärme zugeführt. Der Wärmetherapie vermindert die allgemeine Erregbarkeit, senkt den peripheren Widerstand und den Blutdruck und beruhigt die Atmung bei gleichzeitiger Atemvertiefung. Lokal kommt es zu einer Analgesie und antiischämischen Wirkung. Bei chronischen Prozessen kann die Wärmetherapie durch eine lokale Resorptionszunahme eine antiphlogistische Wirkung zeigen. Systemisch nimmt die Durchblutung zu, das Immunsystems wird angeregt, der Muskeltonus gesenkt, die Spasmolyse und eine allgemeine Entspannung setzen ein. Über kuto-viszerale Reflexe werden die inneren Organe des entsprechenden Segments beeinflusst. Die Zunahme der Durchblutung führt zu einer Aktivierung des Lymphgefäßsystems (► **Tab. 7.5**).

Anwendungsformen:
Packungen (Pelose, Fango) werden mit einer Temperatur von 45–50 °C 10–30 Min. als *lokaler Reiz* appliziert. Anschließend sollte der Patient nachruhen und krankengymnastische Übungen durchführen und/oder eine klassische Massage erhalten.

Vollbäder (Moor oder andere Zusätze) und Sauna werden als *systemischer Reiz* eingesetzt. Anschließend sollte der Patient nachruhen.

Tab. 7.5: Wärmetherapie

Indikationen	Kontraindikationen
• orthopädische und traumatologische Erkrankungen • degenerative Wirbelsäulen- und Gelenkerkrankungen • Hypertonus der Muskulatur • Schmerzen des Stütz- und Bewegungsapparates • Erkrankungen des rheumatischen Formenkreises im chronischen Stadium • Funktionsstörungen der Arterien • Erkrankungen der inneren Organe (Leber, Galle, Niere, Blase, Atemwege) • Entspannung bei Unruhe • psychosomatische und psychische Störungen • Vorbereitung für eine anschließende Therapie (Massage, Krankengymnastik)	• akute Herzerkrankung • schwere chronische Herzinsuffizienz • Hypotonie • Entzündungen • rheumatische Erkrankungen im akuten Stadium • Fieber • Hitzeunverträglichkeit • Schwangerschaft (Anwendungen im Segmentbereich Th11–S1) • Blutungen oder Geschwüre im Magen-Darm-Bereich • Sensibilitätsstörungen • Ödeme • geschädigtes Lymphgefäßsystem

7.6 Elektrotherapie

Die Elektrotherapie ist eine unspezifische Reiztherapie, die nicht organspezifisch wirkt und bei unterschiedlichen Erkrankungen angewendet werden kann. Sie stellt ein Teilgebiet der physikalischen Therapie dar und umfasst die therapeutische Anwendungen von elektrischen Strömen zur Beeinflussung des menschlichen Organismus.

Grundlagen:
Das Wasser und die Elektrolyte des Körpers dienen als Leiter, wobei die räumliche Ordnung der Ladungsträger (Ionen) im Körper durch die Elektrotherapie gestört wird, d. h. positiv geladene Kationen wandern zur Kathode (-) und negative geladene Anionen zur Anode (+). Die Wandergeschwindigkeit ist proportional der elektrischen Leitfähigkeit der einzelnen Gewebe (z. B. Muskulatur mit höherem Wassergehalt leitet besser als Fett- und Bindegewebe). An Grenzflächen (bindegewebige Faszien) werden die Ladungsträger aufgehalten, d. h. es kommt zum Ladungsaufbau, der den weiteren Stromfluss hemmt (= Polarisationswiderstand). Die Reizminderung durch den Polarisationswiderstand muss durch Nachregelung der Stromstärke während der Therapie korrigiert werden. Die analgetische Wirkung unter der Anode wird durch die Anhebung der Reizschwelle (Hyperpolarisation) der schmerzleitenden Nervenfasern erreicht. Durch die Vasodilatation und die Freisetzung gefäßaktiver Substanzen kommt es zur Verbesserung der Durchblutung im Stromgebiet (= galvanisches Erythem) und durch Stoffwechselanregung zur Wundheilung.

Tab. 7.6: Elektrotherapie

Indikation	Kontraindikation
• Krankheiten der peripheren Gelenke, Arthrose, Arthritis • lokaler Gewebeschmerz mit dystrophen Gewebeveränderungen, Epicondylopathien, Bursitis • diffus ausstrahlende Schmerzen, Fibromyalgie, Zervikobrachialgie, Lumboischialgie • Schmerzen im Nervenverlauf, Trigeminusneuralgie • Wundheilungsstörungen, Ulcus cruris, Dekubitus • arterielle Durchblutungsstörungen Stadium III–IV • posttraumatische Zustände • Sklerodermie • Dypytren-Kontrakturen	• entzündliche Hauterkrankungen • akute Thrombophlebitis • Metallimplantate • Herzschrittmacher (Mindestabstand 50 cm vom Stromflussgebiet) • Schwangerschaft • Fieber • schwere Arteriosklerose • multiple Sklerose • erhöhte Blutungsneigung • dekompensierte Herzinsuffizienz • zentrale Lähmungen

Behandlungstechnik:
- Längsdurchflutung bei lokalisierten Schmerzen
- Querdurchflutung bei diffusen generalisierten Schmerzsyndromen
- Dosierung in Abhängigkeit von der Empfindung des Patienten
- Anwendung in Serie (9–12 Behandlungen max. 3-mal pro Woche)

Einteilung:
- Niederfrequenztherapie
- Mittelfrequenztherapie
- Hochfrequenztherapie einschließlich Ultraschallbehandlung

Niederfrequenztherapie

Sie umfasst die Behandlung mit elektrischen Strömen in einem *Frequenzbereich zwischen 0 und 1.000 Hz*, wobei zwischen Niederfrequenzströmen mit Impulsströmen und dem Gleichstrom als Sonderform unterschieden wird (► **Abb. 7.9** und ► **Tab. 7.6**).

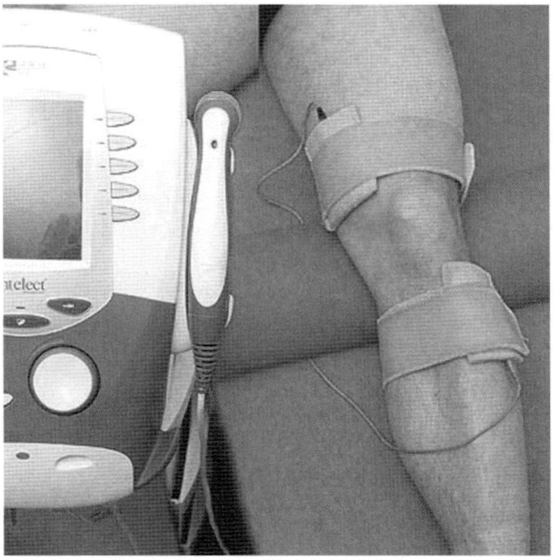

Abb. 7.9: Niederfrequenztherapie

Gleichstrom = Galvanisation:
Der Strom fließt ständig in eine Richtung, wobei bei der konstanten Galvanisation die Stromrichtung und Stromstärke während der Behandlung unverändert sind.

Sonderformen der Galvanisation:

- hydrogalvanische Bäder: Ein-, Zwei- und Vierzellenbäder, Stangerbad
- Iontophorese mit Voltaren: Wanderung dissoziierter Ionen eines Medikaments entlang der Stromrichtung

Impulstromtherapie = Reizstrom = Elektrostimulation:
Die Impulsstromtherapie erfolgt niederfrequent mit Reizwirkung auf Nerven und Muskelzellen durch Wechselstromimpulse in einem Frequenzbereich zwischen 0 und 1.000 Hz. Das Verfahren der Elektrostimulation kommt bei denervierten Nerven mit Muskellähmungen (selektiver Reizstrom bei Fibularisparese) oder Muskelatrophien (Schwellstrom bei Quadrizepsatrophie) zum Einsatz.

Zur Schmerzbehandlung in peripheren Nerven oder zentralnervösen Strukturen werden der Reizstrom nach Träbert, der diadynamische Strom nach Bernard oder die Hochvolttherapie eingesetzt. Bei posttraumatischen oder chronischen Schmerzen der Muskulatur, der Bänder oder des Skelettsystems sowie bei Stumpf- oder Phantomschmerzen wird die transkutane elektrische Nervenstimulation (= TENS) 2- bis 4-mal täglich über 30–60 Min. appliziert.

Mittelfrequenztherapie

Die Mittelfrequenztherapie ist eine Wechselstromtherapie in einem *Frequenzbereich von 1–300 kHz*. Die gewählte Frequenz richtet sich nach der jeweiligen Indikation (▸ **Tab. 7.7**):

- 50–100 kHz: analgetische, sedierende, sympathikolytisch und vasodilatatorische Wirkung
- 25–50 kHz: myomotorisch aktivierende und vasodilatatorische Wirkung
- um 25 kHz: muskelrelaxierende detonisierende Wirkung
- 0–25 kHz: vegetativ stimulierende, sympathikotone und vasotonische Wirkung

Behandlungstechnik:

- Patienten sitzen oder liegen in entspannter Körperhaltung, sodass sich die Gelenke in Mittelstellung befinden
- Dosierung bei akuten Krankheitsprozessen: über eine kurze Behandlungsdauer (5–10 Min.) in kleinen Serien (6- bis 8-mal) und kurzen Abständen zwischen den Einzelbehandlungen 1- bis 3-mal wöchentlich
- Dosierung bei chronischen Schmerzen: 10–15 Min. Behandlungsdauer in einer Serie von 10 bis 15 Behandlungen in 2-Tages-Intervallen möglich

Tab. 7.7: Mittelfrequenztherapie

Indikationen	Kontraindikationen
• Inaktivitätsatrophien • schmerzbedingte Bewegungseinschränkungen • Muskelverspannungen • Gelenkkontrakturen • Schmerzsyndrome bei degenerativen Erkrankungen • venöse und arterielle Durchblutungsstörungen • schlaffe Lähmungen bei spastischen Syndromen • Narbenbehandlungen • chronische Adnexitis	• zementierte Endoprothesen • Schwangerschaft • manifeste Herzrhythmusstörungen • Herzschrittmacher (Mindestabstand 50 cm vom Stromflussgebiet) • akute Infektionen • manifeste Thrombosen • Thrombophlebitis

Hochfrequenztherapie

Die *Hochfrequenztherapie oberhalb von 300 kHz* mit Anwendung elektromagnetischer Felder (Kurzwelle) und Wellen (Mikrowelle) führt zu einer Umwandlung der elektrischen Energie in Wärmeernergie und dient der Erwärmung tiefer Gewebeschichten des Körpers. Die hochfrequenten Felder oder Wellen führen zu einer molekularen Anregung der Zellbestandteile und damit zur Umwandlung der elektrischen Energie in Wärme (Temperaturerhöhung im Gewebe bis zu 3°C; ▸ **Tab. 7.8**).

Tab. 7.8: Hochfrequenztherapie

Indikationen	Kontraindikationen
• degenerative Erkrankungen: Myalgien, Lumbago • internistische Erkrankungen:chronische Bronchitis • gynäkologische Erkrankungen: Adnexitis, Dysmenorrhoe • chirurgische Erkrankungen: Furunkel, Panaritium • HNO-Erkrankungen: Otitis media, Parotitis, Sinusitis	• akute Entzündungsprozesse • akute Thrombophlebitis • Hämorrhagien • Ödeme • Schwangerschaft • arterielle Durchblutungsstörungen Stadium III–IV • Metallimplantate • Herzschrittmacher (Mindestabstand 50 cm vom Stromflussgebiet)

Herzschrittmacher-Patienten und Schwangere dürfen aufgrund der durch die Hochfrequenztherapie im Umkreis entstehenden elektrischen Felder *die Therapieräume nicht betreten.*

Behandlungstechnik:

- keine Metalle in der Umgebung: Liege, Hocker oder ggf. Schmuck entfernen
- Distanzstrahler: 5–10 cm
- Kontaktstrahler: unmittelbarer Hautkontakt
- subjektive Dosierung nach Wärmeempfinden
- Behandlungsdauer bei der Kurzwelle 10–20 Min. und bei der Mikrowelle 8–12 Min.

Ultraschall

Als Ultraschall werden mechanische Schwingungen oberhalb einer *Frequenz von 20 kHz* bezeichnet. Bei der Behandlung wird die kinetische Energie im Körper in thermische Energie umgewandelt (= kombinierte Mechano-Thermotherapie; ► **Abb. 7.10** und ► **Tab. 7.9**).

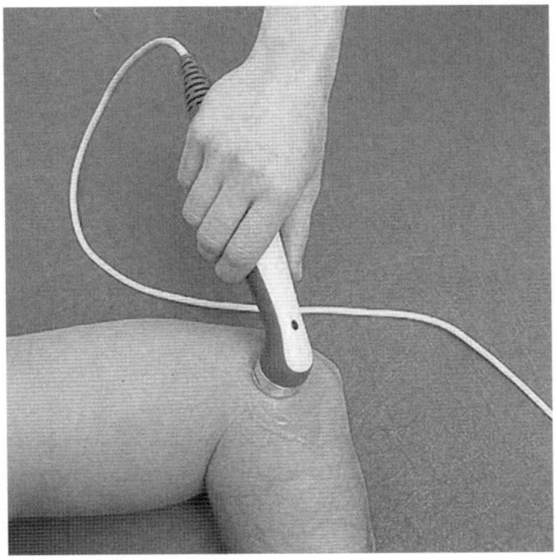

Abb. 7.10: Ultraschall

Behandlungstechnik:

- Kontaktmedium zwischen Schallkopf und Körper: Gel, Öle, Salben oder Wasser
- direkte Beschallung: Haut, Muskel, Gelenke
- indirekte Beschallung: segmentale Beschallung hyperalgischer Zonen als Reiz über kutano-viszeralen Reflexbogen oder Triggerpunktbehandlung bei myofazialen Schmerzsyndromen
- Dosierung wird an den Patienten, das Areal und nach Wahl des entsprechenden Schallkopfs angepasst
- während einer Behandlung ist die Beschallung von drei Regionen möglich (akute Beschwerden eine Serie von 6-mal und chronisch 12-mal, 1–3-mal pro Woche)

Tab. 7.9: Ultraschall

Indikationen	Kontraindikationen
• Erkrankungen und Verletzungen des Stütz- und Bewegungsapparates • Erkrankungen des rheumatischen Formenkreises • innere Erkrankungen • dermatologische Erkrankungen, Herpes zoster, Narbenkeloid, Ulcus cruris	• maligne Tumore • akute Infektionen, Fieber unklarer Genese • Thrombophlebitiden, tiefe Phlebothrombosen • Veränderungen der Haut bei Entzündungen oder Hautnävi • Sensibilitätsstörungen • arterielle Durchblutungsstörungen Stadium III–IV • Schwangerschaft • Herzschrittmacher • Applikation am Hoden, am Auge und an der Epiphysenzonen bei Kindern

Es gibt *keine absolute Indikation zur Elektrotherapie*. Sie ist eine *adjuvante Therapieform* und erfolgt in Kombinationen mit anderen physikalischen Maßnahmen.

7.7 Ausgewählte Erkrankungen des Bewegungsapparates und Beispiele für physikalisch-medizinische Behandlungen

Akute Lumboischialgie

Behandlungsbeispiele: Bandscheibenprolaps ohne neurologische Ausfälle

Ziele der Behandlung:
- Schmerzreduktion durch multimodale Behandlungen, Beseitigung der muskulären Dysbalancen, Verbesserung der Beweglichkeit der Wirbelsäule, Kräftigung der Rücken- und Bauchmuskulatur, Erlernen von rücken- und körpergerechtem Alltagsverhalten (Rückenschule) und Beratung zu sportlichen Aktivitäten

Behandlung

Medikamentöse Therapie:
- Analgetika, Koanalgetika, Muskelrelaxantien
- therapeutische Lokalanästhesie: periduale Blockade
- alternative nichtmedikamentöse Therapie: Akupunktur

Physikalische Therapie:
- klassische Massage und/oder Unterwasserdruckstrahlmassage 2–3 Tage nach akutem Schmerz
- Wärmebehandlung mit Packungen zur Detoniserung der schmerzbedingt reflektorisch hypertonen Muskulatur
- alternativ: Kältebehandlung (Eiswickel) erfolgreiche Schmerzreduktion bei 10–20 % der Patienten
- Elektrotherapie mit Hochfrequenztherapie (Mikrowelle/Kurzwelle) und/oder hydrogalvanische Anwendungen (Stangerbad) zur Muskelrelaxation
- Elektrotherapie (Mittelfrequenztherapie/TENS) zur Behandlung von myofascialen Schmerzen
- manuelle Therapie zur Triggerpuntklöschung und Mobilisation funktionsgestörter Gelenke

Krankengymnastik in vier Phasen

1. Phase:
- Akutzustand: Stufenlagerung, Entspannungs- und Detonisierung im Liegen, Übungen zur rückengerechten Lageänderungen im Bett und zum rückengerechten Aufstehen, Triggerpunktlöschung

2. Phase:
- beginnende Mobilisation mit Erarbeitung einer aufrechten Haltung im Sitzen, Stehen, Laufen und Treppensteigen, intensive Schulung der eigenen Körperwahrnehmung und des Körpergefühls in Bezug auf Haltung und Stellung einzelner Körperabschnitte, manuelle Therapie, Behandlung im Bewegungsbad zur Schmerzlinderung, Gleichgewicht-, Haltungs- und Bewegungsschulung

3. Phase:
- Aufbauphase mit Dehnung verkürzter Muskeln, Kräftigung abgeschwächter Muskelgruppen, Erarbeitung eines Hausübungsprogramm, Training von alltagsorientiertem rückengerechtem Verhalten

4. Phase:
- Ausdauertraining für die aufrichtende Muskulatur, Rückenschule für den Alltag, Arbeitsplatzberatung und Beratung für die Freizeitaktivitäten

Zusätzliche Maßnahmen:
- Teilnahme an Wirbelsäulengymnastikgruppen
- Anregung von Kontakt zu Selbsthilfegruppen
- Ausgleich eines Beckenschiefstandes bzw. einer Beinverkürzung, von Fußdeformitäten und Fehlstellungen (Varus-Valgus-Gonarthrose)
- Übergewicht: Ernährungsberatung

Osteoporose

Das Krankheitsbild ist gekennzeichnet durch eine Verminderung der Knochenmasse mit zunehmender Kyphosierung der Wirbelsäule, Körpergrößenverlust, myofaziale Schmerzen der gesamten Wirbelsäule und klinisch sichtbarem Tannenbaumphänomen mit Bauchfaltenbildung.

Komplikationen:
Schenkelhalsfrakturen, Wirbelkörperfrakturen, Femur- und Radiusfraktur bei Bagatelltraumen, chronisches Schmerzsyndrom durch Wirbelsäulendeformitäten

Ziele der Behandlung:
- Schmerzreduktion durch eine multimodale Behandlung, Vermeidung von langer Ruhigstellung und Immobilität, Verhinderung eines weiteren muskulären Abbaus, Verbesserung der Koordination und Kraft zur Vermeidung von Stürzen, Beratung zur regelmäßigen körperlichen Bewegung im Alltag

Behandlung

Medikamentöse Therapie:
- Analgetika, Koanalgetika, Muskelrelaxantien
- therapeutische Lokalanästhesie: peridurale Blockade
- Substitution von Kalzium und Vitamin D, Verordnung von osteoprotektiven Medikamenten (z. B. Bisphosphonate)

Physikalische Therapie:
- klassische Massage
- Wärmebehandlung mit Packungen
- Elektrotherapie im Hochfrequenzbereich (Mikrowelle/Kurzwelle) und/oder hydrogalvanische Anwendungen (Stangerbad) zur Muskelrelaxation
- Elektrotherapie (Mittelfrequenztherapie/TENS) zur Behandlung der Schmerzen bei muskulären Dysbalance
- Durchführung von isometrischen Spannungsübungen Bewegungsbad zur schmerzfreien Bewegung unter Entlastung
- Gerätegestütztes Training: Vibrationstraining

Therapie im chronischen Stadium:
- Bewegungstherapie zur Stabilisierung der Wirbelsäule, z. B. Dehnungen verkürzter Muskulatur, Muskelkräftigung
- Trainingsprogramm mit dem Schwerpunkt »Isometrische Übungen«
- Bewegungsbad zur schmerzfreien Bewegung unter Entlastung
- Rückenschule
- Wassergymnastik
- Gerätegestütztes Training: Vibrationstraining

Hilfsmittelversorgung:
- Drei-Punkt-Reklinationsmieder bei frischen Wirbelkörperfrakturen für max. 2–3 Wochen zur Verhinderung einer weiteren Kyphosierung und entlastende Korsetts: Rahmenstützkorsett
- elastische Mieder zur Vermeidung plötzlicher Drehbewegungen, die Kompression des Abdomens bewirkt und Aufrichtung der Rückenmuskulatur ohne Abschwächung der Muskulatur

Ernährung:
- Kalziumreiche Kost (800–1.000 mg täglich Erwachsene, bei älteren Menschen mit geringerer Resorption besteht ein vermehrter Bedarf: 1.200–1.500 mg täglich)

- ausreichende Vitamin-D-Zufuhr (1.000–2.000 IE): mind. einmal wöchentlich Fischmahlzeit
- Reduktion der Phosphatzufuhr durch Verringerung des Fleisch- und Wurstkonsums
- Einschränkung des Salz- und Genussmittelverbrauchs: Tee, Kaffee, Alkohol

Zusätzliche Maßnahmen:
- Verminderung von Sturzquellen im Haushalt (Teppich, Kabel)
- Optimierung der Lichtverhältnisse
- Überprüfung der Medikamente (Schlafmittel, Psychopharmaka, Muskelrelaxantien)
- Überprüfung des Visus und Hörvermögens
- Optimierung des Schuhwerkes
- kein Fahren mit ungefederten Fahrzeugen
- Teilnahme an Osteoporosegymnastikgruppen
- Anregung von Kontakt zu Selbsthilfegruppen

Postoperative physikalische Therapie bei Patienten mit Knie-TEP-Implantation

Indikationen zur Implantation:
- fortgeschrittene Gonarthrose
- ausgeschöpfte konservative Therapie
- traumatische Verletzungen

Komplikationen:
- Thrombosen
- Wundinfektionen
- N.-Peroneus-Lähmungen
- aseptische Lockerung

Ziele der Behandlung:
- Schmerzreduktion durch multimodale Behandlungen, Beseitigung der muskulären Dysbalancen, Verbesserung des Bewegungsausmaßes des Kniegelenks, Kräftigung der kniegelenksführenden Muskulatur, Beratung zu sportlichen Aktivitäten

Postoperative Belastbarkeit:
- abhängig von der Verankerungstechnik, z. B. bei zementierter TEP Vollbelastung (Gehen an zwei Unterarmgehstützen im Vier-Punkt-Gang) und Kniestreckung bis max. 10° sofort möglich
- bei zementfreier TEP Teilbelastung für 6–12 Wochen mit 10–20 kg (Gehen an zwei Unterarmgehstützen im Drei-Punkt-Gang)

Physikalische Therapie:
- präoperative Vorbereitung: Gangschule an zwei Unterarmgehstützen
- keine Übungen, die über die Schmerzgrenze hinaus gehen
- Training der kniegelenksführenden Muskulatur durch isometrischen Übungen

Krankengymnastik in drei Phasen:

1. Phase: ca. 1.–3. postoperativer Tag
- medikamentöse Therapie: Analgetika, Antiphlogistika
- Lagerung in ca. 20–30°-Kniegelenksbeugung
- lokale Kältetherapie: Eisbeutel und/oder Kaltlufttherapie
- Motorschiene als passive Bewegung im schmerzfreien Bereich zur Verbesserung des lokalen Stoffwechsels und der Beweglichkeit des Kniegelenks
- isometrische Spannungsübungen zum Krafterhalt und Kraftaufbau und zur Thromboseprophylaxe
- aktiv – durch die Physiotherapeuten – assistierte Bewegungen im schmerzarmen Bewegungsumfang
- Gangschule auf der Ebene
- Hilfsmittelberatung, Hilfsmittelerprobung und Verordnung für den Alltag

2. Phase: ca. 4.–42. postoperativer Tag
- manuelle Lymphdrainage im Narbenbereich zur Reduktion des Ödems

- Training der Alltagsbewegungen
- Gangschule im Drei-Punkt-Gang mit erlaubter Belastung auf der Ebene und Treppentraining
- Krankengymnastik
- manuelle Therapie
- Bewegungsbad (nach Wundheilung) zur Kräftigung und Dehnung der Muskulatur
- medizinische Trainingstherapie (Gerätetraining)
- klassisch Massage zur Detonisierung der Muskulatur im Bereich HWS und Schulter (Beschwerden durch UA Gehstützen)
- Eigenübungsprogramm für den Alltag

3. Phase: ca. 6 Wochen postoperativ, Mobilisation unter Vollbelastung

- Gangschule mit Umstellung auf Vollbelastung und Entwöhnung von den Unterarmgehstützen unter Beachtung des Gangbildes und der Kniegelenksstreckung, um eine langfristige Hüftbeugekontraktur und reaktive Hyperlordose der LWS zu verhindern
- Krankengymnastik mit forcierten passiven und aktiven Übungen
- Beratung zu sportlichen Aktivitäten mit Gelenksersatz

8 Postoperative Schmerztherapie

Güven Braune

8.1 Warum postoperative Schmerztherapie?

Die Frage nach einer guten postoperativen Schmerztherapie wird immer häufiger gestellt und ist im Rahmen der DRG-Fallpauschalen ein wichtiger Faktor, um die Liegezeiten der Patienten nach einem operativen Eingriff zu verkürzen. Nur mit einer guten Analgesie können die Patienten rasch und ausreichend mobilisiert werden. Ebenso wichtig ist eine ausreichende Analgesie nach abdominellen Eingriffen, um z. B. die Pneumonieprophylaxe zu unterstützen. Ein Patient, der starke Schmerzen beim tiefen Einatmen hat, wird flach und unzureichend tief einatmen. Somit ist die Verbindung zwischen der postoperativen Schmerztherapie einem besserem Outcome der Patienten sowie der Liegezeitenverkürzung offensichtlich. Ebenso wichtig ist die Tatsache, dass eine nicht oder schlecht durchgeführte postoperative Schmerztherapie in vielen Fällen zur Chronifizierung der Schmerzen führt. Hierbei sollte beachtet werden, dass es nicht nur die großen Eingriffe, z. B. Amputationen, sind, bei denen eine unzureichende Schmerztherapie zur Chronifizierung durch das »Winding up« führen kann. Auch relativ kleine Eingriffe, wie z. B. die Cholezystektomie oder eine Leistenhernien-Operation, können bei unzureichender Behandlung zu langanhaltenden chronischen Schmerzen führen, wobei die Inzidenz bei den kleineren Eingriffen geringer, aber nicht zu vernachlässigen ist. Und letztendlich ist eine gute postoperative Schmerztherapie in Kombination mit einer gut verlaufenen Operation und fachlich versiertem pflegerischem- und ärztlichem Personal auf der Station ein wesentliches Kriterium für die Patientenzufriedenheit.

Zusammenfassend ist also zu sagen, dass nicht oder schlecht behandelte postoperative Schmerzen häufig chronifizieren. Dieser Chronifizierung lässt sich meist mit relativ einfachen Mitteln entgegenwirken, indem bereits postoperativ frühzeitig mit einer adäquaten Schmerztherapie begonnen wird. Diese ist bei Weitem nicht so kostspielig und aufwendig wie die Therapie chronischer Schmerzen, die sich oft über Monate bis Jahre hinzieht. Ferner ist es aus humanitärer Sicht unverantwortlich, dass Patienten aufgrund einer vernachlässigten postoperativen Schmerztherapie als Spätfolge unter lang anhaltenden, schwer zu therapierenden Schmerzen leiden.

Nicht oder schlecht behandelte postoperative Schmerzen können häufig zu lang anhaltenden chronischen Schmerzen führen! Dadurch können sich die Krankenhausaufenthaltsdauer verlängern, die Patientenzufriedenheit sinken, die Behandlungskosten steigen.

Rechtliche Situation

Der Patient hat aufgrund mehrerer rechtlicher Grundlagen einen verbindlichen Rechtsanspruch auf eine ausreichende Schmerztherapie. Diesen kann er nötigenfalls auch einklagen oder aber den Verantwortlichen zur Rechenschaft ziehen. Grundsätzlich ist jedoch zu sagen, dass es höchst bedenklich wäre, wenn der Patient nur wegen der Möglichkeit einer Klage eine adäquate Schmerztherapie erhält und nicht, weil sie notwendig ist. Rechtsgrundlagen für die Schmerztherapie sind im Folgenden dargestellt.

- *Grundgesetz*
  Grundrecht auf Leben und körperliche Unversehrtheit: Art. 2 Abs. 2 Satz 1 GG
- *Sozialrecht*
  Anspruch auf Krankenbehandlung, mit Linderung von Krankheitsbeschwerden: § 39 Abs. 1 i. V. m. § 27 Abs. 1 Satz 1 SGB V.
- *Ärztliche Berufsordnung*
  Pflicht zur Einleitung schmerzlindernder Maßnahmen: § 1 Abs. 2

Ergänzend zu den rechtlichen Grundlagen sind auch strafrechtliche Gesichtspunkte für die Schmerztherapie relevant.

- Wird dem Patienten eine Schmerzlinderung verweigert, kann dieses als Körperverletzung durch Unterlassung geahndet werden: §§ 223, 13 StGB.
- Wirkt sich die Unterlassung der Schmerztherapie lebensverkürzend aus, kann dieses als Tötungsdelikt geahndet werden.
- Wird dem Patienten eine adäquate Schmerztherapie verweigert, z. B. bei zunehmenden oder unerträglichen Schmerzen, kann dies als unterlassene Hilfeleistung bestraft werden: § 323c StGB.
- Übermedikation, die sich lebensverkürzend auswirkt, kann als aktive Körperverletzung oder als Tötungsdelikt bestraft werden: §§ 223 ff., §§ 211 ff. StGB.

Bei sterbenskranken Patienten kann Letzteres straffrei sein, wenn die Schmerzlinderung im Vordergrund steht und die Lebensverkürzung als unvermeidbare Nebenwirkung in Kauf genommen werden muss.

8.2 Organisation eines Akutschmerzdienstes (ASD)

Es gibt mehrere Möglichkeiten einen Akutschmerzdienst zu organisieren. Wichtig ist vorab die Klärung der Aufgabenverteilung und der Frage, wer bzw. welche Berufsgruppe(n) verantwortlich sein soll(en). Meist liegt die Verantwortlichkeit für einen ASD bei der Anästhesie, dies ist auch zu empfehlen, da die Anlage und Überwachung von Schmerzkathetern in deren Aufgabengebiet fällt. Bewährt hat sich in vielen Kliniken ein durch die Anästhesie ärztlich und pflegerisch organisierter ASD, aber auch andere Modelle sind denkbar. Um Missverständnissen vorzubeugen sollte die Aufgabenverteilung schriftlich von den Verantwortlichen fixiert und abgezeichnet werden. Diese »interne« Vereinbarung sollte folgende Punkte beinhalten bzw. klären.

- Soll für die postoperative Schmerztherapie die Anästhesie nur im Bedarfsfall hinzugezogen, also ein Schmerzkonsil durchgeführt werden?
- Sollen nur spezifische Leistungen, wie z. B. die Betreuung von Schmerzkathetern, PCA-Pumpen, etc., übernommen werden?
- Soll ein ASD eingerichtet und dieser fachübergreifend tätig werden?

- Alle getroffenen Absprachen und Vereinbarungen sowie die Zuständigkeiten sollten schriftlich festgehalten werden.
- Wenn diese erste Hürde genommen ist, wird es notwendig, sich über die Grundlagen der postoperativen Schmerztherapie zu einigen. Hierzu sollte folgende Literatur als Basis dienen:
  - Expertenstandard Schmerzmanagement in der Pflege, vom Deutschen Netzwerk für Qualitätssicherung in der Pflege.
  - S3-Leitlinie »Behandlung akuter perioperativer und posttraumatischer Schmerzen«, von der Deutsche Interdisziplinäre Vereinigung für Schmerztherapie.

  (Siehe hierzu auch die Empfehlung der Berufsverbände der Chirurgie und der Anästhesie)

Auf dieser Basis sollten für den ASD sogenannte Standard Operating Procedures (SOP) erarbeitet werden, die als Grundlage für die postoperative Schmerztherapie dienen. Nur so kann eine effiziente Schmerztherapie gewährleistet werden, die unabhängig von den einzelnen Mitarbeitern ist. Wenn Anästhesiepflegekräfte im ASD tätig sind bzw. tätig werden sollen, ist es empfehlenswert, deren Tätigkeiten ebenfalls in den SOP oder in eigenen Richtlinien abzubilden.

Die schlechteste Variante besteht darin, dass sich der Anästhesist oder die Anästhesiepflegekraft, die gerade Zeit hat, schnell zwischendurch während des Tagesgeschäfts um die Patienten mit den Schmerzpumpen kümmert.

Beispiel für die Organisation eines ASD

Der ASD ist durch Ärzte und Pflegekräfte der Anästhesie organisiert, die Rahmenbedingungen sind festgelegt. Es existieren ein Katheteranlageprotokoll, ein Kurveneinleger für die Patientenkurve auf der Station und eine »Laufliste«. Außerdem werden die bei der ASD-Visite erhobenen Parameter und Patientendaten in das Netzwerk Regionalanästhesie eingegeben und anonymisiert zum Banchmarking und zur Qualitätssicherung genutzt. Hieraus generieren sich eine lokale Datenbank und die »Laufliste«/das Übergabeprotokoll (► **Abb. 8.1**).

Arbeit des ASD:

- Übergabe/Fallbesprechung zu Dienstbeginn, unter Anwesenheit eines Schmerztherapeuten,
- »Visitieren« der ASD-Patienten, einmal im Frühdienst und einmalim Spätdienst, bei Bedarf häufiger,
- Aufnahme von neuen Patienten in die ASD-Betreuung,
- Auslassversuche von Schmerzpumpen und Entlassung aus der ASD-Betreuung,
- Dokumentation in den Patientenkurven (Kurveneinleger) und in der ASD-Dokumentation (Datenbank).

Aufgaben des ASD:

- 2-mal tägl. Visite bei den ASD-Patienten mit Dokumentation der Schmerzintensität, Schmerzqualität, des Verlaufs des angesetzten Analgesieverfahrens und einer Qualitätskontrolle,
- Ansprechpartner bei Problemen bezüglich der Schmerztherapie,
- Schulung und Beratung zur Selbstapplikation von Schmerzmitteln.

Akutschmerzdienst / Visitenprotokoll

Welcher Dienst: (FD, SD, BD) | BD

Hier könnte das Klinik Logo sein

Hier könnte der offizielle Briefkopf der klinik / Abteilung stehen

23.02.2011

Protokoll von: G.Braune

Stat.	M, W	Fallnr.	Name, Vorname	Alter Jahr/Mon.	Geb.-Dat.	Kg	ML j/n	Diagnose	Eingriff und Datum	Meth.	Aufnahme Dat.ASD	Betreu-ungs Tage	Pumpe	Nr.:	Ba/Bo	angef. / erh.	Verbr.	NRS Ruhe / Bel	Zus.-Med.	Punktions stelle	Visiten	Visitenbericht	Endnote	Info Kürzel	End Datum
13,14	m	[redacted]	[redacted]	78	26.03.1932	55	n	Gallengangs-Ca	PPPD 21.2.	PDK Th 8	22.11.2011	1	PCEA-CADD Standard	29	5/4	-	-	1/2	-	o.p.B.	1	Neuaufn., Verl. v. 9i, Patn. sz.frei, kein Block, Ba. red., ESS o.p.B.			
13,15	m	[redacted]	[redacted]	53	02.01.1958	79	n	Nierencell-Ca	Nephrektomie re. 18.2.	PDK Th 9	18.02.2011	5	PCEA-CADD Standard	22	4/4	1/1	111	1/2	Novamin 4x40°	o.p.B.	7	Pat. sz.frei, evtl.Donnerstag Entlassung, Ba. red., ggf. morgen Auslass, Gerinnung angesetzt, bitte noch Bed.med. ab Auslass ansetzen			
16,40	w	[redacted]	[redacted]	48	09.09.1962	73	n	Impingement, ACGArthrose, Supraspinatus ruptur	Rot.mansch.reko arthrosk. 21.2.	ISK	21.02.2011	2	Stat.perf. Naropin 0,375%	-	8 ml/Std.	-	-	2/3	Talvolisen f., 3x1, b.Bd.20° Tramal, ggf. Dip Ki	o.p.B.	4	Pat zur visite Sz.zufr., ESS/VB o.b., Heute Nacht missglückter Auslassversuch			
16,12	w	[redacted]	[redacted]	60	26.05.1950	95	n	Zust. nach primärtraumatischer Schulterlux re	221.2. arthr. subacromiale Dekompensation	ISK	22.02.2011	1	Stat.perf. Naropin 0,375%	-	8 ml/Std.	-	-	1/2	Talvolisen f. 3x1, Tramal 20° b.B bis 6xdi	o.p.B.	3	Pat zur Visite jetzt Sz.zufr., Ba wegen sz. heute erhöht, ESS/VB o.B.,			
16,14	m	[redacted]	[redacted]	37	27.09.1973	92	j	Frozen shoulder	22.2.	ISK	21.02.2011	2	Stat.perf. Naropin 0,375%	-	8 ml/Std.	-	-	0/1	Zofran, Vomex, MCP von PACU	o.p.B.	3	Pat sz. zufr., ESS/VB o.B.			
18,60	w	[redacted]	[redacted]	35	08.04.1975	88	n	Colitis ulcerosa	17.2. Proktokolektomie	PDK Th 8	17.02.2011	6	PCEA-CADD Standard	11	4/4	11/10	156	2/3	4x1g PCT, 20° Tramal bB aB, b.B. 40mg Dynastat (max. alle 12h)	o.p.B.	11	Pat Sz.zufr., Ba Heute belassen, ESSo.B., VB ausgeb.			
18,70	w	[redacted]	[redacted]	61	01.02.1950	92	j	Z.n. Darmeleckage (Ovarial-Ca), Ileostoma-Rückverlag. erhöhter PAP	18.02.11 Ileostoma-Rückverlager.	PDK Th 9	19.02.2011	4	PCEA-CADD 0,2% Naropin o. Sufenta	15	3/4	15/13	-	2/4	NS 4x1g, Transtec 52,5µg/h seit 20.2., 20mg Saroten z.N.	o.p.B.	7	Pat sz.zufr., ESS/VB o.B., Ba red., (Bitte Ger.)			
18,15	m	[redacted]	[redacted]	72	25.11.1938	61	n	Klatskin Tm Typ 1	18.2. erweiterte Hemihepatektomie re	PDK Th 8	22.02.2011	1	PCEA-CADD 0,2% Naropin o. Sufenta	67	4/4	3/9	-	1/3	NS 4x1g, Tramal 20° bB	o.p.B.	3	Pat sz.zufr., ESso.B., Vb ausgeb., Ba red., Luftalarm der Pumpe behoben			
18,16	m	[redacted]	[redacted]	64	20.09.1946	65	n	Z.n. Bridenileus	Re-Lavage, KClWe. letzter 15.2.	PDK Th 9	26.01.2011	28	PCEA-CADD 0,2% Naropin o. Sufenta	24	6/4	15/19	-	2/4	4x40°Novalgin	o.p.B.	48	Pat noch im OP KCl Wechsel, Pat noch in PACU noch nicht visitiert			

		Name, Vorname	Diagnose	Eingriff	Meth.	wann	Bemerkungen	sonstiges
35,14	w	[redacted]	Cervix CA	Stomaanlage	PDK	23.02.11	Pumpe soll im WAR angeschlossen werden	
36,20	w	[redacted]	Placenta accreta	abdom. Hysterektomie	PCA iv	23.02.11		

Bo.; Ba.: Bolusrate ; Basalrate
EDH: Epidurales Hämatom

Unterschrift:.......................................

Abb. 8.1: Beispiel einer ASD-»Laufliste«

8.3 Postoperatives Schmerztherapie-Procedere

Kommen wir nun zu den Grundlegenden Dingen für die postoperative Schmerztherapie. Es ist eigentlich nicht viel was man beherzigen sollte um eine gute bis sehr gute postoperative Schmerztherapie durchzuführen. Es ist zum einen das erheben einer Schmerzanamnese, zum anderen das Beachten der vier wichtigen Grundprinzipien und zu guter Letzt, die Kenntnis der wesentlichsten Schmerzmedikamente- und Schmerztherapie Verfahren.

Schmerzanamnese

Für die postoperative Schmerztherapie ist es zwar nicht unbedingt notwendig, einen Schmerzanamnesebogen zu erstellen, aber es kann durchaus hilfreich sein, wenn zu Beginn der ASD-Betreuung auf solch ein Dokument zurückgegriffen werden kann, um sich ein erstes Bild von der Schmerzsituation des Patienten machen zu können. Hierdurch ist es dann wesentlich einfacher, ein bestehendes Schmerzproblem oder einen chronischen Schmerzpatienten zu identifizieren, was unter Umständen zur Auswahl eines anderen postoperativen Schmerztherapiekonzepts führt als es eigentlich geplant war. Für die tägliche Arbeit im ASD ist es aber weitaus wichtiger, bei Schmerzäußerungen des Patienten die momentane Schmerzsituation zu erfassen, um die Schmerztherapie adäquat anpassen zu können.

Für die Schmerzanamnese existieren fünf W, die es zu beherzigen gilt:
Wo sind die Schmerzen lokalisiert?
Wann treten die Schmerzen auf?
Wie sind die Schmerzen?
Was tritt zusätzlich zu den Schmerzen auf?
Was kann die Schmerzen beeinflussen, vermindern/verstärken?

- *Wo* sind die Schmerzen lokalisiert? Gerade bei frisch operierten Patienten erscheint vielen diese Frage überflüssig. Es scheint offensichtlich, dass Patienten nach einer pyloruserhaltenden Pankreaskopfresektion (PPPD) Schmerzen im Oberbauch haben. Aber genau hier liegt der Knackpunkt, nicht bei allen Patienten, die sich nach einer solchen OP wegen Schmerzen melden, ist der Schmerz im Oberbauch lokalisiert. Es ist häufig zu beobachten, dass der thorakal liegende Periduralkatheter mit einer laufenden patientenkontrollierten epiduralen Anästhesie-Pumpe den OP-Bereich ausreichend abdeckte. Erst auf Nachfragewurde angegeben, dass Schmerzen im Nacken- oder Rückenbereich bestanden.
- *Wann* treten die Schmerzen auf? Auch diese Frage ist äußerst relevant für die Schmerztherapie: Bestehen die Schmerzen den ganzen Tag, Ruheschmerzen? Überwiegend nachts? Treten die Schmerzen nur bei Belastung, z. B. Physiotherapie, auf? Aufgrund des ermittelten Auftretens der Schmerzen lässt sich die Schmerztherapie gut anpassen. Handelt es sich um einen Ruheschmerz, muss die Basismedikation bzw. Basislaufrate bei einer Schmerzpumpe mit Schmerzkatheter erhöht werden. Bestehen die Schmerzen überwiegend bei Belastung, muss die Bedarfsmedikation bzw. der Bolus bei einer Schmerzpumpe erhöht werden.
- *Wie* sind die Schmerzen? Hier wird ermittelt, wie stark die Schmerzen sind. An-

hand eines Schmerzscores, z. B. NRS 0–10, werden der Ruhe- und der Belastungsschmerz erfasst (▸ **Abb. 8.2**). Dieses zugegebenermaßen sehr subjektive Werkzeug ist ein wichtiger Indikator für den Verlauf der Schmerztherapie. Des Weiteren wird erfragt, welche Qualität der Schmerz hat: stechend, dumpf, bohrend, pochend – somatischer Schmerz; krampf-, kolikartig – Kolikschmerz; brennend, attackenartig, elektrisierend – neuropathische Schmerzen. Abhängig von der Schmerzqualität variiert die Schmerzmedikation, wenn der Patient z. B. Kolikschmerzen hat, ist ein Spasmolytikum als Begleitmedikation angezeigt, bei neuropathischen Schmerzen z. B. Pregabalin, Gabapentin.

- *Was* tritt zusätzlich zu den Schmerzen auf? Hier kann es verschiedene Symptome/Beschwerden geben, wie z. B. Übelkeit, Harnverhalt, Missempfindungen wie Phantomgefühl/Teleskoping. Die Behandlung oder die Aufklärung des Patienten über diese Beschwerden führt oft zu einer Verbesserung des Wohlbefindens, was sich positiv auf die Schmerztherapie auswirkt.
- *Was* kann die Schmerzen beeinflussen? Oft wirken sich Lagerung, Kühlung oder die Aufklärung des Patienten über die Schmerztherapie positiv aus. Bestehen die Schmerzen breits länger, wissen die Patienten oft, was diese negativ oder positiv beeinflusst, diese Ressourcen sollten genutzt werden.

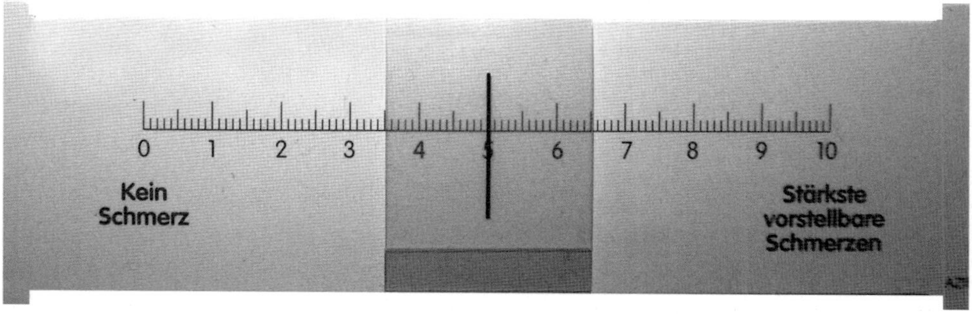

Abb. 8.2: Schmerzskala NRS 0–10

Die 3 Grundprinzipien

Algorithmus

Der Algorithmus (▸ **Abb. 8.3**) zur Verabreichung der Schmerzmedikation und der darauffolgenden Erfolgskontrolle lässt sich sowohl bei Patienten anwenden, die bereits eine Schmerzmedikation erhalten, als auch für die Erstapplikation von Schmerzmitteln.

Anwendung des Algorithmus:
Nach erfolgter Gabe eines Schmerzmittels, sei es oral, intravenös oder via Schmerzkatheter, soll eine Erfolgskontrolle erfolgen. Nur so kann zum einen sichergestellt werden, dass die Schmerzen ausreichend therapiert werden, und dass zum anderen eine unzureichende Schmerztherapie rechtzeitig erkannt wird.

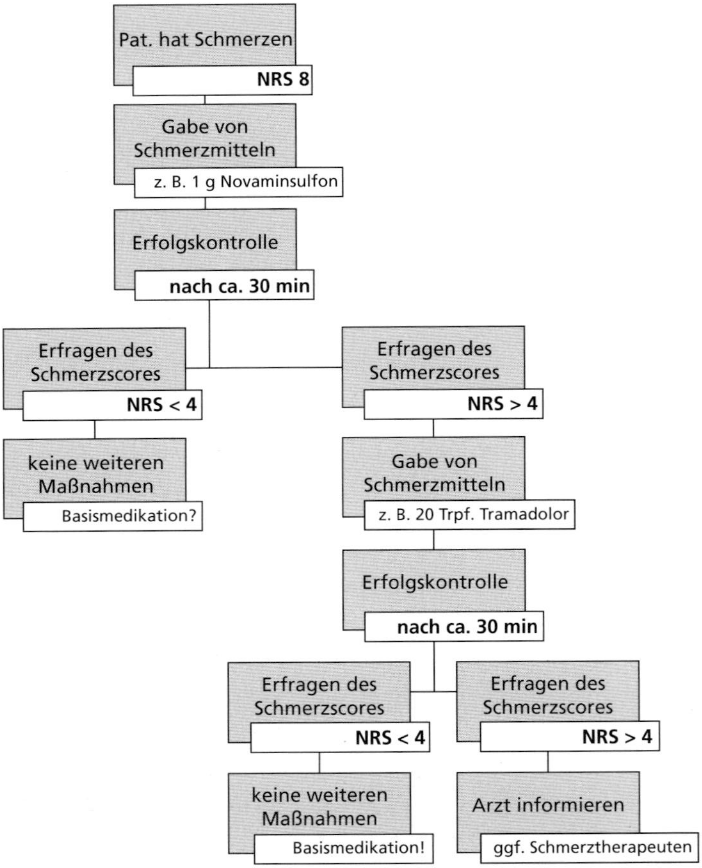

Abb. 8.3: Schmerzalgorithmus

WHO-Stufenschema

Das Stufenschema wurde entwickelt, um den bestimmungsgemäßen Gebrauch von Opiaten zu fördern, sodass rechtzeitig, wenn Nichtopiate nicht ausreichend sind, auf die nächste Stufe gewechselt wird → schwache Opiate in Kombination mit einem Nichtopiat. Wenn dieses ebenfalls nicht ausreichend ist → starkes Opiat in Kombination mit einem Nichtopiat. Selbstverständlich kann bei einem Patienten, der aufgrund seiner Erkrankung oder einer Operation bereits starke Schmerzen hat oder bei dem starke Schmerzen erwartet werden, mit der WHO-Stufe 3 begonnen werden. Mit Abklingen der Schmerzen, z. B. nach einer OP, sollten die Schmerzmittel sukzessive reduziert werden, da der Schmerzmittelbedarf durch die abnehmenden Schmerzen sinkt. Das WHO-Stufenschema dient außerdem als Anhaltspunkt für eine sinnvolle Kombination von Nichtopiaten und Opiaten.Häufig kann so die erforderliche Opiatmenge reduziert werden, wodurch die unerwünschten Nebenwirkungen der Opiate, wie Müdigkeit, Übelkeit usw., ebenfalls reduziert werden. Demzufolge sollten Opiate prinzipiell in Kombination mit Nichtopiaten gegeben und auf eine effektive Kombination von Opiaten geachtet werden (► **Abb. 8.4**). Es mach z. B. keinen Sinn, wenn der Patient als Basismedikation Morphin erhält und bei Bedarf Tramadolor einnehmen soll. Die Bedarfsmedikation muss immer potenter sein oder zu mindestens schneller anfluten als die Basismedikation (siehe unten).

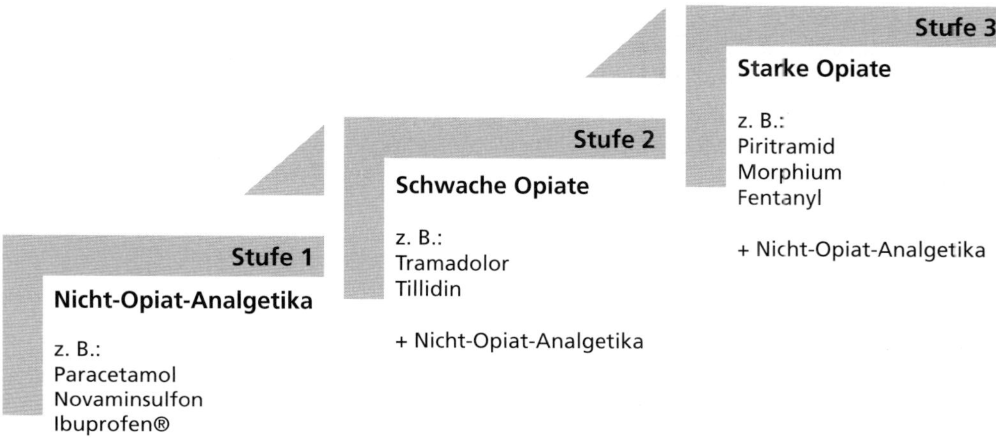

Abb. 8.4: WHO-Stufenschema

Basis- und Bedarfsmedikation

Nach einer Operation ist davon auszugehen, dass ein Patient Schmerzen hat, da jede Operation eine Traumatisierung und Schädigung des Gewebes bedingt. Je nach Eingriff variiert diese Schädigung. Bei kleinen oder laparoskopischen Eingriffen, wie z. B. einer Herniotomie, einer Appendektomie oder auch einer Cholezystektomie, ist daher mit geringeren Schmerzen zu rechnen als z. B. nach einer Kolonresektion. Unabhängig von der Größe und der Art des Eingriffs sollte jeder operierte Patient ab dem OP-Tag, also direkt postoperativ eine adäquate schmerztherapeutische Basismedikation erhalten. Bei den weniger schmerzhaften Eingriffen genügt in den ersten postoperativen Stunden meistens die regelmäßige Gabe eines intravenösen Analgetikums, z. B. 4 x 1 g Paracetamol oder 4 x 1 g Novaminsulfon als Kurzinfusion; ab dem zweiten postoperativen Tag kann diese Medikation in der Regel auf oral umgestellt werden. Ab dem dritten postoperativen Tag reicht dann häufig eine Analgetikagabe bei Bedarf aus. Bei schmerzhafteren Eingriffen bietet sich die Schmerztherapie mittels eines Schmerzkatheters an. Über diesen stellt z. B. bei einem PCEA-Verfahren die kontinuierliche Laufrate der Schmerzpumpe mit einem Lokalanästhetikum die Basismedikation dar. In beiden Fällen sollte der Patient über die Möglichkeit verfügen, bei stärker werdenden Schmerzen oder Schmerzspitzen eine Bedarfsmedikation abzu rufen. In ersterem Fall wären das z. B. 20 Tropfen Tramadolor, oder 20 Tropfen Valeron N® maximal 6 x täglich. Im zweiten Fall ein Bolusgeber, über den der Patient von der Schmerzpumpe einen zusätzlichen Analgetika-Bolus abfordern kann. Wichtig ist hierbei die schnelle Zugriffsmöglichkeit des Patienten auf seine Bedarfsmedikation. Zusammengefasst heißt das: Ab der Operation sollte der Patient eine Analgetika Basisabdeckung erhalten, angepasst an die Stärke der zu erwartenden Schmerzen. Zusätzlich sollte er auch die Möglichkeit haben sich eine Bedarfsmedikation, zeitnahe abfordern zu können (► **Abb. 8.5**).

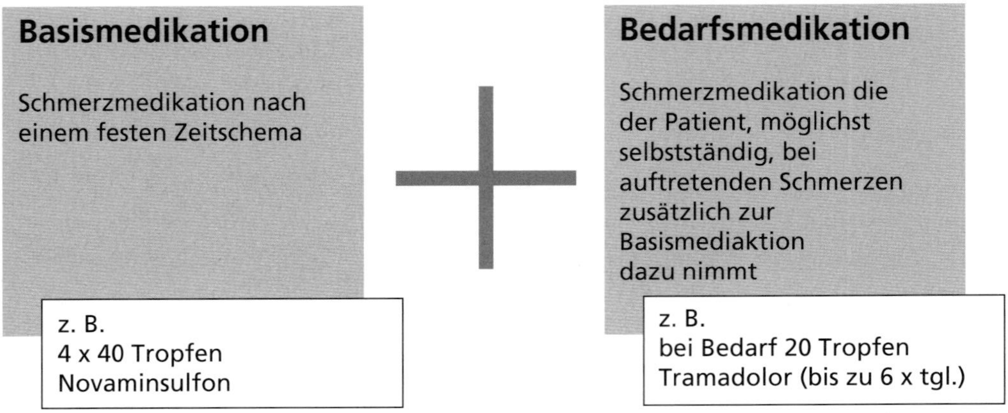

Abb. 8.5: Basis- und Bedarfsmedikation

8.4 Therapieverfahren im Akutschmerzdienst

- Nurse controlled analgesia (NCA): Hierbei handelt es sich um die Applikation von Schmerzmitteln durch eine Pflegekraft: Der Patient hat Schmerzen, meldet sich bei der Pflegekraft und erhält durch diese ein Analgetikum. Es ist ersichtlich, dass dieses Vorgehen nur auf einer Intensivstation zu empfehlen ist, da nur dort der enge Patientenkontakt gewährleistet ist, um eine zeitnahe Schmerzmittelgabe zu erreichen.
- Patient controles analgesie (PCA): Der Patient kann sich selbstständig nach seinen individuellen Bedürfnissen ein Analgetikum applizieren, oral oder intravenös mittels einer Schmerzpumpe. Wenn eine Schmerzpumpe genutzt wird, wird dies im Allgemeinen als i. v. PCA oder PCA i. v. bezeichnet.
- Patient controlled epidural analgesie (PCEA): Auch hier hat der Patient, wie bei der PCA, die Möglichkeit, sich ein Analgetikum nach seinen individuellen Bedürfnissen zu applizieren, jedoch mittels einer Schmerzpumpe über einen Periduralkatheter.
- Die Vorteile des PCA- und des PCEA-Verfahrens liegen eindeutig auf der Hand. Der Patient muss nicht warten, bis er das benötigte Analgetikum erhält. Er übernimmt Eigenverantwortung, der Analgetikaverbrauch nimmt meist sukzessive ab und das Personal wird entlastet.

Folgende Schmerzpumpen kommen häufig zum Einsatz:

- CADD Legacy® PCA 6300 (► **Abb. 8.6**), eine sehr zuverlässige, robuste Medikamentenpumpe, im ASD-Alltag seit mehreren Jahren bewährt. Nutzbar zur Medikamentenapplikation über einen Schmerzkatheter oder als i. v. PCA. Die kontinuierliche Laufrate (bei einer i. v. PCA-Methode ist grundsätzlich von einer kontinuierlichen Laufrate abzuraten) und die vom Patienten individuell abforderbare Bolusmenge sowie die Speerzeit sind variabel einstellbar.
- CADD®-Solis (► **Abb. 8.7**) ist eine Schmerzpumpe der neuesten Generation mit sehr benutzerfreundlichem Farbdisplay und einem intuitiven Menü, in dem

ein Vor- und Zurückblättern möglich ist. Ähnlich wie bei der CADD Legacy® PCA kann mit dieser Pumpe sowohl eine kontinuierliche als auch eine durch den Patienten selbstgetriggerte Bolusrate eingestellt werden. Sie ist also zur Medikamentenapplikation über einen Schmerzkatheter oder als i. v. PCA Pumpe einetzbar. Anders als bei der CADD Legacy® PCA lassen sich bei dieser Pumpe recht komfortabel Standardmedikationen hinterlegen.

- VYGON® PCA-System (▸ **Abb. 8.8**): hierbei handelt es sich um eine unterdruckgesteuerte Einmalpumpe. Sie bietet den Vorteil, dass kein »Gerätepark« bereitgehalten und gewartet werden muss. Außerdem werden keine speziellen Gerätekenntnisse benötigt und die wenigen Handgriffe sind rasch zu erlernen und in der Anleitung klar ersichtlich. Dieses Einmalsystem hat sich in den letzten Jahren aufgrund seiner Einfachheit und des guten Kosten-Nutzen-Verhältnisses bewährt. Die Pumpe hat allerdings den großen Nachteil, dass der Patient keine akustische oder optische Rückmeldung erhält, ob er erfolgreich einen Bolus abgefordert hat. Die Pumpe dient ausschließlich der Bolusapplikation intravenöser Schmerzmittel, kann also nicht für Schmerzkatheter genutzt werden.
- Graseby® 3300 PCA Pumpe (▸ **Abb. 8.9**): Diese Schmerzpumpe zählt zu den »alten« Modellen, sie ist robust, aber schwer. Auch bei dieser Pumpe lässt sich, wie eigentlich bei allen elektronischen Schmerzpumpen, sowohl eine kontinuierliche Laufrate als auch die Bolusmenge, die sich der Patient selbst abfordern kann, einstellen. Die Nachteile sind das Gewicht und die dadurch eingeschränkte Mobilität des Patienten mit dieser Schmerzpumpe. Hinzu kommt das geringe Reservoirvolumen von maximal 60 ml, was einen häufigen Reservoirwechsel bei der Nutzung der Pumpe für die Analgetikagabe bei Schmerzkathetern bedingt. Die klaren Vorteile liegen im relativ niedrigen Anschaffungspreis, der weit unter dem der CADD®-Modelle liegt, und dem preiswerten Verbrauchsmaterial.

Darüber hinaus sind weitere Modelle auf dem Markt erhältlich. Bei der Anschaffung sollten die Einsatzmöglichkeiten bedacht und darauf geachtet werden, dass die Folgekosten des Materials akzeptabel sind. Gerade bei den elektronischen Schmerzpumpen verhält es sich meist so, dass ein niedriger Anschaffungspreis durch teures Verbrauchsmaterial kompensiert wird. Ebenso sollte auf die Wartungskosten geachtet werden.

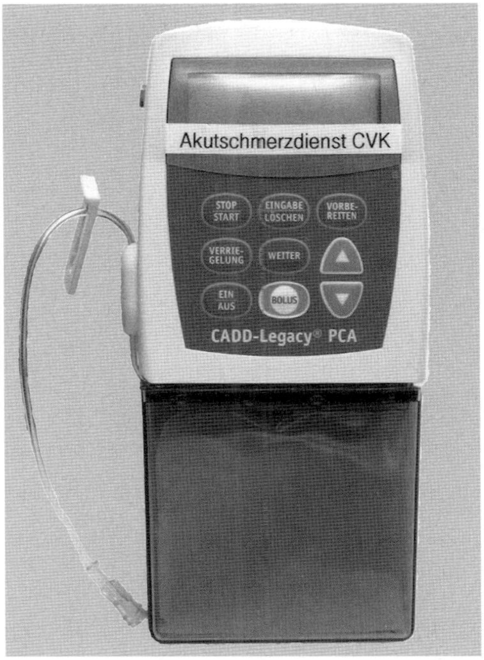

Abb. 8.6: CADD Legacy® PCA 6300

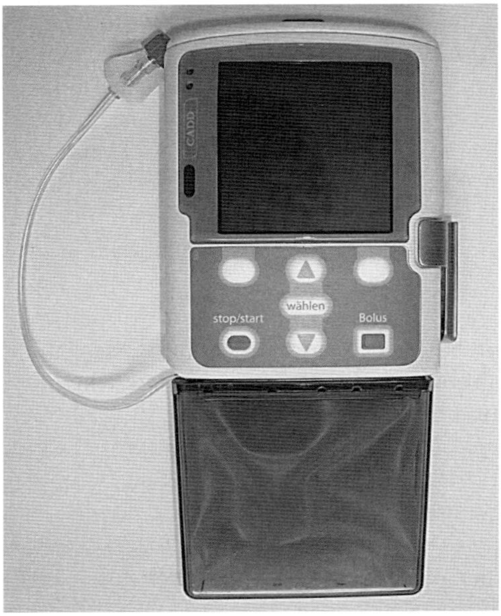

Abb. 8.7: CADD®-Solis

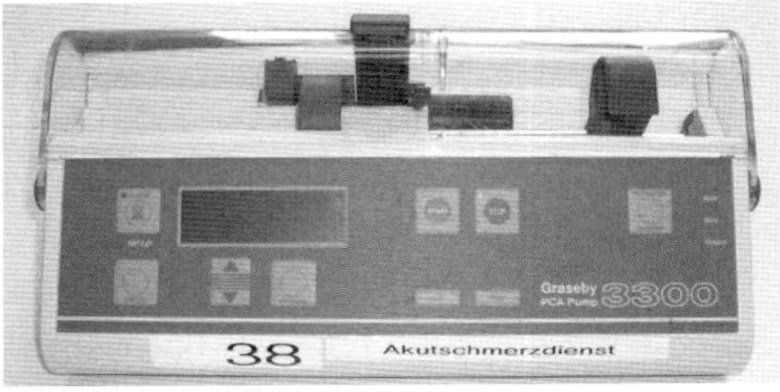

Abb. 8.9: Graseby® 3300 PCA-Pumpe

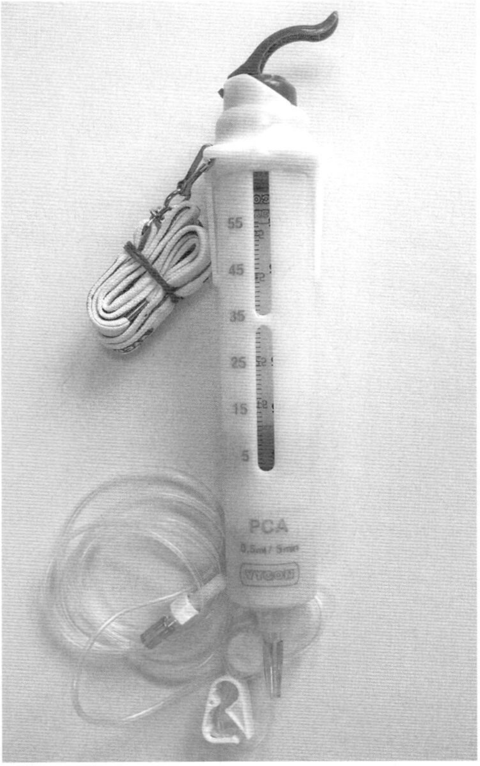

Abb. 8.8: VYGON® PCA-Pumpe

Wo wird der Schmerz behandelt?

Jedes Schmerztherapieverfahren hat einen anderen Ansatzpunkt, an dem der Schmerzreiz, die Schmerzreizverarbeitung oder die Schmerzreizweiterleitung unterdrückt wird. Die intravenösen Verfahren, inklusive der i. v. PCA, wirken im zentralen Nervensystem, während das PCEA-Verfahren rückenmarksnah wirkt und auf der Hinterhornebene die Schmerzreizweiterleitung unterbricht bzw. vermindert. Die peripheren Schmerzkatheter, wie z. B. der intraskalinäre Katheter (ISK) oder der infraklavikuläre Plexuskatheter (VIP), unterbrechen die Schmerzreizweiterleitung am peripheren Nerven. Für kleinere oberflächliche Eingriffe wird häufig die Lokalanästhesie eingesetzt, die lokal begrenzt, also örtlich wirkt.

Was ist bei der Gabe von Lokalanästhetika zu beachten?

Folgende Punkte sollten im pflegerischen Alltag beachtet werden. Anwendungsgebiete, Wirkung und Nebenwirkung sowie Dosierung von Lokalanästhetika sind den Fachinformationen zu entnehmen:

- Keine intravenöse (i. v.) Verabreichung!
  - Gefahr eines Herzstillstandes! → Reanimation bis zum Abklingen der Lokalanästhetikawirkung notwendig! Sehr schlechte Prognose,
  - Gefahr eines generalisierten Krampfanfalls → Sofort die Applizierung des Lokalanästhetikums stoppen! Ansonsten folgt der Herzstillstand.

Cave: hohe Verwechslungsgefahr bei nebeneinander liegenden ZVK- und Schmerzkatheter-Konnektoren. Daher sind die Schmerzkatheter immer gut kenntlich zu machen, z. B. mit einem großen roten Aufkleber »Schmerzkatheter«.

- Durchführen eines Aspirationsversuche:
  - vor dem Anschluss einer Schmerzpumpe oder eines Perfusors, mit dem das Lokalanästhetikum über einen Schmerzkatheter appliziert werden soll,
  - vor jeder Bolusapplikation, jeder Bolusgabe eines Lokalanästhetikums über einen Schmerzkatheter,
- Durchführung des Aspirationsversuchs bei liegendem Schmerzkatheter:
  - Händedesinfektion,
  - sterile Kompresse unter den Filter/Konnektor legen,
  - Sprühdesinfektion der Konnektionsstellen – Einwirkzeit beachten,
  - Deskonnektieren von Filter und patientennahem Konnektor,
  - Aspirationsversuch mit steriler, leerer 2-ml-Spritze. Langsames Zurückziehen des Kolbens, unter Zug halten und kurz warten. Bei einem PDK »schnappt« der Kolben beim Loslassen zurück.
  - Filter und Konnektor des Schmerzkatheters wieder miteinander verbinden.

»Non touch« ist bei den Konnektionsstellen strikt zu beachten!

i. v. PCA

(Intravenous Patient controlled analgesie/intravenöse patientenkontrollierte Analgesie)

Für das Schmerztherapieverfahren mittels einer i. v. Schmerzpumpe haben sich sowohl Morphin als auch Piritramid (Dipidolor®) bewährt. Keines der beiden Opiate hat einen wirklich signifikanten Vorteil. Piritramid soll weniger kumulieren und weniger Übelkeit hervorruft als Morphin, klinische Erfahrung bestätigt dies jedoch nicht immer. Viel wichtiger erscheint die Anwendersicherheit im Umgang mit dem Opiat. Wenn zur postoperativen i. v. Schmerztherapie in einer Klinik überwiegend Morphin eingesetzt wird, dann sollte im Rahmen der ASD-Betreuung ebenfalls Morphin eingesetzt werden. Gleiches gilt, wenn hauptsächlich Piritramid in der Klinik eingesetzt wird. Hiervon ausgenommen ist die Therapie chronischer Schmerzen, hier gilt Morphin als Standardmedikament zur Bestückung der Schmerzpumpen.

Beispiel für die Pumpeneinstellung:
Opiat: Piritramid (Dipidolor®)

- Applikationsweg: intravenös, via ZVK oder peripherem i. v.-Zugang,
- Konzentration: 2 mg/ml,
- Bolusmenge: 1,5 mg (ggf. 1–2,5 mg),
- Refraktärzeit: 5 Min.,
- Maximaldosis: 60 mg/4 Stunden.

Cave: Eine kontinuierliche Opiatinfusion/Basislaufrate ist strikt verboten! → Gefahr der Atemdepression.

Es hat sich gezeigt, dass es notwendig ist, parallel zur i. v. PCA-Schmerzpumpe eine Infusion mit einer Elektrolyt- (Jonosteril®) oder einer 0,9 %igen Kochsalzlösung (NaCl 0,9 %) langsam mitlaufen zu lassen (Spülinfusion). Die Infusion sollte entweder durch einen Dreiwegehahn oder eine spezielle Y-Infusionsleitung mit der Zuleitung der i. v. PCA-Pumpe verbunden werden. Hierdurch wird gewährleistet, dass der Zugang »gängig« bleibt und dass das Schmerzmittel nach einer Bolusabforderung rasch weitertransportiert wird. Hierbei muss sichergestellt werden, dass kein Opiat in die Infusionsleitung aufsteigen kann, falls der i. v.-Zugang nicht mehr durchgängig oder der Dreiwegehahn geschlossen ist. Daher ist der Einsatz eines Rückschlagventils, einer Infusionsleitung mit Rückschlagventil oder eines speziellen i. v. PCA-Infusionssystems notwendig. Letzteres ist zu favorisieren, da das Rückschlagventil fest im System integriert ist und somit nicht vergessen werden kann (► **Abb. 8.10**). Da die Pumpe nur zur Bolusgabe (entspricht der Bedarfsmedikation) genutzt werden kann, muss zusätzlich eine Basismedikation verabreicht werden, z. B. 4 x 1 g Novaminsulfon i. v. als Kurzinfusion bzw. 4 x 1 g Novaminsulfon oral. Sucht gehört nicht zu den Risiken eines i. v. PCA-Verfahrens.

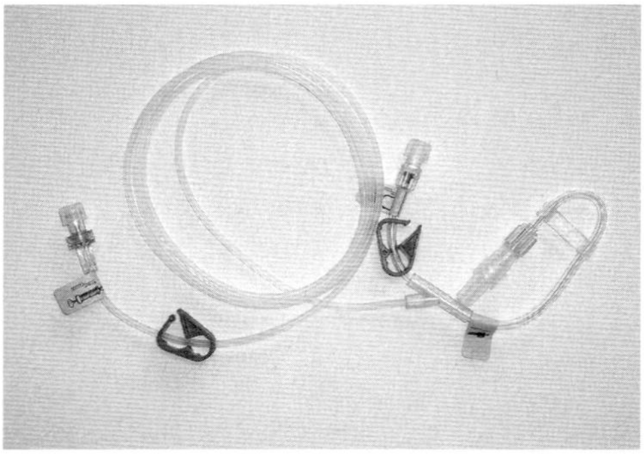

Abb. 8.10: i. v. PCA-Infisionssystem

Schmerzkatheter-Verfahren

Es gibt mehrere Arten von Schmerzkathetern. Selten werden Schmerzkatheter intraoperativ direkt an den großen Nerven eingelegt. Häufiger verwendet werden periphere Schmerzkatheter für die oberen oder unteren Extremitäten (► **Abb. 8.11**) sowie Periduralkatheter für thorakale und abdominelle Eingriffe sowie Operationen an den unteren Extremitäten (► **Abb. 8.12**).

Vorteile:
- Blockade der Schmerzleitung,
- keine Beeinträchtigung der Vigilanz,
- keine Atemdepression.

Nachteile:
- bei zu geringer Konzentration: unzureichende Analgesie,
- bei zu hoher Konzentration:
  - Sensibilitätsstörungen,
  - motorische Blockade,
  - Miktionsstörungen (PDK).

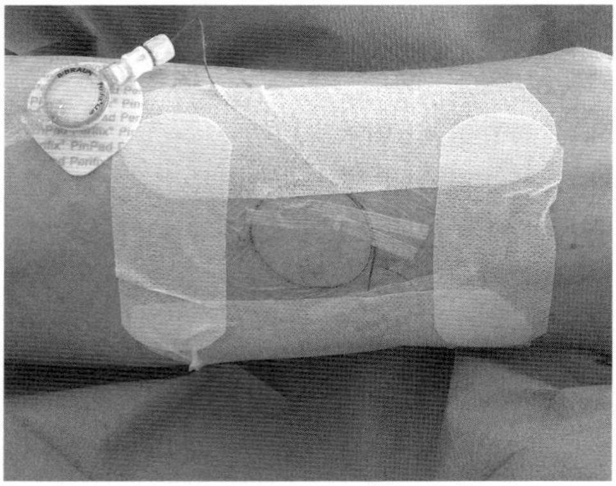

Abb. 8.11: Ischiadikus-Katheter

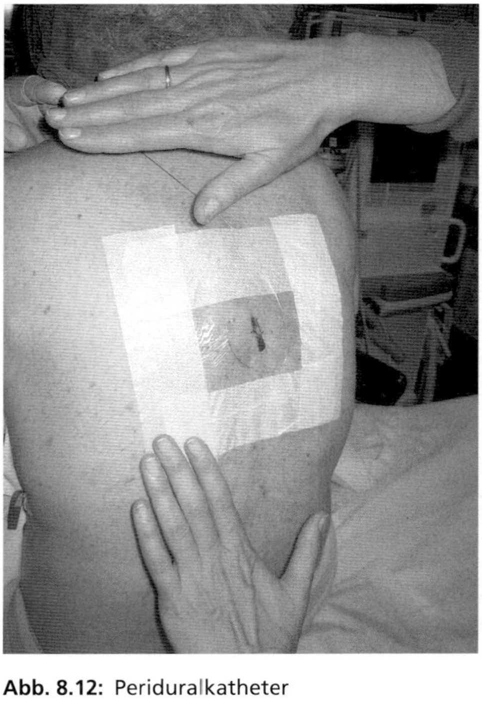

Abb. 8.12: Periduralkatheter

Es ist nicht ganz einfach, die für den Patienten richtige Dosierung zu finden. Das Ziel besteht darin, dass der Patient ohne störende sensorische oder motorische Ausfälle ausreichend schmerzfrei (NRS 3) ist. Vereinfachend lässt sich sagen, dass in den meisten Fällen die Standarddosierungen zum gewünschten Ziel führen und das »feinfühlige« Justieren der Konzentration des Lokalanästhetikums, der Basislaufrate und der Bolusmenge seltener ist, aber selbstverständlich vom ASD beherrscht werden sollte.

Umgang mit Schmerzkathetern

Aufbau eines Schmerzkatheters (► **Abb. 8.13**).

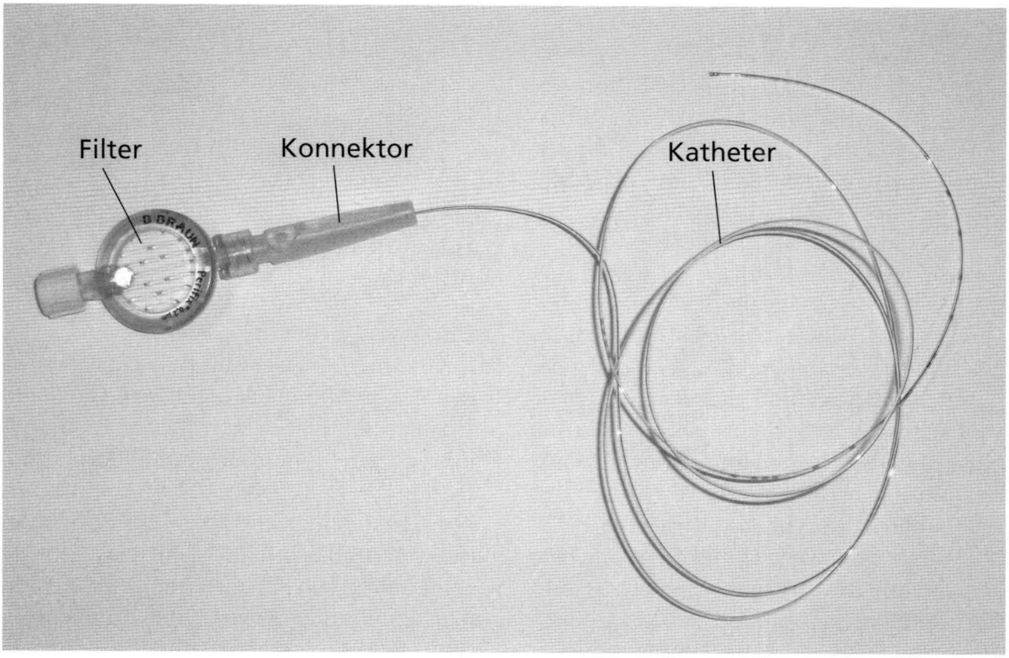

Abb. 8.13: Schmerzkatheter

Die Punktionsstelle sollte zweimal täglich auf Infektionszeichen hin inspiziert werden, mindestens aber einmal täglich. Hierbei ist auch darauf zu achten, ob der Verband intakt und trocken ist. Sobald dieser sich gelöst hat oder feucht ist, muss ein Verbandswechsel durchgeführt werden, spätestens jedoch nach sieben Tagen. Bewährt hat sich ein Verband mit einer transparenten, laut Hersteller atmungsaktiven Folie (Tegaderm®). Beim PDK und Ischiadikus-Katheter sollte zusätzlich eine Fensterung mit Fixomull® erfolgen, da sich der Verband sonst sehr rasch löst und sich durch die Bewegung des Patienten im Bett aufrollt.

PCEA

(Patient controlled epidural analgesie/patientenkontrollierte epidurale Analgesie)

Beispiel für die Pumpeneinstellung	
Lokalanästhetikum:	Ropivacain (Naropin®),
Lokalanästhetikum-Konzentration:	0,2–0,1 % (2–1 mg/ml),
Opiat:	Sufentanil (Sufenta mite®),
Opiat-Konzentration:	1 µg/ml,
Basalrate:	1–9 ml/Stunde (6 ml – 5 ml – 4 ml/h),
Bolusmenge:	4 ml,
Refraktärzeit:	20 Min.

Folgendes sollte bei einem PCEA-Verfahren beachtet werden:
Die Basis- und die Bedarfsmedikation werden durch die Basislaufrate (= Basismedikation) und die Bolusapplikation (= Bedarfsmedikation) mit der PCEA-Pumpe abgedeckt. Daher ist eine zusätzliche Medikation nicht erforderlich, wenn diese dennoch erwogen wird, ist vorab zu klären, warum die Analgesie unzureichend ist. Sind die Schmerzen innerhalb des Versorgungsgebietes des PDK lokalisiert, dann ist die Methode der ersten Wahl das Anpassen der Pumpendosierung und ggf. des Lokalanästhetikums. Wenn die Blockausbreitung nach der Testdosis nicht ausreichend ist, obwohl das betreffende Gebiet durch den PDK abgedeckt sein sollte, ist eine PDK-Neuanlage zu erwägen. Sind die Schmerzen außerhalb des Versorgungsgebietes lokalisiert, sollte eine Zusatzmedikation gegeben werden, z. B. 4 x 1 g Novaminsulfon i. v. oder oral.

Mögliche Komplikationen bei einer PCEA:
Um eine Komplikation rechtzeitig zu erkennen und ihr entgegenwirken zu können, ist es erforderlich, folgende Parameter bei der Periduralanästhesie regelmäßig zu überwachen:

- Motorik: zunehmende Kraftlosigkeit und Kraftminderung,
- Sensibilität:
  - Taubheit am Körperstamm, an den Extremitäten,
  - Blasen-/Darm-Entleerungsstörungen,
- Hautdurchblutung: Dekubitusgefahr (Rötung, Blasen, Nekrosen),
- Begleitsymptome:
  - plötzliche Verwirrtheit/Unruhe,
  - metallischer Geschmack im Mund,
  - Starke Übelkeit/Erbrechen,
  - Krampfanfall.

Epidurales Hämatom/epiduraler Abszess

Durch das Legen bzw. das Entfernen des PDK kann sich ein epidurales Hämatom bilden. Dabei kommt es durch eine Gefäßverletzung und eine unzureichende Blutgerinnung zu einer Einblutung im Epiduralraum. Durch das Punktieren des Epiduralraums und den anschließend liegenden PDK kann sich auch eine Infektion entwickeln. Gemeinsam ist dem Eepiduralen Hämatom und dem epiduralen Abszess die Raumforderung. Je massiver diese ist und je länger sie besteht, desto ausgeprägter und irreversibler ist die Schädigung der Nervenfasern.

- Symptome des epiduralen Hämatoms:
  - scharfe Schmerzen im Rücken und/oder in den Beinen,
  - sensorische Ausfälle, Schwächegefühl oder Lähmungen in beiden Beinen, eventuell sogar eine Querschnittssymptomatik.
- Symptome des epiduralen Abszesses:
  - heftige Rückenschmerzen und Druckschmerz im Injektionsgebiet, später auch radikulär ausstrahlend,
  - eventuell Kopfschmerzen,

- Fieber und Leukozytose, eventuell Schläfrigkeit, Meningismus,
- nach wenigen Tagen zunehmend Tetra- und Paraparese.

Bei Verdacht auf ein epidurales Hämatom oder einen epiduralen Abszesses sollte *umgehend* ein MRT zur Abklärung durchgeführt werden. Wenn sich der Verdacht bestätigt und Symptome bestehen, muss sofort eine neurochirurgische Intervention (Laminektomie, Hämatom-/Abszessausräumung) erfolgen. Je später die Symptomatik erkannt wird und umso verzögerter (6/8/12 Stunden) die neurochirurgische Intervention erfolgt, desto schlechter ist die Prognose. Bei einem epiduralen Abszess sollte zusätzlich eine gezielte antibiotische Therapie erfolgen.

Intraspinale Fehllage

Wenn der PDK versehentlich intraspinal gelegt wurde, kann es zu einer Überdosierung der Medikation und dadurch zu einer Atemlähmung und zu Symptomen einer Opiatüberdosierung kommen, da sich das Lokalanästhetikum und das Opiat im Liquor weiter ausbreiten als im Epiduralraum. Die größte Gefahr bei einer intraspinalen Lage besteht allerdings in einer Infektion, da die Infektionsgefahr bei intraspinalen Kathetern um ein Vielfaches höher ist als bei epiduralen Kathetern. Bei einer intraspinalen Fehllage sollte die Lage des PDK korrigiert oder ggf. ein neuer PDK gelegt werden.

Dislokation

Durch die Bewegung des Patienten im Bett kann es zu einer Dislokation des PDK kommen, z. B. wenn der Patient im Bett nach unten rutscht und der PDK mit dem Verband aufgerollt wird und dadurch teilweise oder sogar vollständig herausgezogen wird. Daher ist es erforderlich, den PDK-Verband und die Punktionstiefe regelmäßig zu kontrollieren. Eine Dislokation macht sich auch durch eine unzureichende Wirksamkeit des Verfahrens bemerkbar. In diesem Fall sollte die PDK-Lage mit einer Testdosis überprüft werden werden.

Zu beachtende Zeitintervalle zwischen Antikoagulation und PDK-Anlage/Ziehen des PDK (► **Tab. 8.1**).

Tab. 8.1: Empfohlene Zeitintervalle vor und nach rückenmarksnaher Punktion bzw. Katheterentfernung. Alle Zeitintervalle beziehen sich auf Patienten mit normaler Nierenfunktion (Auszug aus der Verbandsmitteilung der DGAI, Announcements/Verbandsmitteilungen I © Anästh Intensivmed 2007, S. 109)

Substanzgruppe	Generic- und Handelsname	vor Punktion/ Katheterentfernung	nach Punktion/ Katheterentfernung
NSAR	Ibuprofen (Ibuprofen®), Diclofenac (Voltaren®), Indometacin (Indomet®) etc.	keine	keine
unfraktionierte Heparine (Prophylaxe, ≤ 15.000 IE/d)	Liquemin®, Heparin-Natrium®	4 h	1 h
unfraktionierte Heparine (Therapie)	Liquemin®, Heparin-Natrium®	4–6 h	1 h (keine i. v. Bolusgabe)
niedermolekulare Heparine (Prophylaxe)	Clexane®, Fraxiparin®	12 h	2–4 h

Tab. 8.1: Empfohlene Zeitintervalle vor und nach rückenmarksnaher Punktion bzw. Katheterentfernung. Alle Zeitintervalle beziehen sich auf Patienten mit normaler Nierenfunktion (Auszug aus der Verbandsmitteilung der DGAI, Announcements/Verbandsmitteilungen I © Anästh Intensivmed 2007, S. 109) (Fortsetzung)

Substanzgruppe	Generic- und Handelsname	vor Punktion/ Katheterentfernung	nach Punktion/ Katheterentfernung
niedermolekulare Heparine (Therapie)	Clexane®, Fraxiparin®	24 h	2–4 h
Fondaparinux (Prophylaxe, ≤ 2,5 mg/d)	Arixtra®	36–42 h	6–12 h
Hirudin (Lepirudin, Desirudin)	Lepirudin (Refludan®)	8–10 h	2–4 h
Acetylsalicylsäure 100 mg/die	Aspirin® etc.	keine	keine
Clopidrogel	Plavix®	7 Tage	nach Katheterentfernung
Ticlopidin	Ticlopidin®	10 Tage	nach Katheterentfernung

(Weiterführende Informationen: http://www.dgai.de; XIII-Leitlinie: Rückenmarksnahe Regionalanästhesien/2. überarbeitete Empfehlung der DGAI)

Ausblicke CADD® -Solis

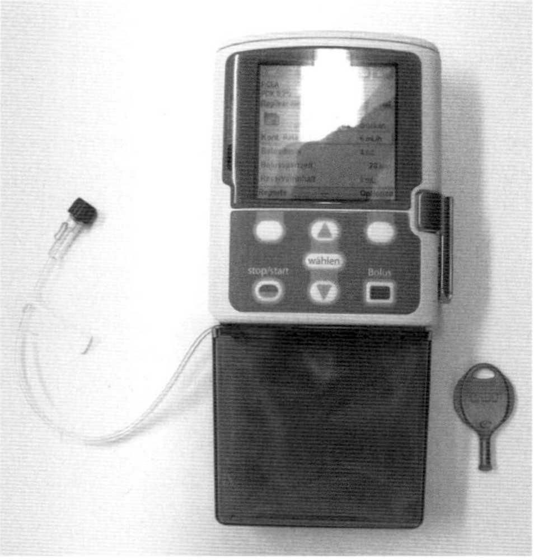

Abb. 8.14: Ausblicke CADD®-Solis

Beispielhaft wird die ambulante PCA-Schmerzpumpe von Smiths Medical hier näher erläutert, da diese das neueste Modell der weit verbreiteten Schmerzpumpen des Herstellers ist. Selbstverständlich gibt es auch andere, neue Schmerzpumpentypen anderer Hersteller. Die *CADD®-Solis* ist seit dem 15. Juni 2010 auf dem Europäischen/Deutschen Markt erhältlich. Die Markteinführung in den USA war am 01. März 2009. Bereits dort hat sich gezeigt, dass sich diese Schmerzpumpe in der täglichen Praxis bewährt hat. Die CADD®-Solis vereint die positiven Eigenschaften der CADD Legacy® PCA 6300 und der CADD-Prizm® PCS II Pump. Das bedeutet eine kompakte Bauweise bei sehr gut auswert- und programmierbarer Software (CADD®-Solis Medication Safety Software). Die CADD®-Solis hat ein großes Farbdisplay. Die Farbe des Displays lässt sich an den Pumpenmodus anpassen z. B. gelb bei der Anwendung als PCEA Pumpe, hierzu passend ist auch das Einmalmaterial in Gelb erhältlich. Ebenso lassen sich verschiedene Berechtigungsstufen einstellen z. B. für die

Ver-/Entriegelung mittels Schlüssel oder Code. Interessant ist auch die Möglichkeit, verschiedene Einstellungen/Pumpenmodie in der Pumpe abzuspeichern. Das geht mit der mitgelieferten Software sehr bequem, einziges Manko der Software ist, dass sie nicht unter Windows 7 läuft, Smiths Medical hat zugesagt, hier Abhilfe zu schaffen. Die Pumpe lässt sich intuitiv bedienen, wie z. B. bei der nun problemlosen Arretierung der Medikamentenkassette, dem Luftdetektor, bei dem kein Schlauch mehr »eingefädelt« werden muss, da er in die Kassettenhalterung am Boden der Pumpe integriert ist. Des Weiteren ist das Pumpenmenü jetzt selbsterklärend und lässt sich ohne lange Erklärungen bedienen. Die dazugehörige Computer Software, CADD®-Solis Medication Safety Software, ist simpel in der Anwendung. Mit dieser Software lassen sich verschiedene Pumpenmodi/Pumpeneinstellungen vordefinieren. Hierfür ist es aber empfehlenswert, sich von einem Vertreter der Firma einweisen zu lassen. Die verschiedenen Einstellungen z. B. PDK lumbal, PDK thorakal, PCA i. v., periphere Schmerzkatheter werden in einer Datenbank abgespeichert und sind jederzeit abruf- und änderbar. Diesesogenannten »Pumpenmodi« können über den Mini USB Anschluss der Pumpe vom Computer auf die einzelnen Pumpen überspielt werden. Auf einer Pumpe können mehrere Pumpenmodi abgespeichert sein, damit können Anwenderfehler bei der Konfiguration der Einstellungen vermieden werden. Der Anwender wählt dann lediglich z. B. den Modus »Lumbaler PDK« mit Naropin® 0,1 % und Sufenta aus. Es ist also nicht mehr erforderlich, bei jeder einzelnen Pumpe die Einstellungen manuel einzugeben. Sondern diese werden mit der mitgelieferten Software und einem USB Kabel auf die Pumpen überspielt: Software auf dem PC starten → USB Kabel an PC und Pumpe anschließen → Einstellungen auf die Pumpe überspielen → fertig. Genauso einfach lassen sich die Daten der einzelnen Pumpen auslesen, Verbrauchswerte, Anzahl der versuchten/gegebenen Boli, mit Angabe von Datum und Uhrzeit. Art und Datum/Uhrzeit der Alarme und vieles mehr.

Das dazugehörige PC Programm ist im Lieferumfang enthalten und es ist kein spezielles Datentransferkabel erforderlich, es reicht ein USB Kabel (Normal USB auf mini USB) das in jedem Elektronikmarkt erworben werden kann. Die Anschaffungskosten für die CADD®-Solis sind nur geringfügig höher als bei der CADD Legacy® PCA 6300. Die Kosten für das Einmalmaterial (dieses ist für alle CADD® Modelle kompatibel) sind ebenfalls moderat.

Als Resümee kann gesagt werden, dass diese Pumpe ein würdiger Nachfolger der vorhergehenden CADD® Pumpen ist und die »altbewährte« CADD Legacy® PCA 6300 höchstwahrscheinlich ablösen wird.

8.5 Patienten Fallvorstellung – Thema Schmerzlokalisation

Der Patient lag auf einer Intesivstation die vom Akutschmerzdienst betreut wurde.

Anamnese:
- 29 Jahre alter Patient
- Zustand nach Whipple-OP
- 3 POD

Liegende Zugänge:
- Zentraler Venenkatheter (ZVK)
- Arterielle Blutdruckmessung (Arterie)
- Peripherer venöser Zugang (Flexüle/Braunüle)
- Magensonde (MS)
- Periduralkatheter (PDK)

Schmerzanamnese:

- Zeitlicher Verlauf: gelegentlich Spontaner Schmerz
- Intensität: NAS 0-4
- Lokalisation: Abdomen
- Qualität: Stechend, dumpf ziehend

Vormedikation:
PCEA Pumpe, Naropin® 0,2 % mit Sufentanyl 1 µ/ml,

Therapieplan:
Schmerztherapieschema nach den Richtlinien des ASD. Dementsprechend konnte der Patient bei stärker werdenden Schmerzen sich selbstständig einen Bolus über die Schmerzpumpe abrufen. Bei unzureichender Schmerzlinderung sollte der ASD hinzugezogen werden.

Verlauf:

- PCEA Pumpe, Einstellungen
  - OP Tag bis 1 POD-Basislaufrate 6 ml/Std., Bolus 4 ml/Std.
  - 2 POD bis 3 POD-Basislaufrate 5 ml/Std., Bolus 4 ml/Std.
- Bis zum 3 POD war der Patient schmerzzufrieden NRS 0-3.
- Am 3 POD klagte er über zunehmende Schmerzen NRS 6-9, trotz Nutzung der Schmerzpumpe. Der ASD wurde hinzugezogen und es wurde die Applikation einer Testdosis, über den PDK in erwägung gezogen. Damit eine zügige Schmerzlinderung eintreten würde und eine Fehllage des Katheters ausgeschlossen werden könnte. Nach erfragen des Schmerzlokalisation wurde festgestellt das diese ausserhalb des Versorgungsgebietes des PDK war. Die Schmerzen waren an der Nasenschleimheut lokalisiert, wo sich durch die ständige penetration der Magensonde ein Dekubitus II. Grades entstanden war.
- Therapie
  - Ziehen der Magensonde
- Effekt der Therpie auf den Schmerz und die allgemeine Zufriedenheit
  - Schmerzzufriedenheit des Patienten
  - Die Basislaufrate der Schmerzpumpe konnte in den nächsten Tagen Sukzessive reduziert werden

Fazit

Es ist nicht immer davon auszugehen, dass die Schmerzen nur im OP-Gebiet lokalisiert sind. Zur Frage nach der Intensität der Schmerzen gehört auch immer eine Frage nach der Schmerzlokalisation.

9 Invasive Schmerztherapie

Doris Grünewald

Die Behandlung akuter und chronischer Schmerzen umfasst neben der medikamentösen Therapie eine Reihe anderer Techniken und Methoden. In der breiten Palette von Möglichkeiten nehmen die diagnostische und therapeutische Regionalanästhesie sowie Infiltrationstherapie eine zentrale Stellung ein. Unter dem Begriff Regionalanästhesie werden alle Arten der Nervenblockaden zusammengefasst, bei denen ein betroffener Nerv oder die Nerven einer ganzen Körperregion blockiert werden. Die Reizleitung kann temporär und durch eine Neurolyse permanent unterbrochen werden.

Applikationsorte im Rahmen der Schmerztherapie sind:

- Nerv: A-delta-Fasern (schnell leitend) und die C-Fasern (langsam leitend). Methode: periphere Nervenblockaden, z. B. N.-mentalis-Blockade, Paravertebralblockaden;
- Ganglion: Nervenknoten; eingeschaltete Anhäufung von Ganglienzellen im Verlauf peripherer Nerven, die zu einer Verdickung des Nerven führt, die von einer Bindegewebskapsel umgeben wird. Unterschieden werden sensible und vegetativsympatische Ganglien; über das vegetative Ganglion wird die vegetative Steuerung des Versorgungsgebietes reguliert, d. h. durch eine vorrübergehende Blockade der sympathischen Aktivität können Mechanismen, die an der Entstehung und Unterhaltung von Schmerzzuständen beteiligt sind, dauerhaft durchbrochen werden. Methode: Sympatikusblockaden, z. B. Stellatumblockade, Blockade des Ganglion cervicale superius (GLOA);
- Plexus: Geflecht; bestehend aus einer netzartigen Verflechtung von Nerven mit mehrfacher Teilung und Zusammentreten von neuen Stämmen, wobei mehrere Nerven in einer Bindegewebsnervenscheide formiert sein können. Unterscheiden werden Geflechte, die aus willkürlich motorischen und sensiblen Fasern (somatische Nervenplexus) bestehen und solche, die aus sympatischen Fasern (vegetative Nervenplexus) bestehen. Methode: periphere Nervenblockade, z. B. 3-in-1-Block, Sympatikusblockade, z. B. Plexus-coeliacus-Blockade;
- neuroaxial: Epiduralraum, Spinalraum. Methode: z. B. Epiduralanästhesie.

9.1 Lokalanästhetika

Lokalanästhetika sind Substanzen, die den Natriumstrom durch die Zellmembran hemmen und dadurch eine lokale und reversible Blockade der Reizleitung entlang von Nervenfasern bewirken.

Bei der Auswahl eines Lokalanästhetikums muss man sich bewusst sein, welches Ziel man verfolgt, denn Wirkungseintritt und -dauer hängen von der Dosis und der Konzentration ab. Bewährt in der Schmerztherapie haben sich die Lokalanästetika *Carbostesin* und *Ropivacain*. Sie zeichnen sich durch eine lange Wirkdauer bei langsamer Anschlagzeit aus. Ropivacain hat gegenüber Carbostesin weitere gute Eigenschaften, wie geringere Hemmeffekte auf die Herzmuskeltätigkeit und eine geringere motorische Blockade bei guter sensibler Ausschaltung.

Zu erwähnen ist noch *Procain*, die einzige Esterverbindung. Im Vergleich zu den Amidlokalanästhetika spricht eine höhere allergene Potenz gegen die Verwendung. Es wird jedoch gern in der Neuraltherapie eingesetzt, um die im Vordergrund stehenden muskelrelaxierenden Eigenschaften und die gefäßerweiternde Wirkung zu erzielen.

Eine Variante ist die Procain-Basen-Infusion, aber auch andere Lokalanästhetika wie Lidocain oder Mepivacain können verwendet werden. Dieses Verfahren wird bei chronischen, vor allem neuropathischen Schmerzen angewandt, leider liegen bisher kaum Daten zur Effektivität vor (▶ **Tab. 9.1**).

Tab. 9.1: Lokalanästhetika, Übersicht

Lokalanästhetika	Wirkeintritt	Wirkdauer	Toxizität
Procain, Novocain	langsam	ca. 45 Min.	gering
Lidocain (Xylocitin/Xylocain)	rasch	60–120 Min.	mittel
Mepivacain (Scandicain)	rasch	90–180 Min.	mittel
Prilocain (Xylonest)	rasch	90–180 Min.	gering
Bupivacain (Carbostesin)	langsam	4–8 h	mittel
Ropivacain (Naropin)	langsam	2–8 h	gering

Zusätze zu Lokalanästhetika

Durch Zumischungen von Opiodanalgetika oder anderen Substanzen kann man je nach Indikationsstellung eine noch bessere analgetische Wirksamkeit erzielen.

Cave: Die neuroaxiale Anwendung von Opioiden und anderen Substanzen ist weltweit üblich, aber in Deutschland nur teilweise zugelassen. Der behandelnde Arzt trägt die Verantwortung im Rahmen der Therapiefreiheit.

Morphin, bei neuroaxialer Verabreichung:

- Stark hydrophil, d. h. längere Zeit im Liquor verfügbar , wodurch die Rezeptorbindung verzögert ist, dadurch wird ein größerer Teil zum Gehirn transportiert und die Gefahr der späten *Atemdepression* besteht (in Abhängigkeit von der Dosierung noch nach 18–24 Stunden).
- teilweise segmentale Wirkung, lange Wirkungsdauer.

Fentanyl (reiner Morphinagonist, ca. 75-mal wirksamer als Morphin)

Sufentanyl (ca. 1.000-mal wirksamer als Morphin) bei neuroaxialer Verabreichung:

- stark lipophil, hohe Affinität zum Rezeptor, dadurch kurzer Wirkanstieg und kurze Wirkdauer,
- segmentale Wirkung.

Buprenorphin (Morphin-Agonist-Antagonist)

- lange Rezeptorbindung, lange Wirkdauer.

Clonidin

- potentes Antihypertensivum,
- segmental analgetische Wirkung,
- sehr gute additive Wirkung in Kombination mit Lokalanästhetika oder Opioiden,
- Achten auf Bradykardie, Hypotension oder Sedierung.

Ketamin

- niedrig dosiert ein gutes Koanalgetikum,
- verbessert die Ansprechbarkeit auf Opioide, dadurch mögliche Dosisreduktion des Morphins und somit eine wesentliche Reduktion der Nebenwirkungen (z. B. Atemdepression),
- Vorbeugen einer Opioid- Toleranzentwicklung.

Baclofen

- nur am Gaba-B-Rezeptor wirksam,
- ein- und ausschleichende Dosierung beachten,
- Gabe bei schweren muskulären Schmerzen, spastischen Zuständen/Paresen.

Ziconotid

- hydrophile Substanz, spinale Wirkung,
- synthetisch hergestelltes Conotoxin, entspricht einem Alkaloid aus dem Gift der Meeresschnecke Conus magus, blockiert spannungsabhängige Kalziumkanäle,
- keine Gewöhnungseffekte, Atemdepression oder Obstipation,
- häufig psychiatrische Nebenwirkungen,
- langsames Aufdosieren.

Triamcinolom

- entzündungshemmendes, abschwellendes Koanalgetikum (langwirksame Kortisonvariante, an Kristalle gebunden),
- selten Cushing-Syndrom.

Guanethidin

- Hemmstoff, der an den postganglionären sympatischen Efferenzen angreift,
- i. v. Gabe, blockiert die Wiederaufnahme der Transmitter,
- Achten auf Blutdruck und Pulsfrequenz.

Neurolytika

Neurolytika werden in entsprechender Konzentration eingesetzt, um eine generelle, teils reversible Zerstörung von Nervenfasern zu erzielen. Sie sollen die dünnen C-, A-Delta und A-Gamma-Fasern zerstören und die dickeren motorischen Fasern nur geringfügig angreifen.

Alkohol 50–100 % kann einen brennenden Injektionsschmerz sowie Neuritiden, Neuralgien oder lokale Gewebsschäden hervorrufen.

Phenol in Glyzerin 5–10 % wirkt auch lokalanästhetisch und ist mit weniger Nebenwirkungen behaftet als Alkohol.

Cave: Phenol ist eine hochgiftige Substanz.

Nebenwirkungen der Medikamente

Merke: Nebenwirkungen treten in zeitlicher Reihenfolge meist zuerst als zentralnervöse Nebenwirkungen, dann als Herz-Kreislauf-Sensationen auf! Deswegen möglichst während und gleich nach Applikation des Lokalanästhetikums mit dem Patienten reden/kommunizieren.

Alle Lokalanästhetika und Opiodanalgetika können infolge ihrer spezifischen Eigenschaften allgemeine Komplikationen auslösen, die in Abhängigkeit von Dosis, Applikationsart und dem Faktor Zeit unterschiedlich schwer verlaufen können: von hochdramatisch bis verzögert. Diese Komplikationen müssen frühzeitig erkannt werden und erfordern sofortige gezielte Gegenmaßnahmen. Die Symptome einer Intoxikation durch Lokalanästhetika sind in ► **Tab. 9.2** zusammengefasst.

Tab. 9.2: Symptome einer Intoxikation durch Lokalanästhetika

Zentrales Nervensystem	Herz-Kreislauf-System
Erregungsphase, leichte Intoxikation	
Kribbeln in den Lippen	Herzklopfen, Hypertonie,
Zungenparästhesien, periorale Taubheit	Tachykardie
Ohrensausen, metallischer Geschmack	Mundtrockenheit
Angst, Unruhe, Zittern, Erbrechen	
Erregungsphase, mittelschwere Intoxikation	
Sprachstörungen, Benommenheit	Tachykardie, Arrhythmie
Schläfrigkeit, Verwirrtheit	Blässe und Zyanose
tonisch-klonische Krämpfe	Nausea und Erbrechen
Tremor, Erbrechen	
Lähmungsphase, schwere Intoxikation	
Koma, irreguläre Atmung, Atemstillstand, Tonusverlust	schwere Zyanose, Bradykardie
Atemstillstand, Tonusverlust	Blutdruckabfall
Erbrechen mit Aspiration	primäres Herzversagen
Sphinkterlähmung, Exitus	Kammerflimmern

Therapie der Nebenwirkungen

- *zentralnervöse Reaktionen*: Den Patient hyperventilieren lassen, damit CO2 abgeatmet und die Krampfbereitschaft gesenkt wird. Sauerstoffgabe, Maskenbeatmung, Volumensubstitution, ggf. Diazepam 0,05 mg/kg KG i. v., ggf. Beatmen, Reanimation;
- *kardiovaskuläre Reaktionen*: Sauerstoffgabe, Beatmung, Volumenzufuhr, Vasopressorgabe (z. B. Akrinor, Epinephrin), die eine Gefäßverengung bewirkt, damit das Lokalanästhetikum vaskulär verzögert aufgenommen wird. Bei Kreislaufstillstand leitliniengerechte Reanimation, als Ergänzung Intralipidgabe;
- *hämodynamische Reaktionen*: Durch die Sympathikolyse wird eine Gefäßerweiterung, Überwärmung der betroffenen Region und eine bessere Durchblutung hervorgerufen. In der Folge kann die Blutversorgung des Gehirns gestört sein

und es können Herzrhythmusstörungen bis zur Sinusbradykardie oder eine Asystolie bei PDA/SPA auftreten. Frühzeitiges Eingreifen durch Beine hochlagern, Volumenzufuhr, Sauerstoffgabe kann Schlimmeres verhindern. Bei Bradykardie Atropin 0,25–1 mg i. v. und ggf. Vasopressoren;
- *allergische Reaktion auf Lokalanästhetika*: Inzidenz kleiner als 1 %; Volumenzufuhr, Glukokortikoide, Antihistaminika, Adrenalin 1 mg i. v., Sauerstoffgabe, ggf. Reanimation.

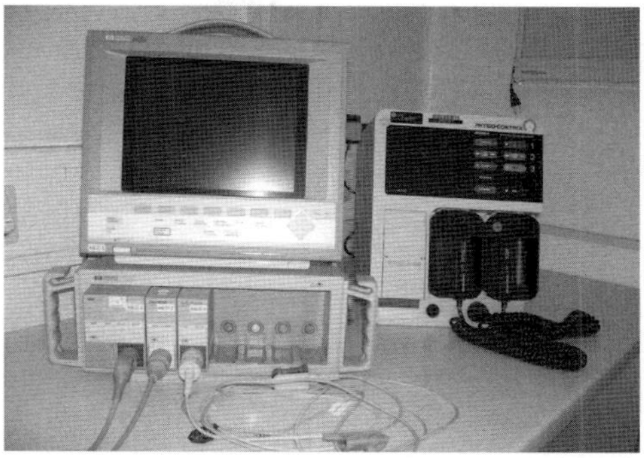

Abb. 9.1: Überwachungsmonitor, Defibrillator

Therapie bei Opioid – Nebenwirkungen und Komplikationen
- Atemdepression: Einsatz von Naloxon, HWZ beachten, titrieren als Bolus 0,1–0,2 mg oder in Form einer Infusion (5–10 µg/Std.),
- Pruritus: harmlose Nebenwirkung, ggf. Antihistaminika oder Nalbuphin 5–10 mg i. v.,
- Harnretation: kann nach spinaler Applikation auftreten, Carbachol i. m. oder Katheterisierung,
- Übelkeit/Erbrechen: Metoclopramid 10–20 mg i. v., Nalbuphin.

Eine apparative Ausstattung (► **Abb. 9.1** und **9.2**) zur Therapieüberwachung, um frühzeitig Komplikationen zuerkennen sowie Zwischenfälle sofort zu beherrschen, ist unabdingbar. Die Notfallausrüstung (► **Abb. 9.3** und **9.4**) muss jederzeit vollständig und funktionstüchtig zur Verfügung stehen.

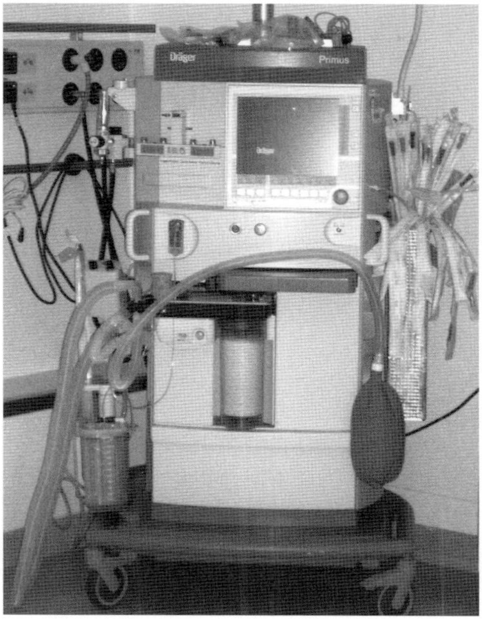

Abb. 9.2: Narkosegerät

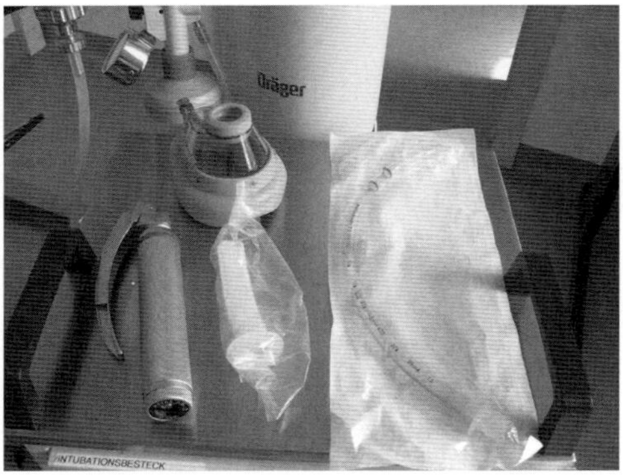

Abb. 9.3: Intubationsbesteck

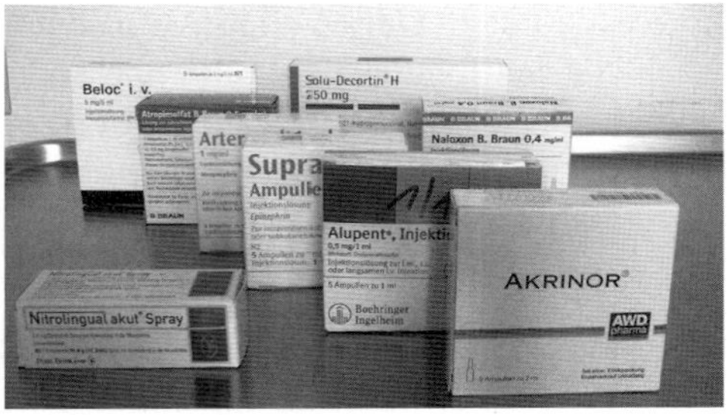

Abb. 9.4: Notfallmedikamente

9.2 Aufklärungsgespräch

- Bei klarer Indikationsstellung aufgrund des Krankheitsbildes (z. B. Herpes zoster) nochmalige Überprüfung der anamnestisch erhobenen Befunde und der Laborwerte, insbesondere der Gerinnungswert,
- Aufklärung über den Blockadeablauf, auf mögliche Nebenwirkungen und Komplikationen hinweisen, Kontraindikationen ausschließen,
- Keine überzogenen Versprechungen, denn sie tragen zu enttäuschten Erwartungen bei. Regelmäßige Effektivitätsprüfungen unter Berücksichtigung psychosozialer Faktoren sollten selbstverständlich sein, denn die Anwendung eines invasiven Verfahrens ohne die Berücksichtigung psychischer Komorbiditäten kann zu einer Verstärkung der komorbiden Erkrankung führen (z. B. bei Depression, Angststörungen) und somit die Chronifizierung unterstützen.
- Nutzung von Aufklärungsdokumenten (z. B. Diomed-Aufklärungssystem nach W. Weißauer), eines hämodynamischen Überwachungsprotokolls (► **Abb. 9.5**) und eines Verlaufsbogens (► **Abb. 9.6**),
- Dem Patienten sollte ein Blockadeprotokoll (► **Abb. 9.7**) ausgehändigt werden, damit anhand der eingetragenen Schmerzstärke vor und in bestimmten Zeitabständen nach der Blockade der Therapieerfolg abgelesen werden kann.
- Bei nicht klarer Indikationsstellung sollte die Blockadetherapie immer in ein multimodales Therapiekonzept eingebunden sein.

Patientendaten:

Datum:

Uhrzeit:

Durchgeführte Maßnahme:

Hämodynamisches Überwachungsprotokoll

PR/ Puls	
200	
180	
160	
140	
120	
100	
80	
60	

SaO_2

Klinische Beobachtungen, unerwünschte Wirkungen, Zwischenfälle:

Name und Unterschrift:

Abb. 9.5: Überwachungsprotokoll

Stellatumblockade

Patientenetikett

Datum:

Nr. d. Blockade:

Medikament: ________________________; _______ ml

Horner-Syndrom: ☐ Ja ☐ Nein

Hämatom/Blutung: ☐ Ja ☐ Nein

Heiserkeit: ☐ Ja ☐ Nein, wenn ja: wie lange:______ Stunden

Schluckstörung: ☐ Ja ☐ Nein

______________: ☐ Ja ☐ Nein

______________: ☐ Ja ☐ Nein

Subjektive Beurteilung seit der letzten Stellatumblockade:

	verbessert	unverändert	verschlechtert
Schmerz			
Beweglichkeit			
Berührungsempfindlichkeit			
Temperatur			

Abb. 9.6: Verlaufsbogen zur Blockade

Sehr geehrte Patientin, sehr geehrter Patient,

bei Ihnen wurde eine Punktion oder Blockade zur Schmerztherapie durchgeführt. Zur möglichst guten Beurteilung des Effekts, benötigen wir Ihre Mitarbeit. Bitte füllen Sie dieses Protokoll für die nächsten 48 Stunden aus und bringen es zum nächsten Termin mit.

Vielen Dank!

Blockade: ____________________

Name: ____________________ **Datum:** ____________________

Die Skala reicht von **kein Schmerz = 0** bis **unerträglicher Schmerz = 10**

Vor der Blockade		
Uhrzeit	**Ruheschmerz**	**Belastungsschmerz**
	0 – 1 – 2 – 3 – 4 – 5 – 6 – 7 – 8 – 9 – 10	0 – 1 – 2 – 3 – 4 – 5 – 6 – 7 – 8 – 9 – 10
	0 – 1 – 2 – 3 – 4 – 5 – 6 – 7 – 8 – 9 – 10	0 – 1 – 2 – 3 – 4 – 5 – 6 – 7 – 8 – 9 – 10

Nach der Blockade			
Zeit nach Blockade	**Uhrzeit**	**Ruheschmerz**	**Belastungsschmerz**
10 Min.		0 – 1 – 2 – 3 – 4 – 5 – 6 – 7 – 8 – 9 – 10	0 – 1 – 2 – 3 – 4 – 5 – 6 – 7 – 8 – 9 – 10
30 Min.		0 – 1 – 2 – 3 – 4 – 5 – 6 – 7 – 8 – 9 – 10	0 – 1 – 2 – 3 – 4 – 5 – 6 – 7 – 8 – 9 – 10
1 h		0 – 1 – 2 – 3 – 4 – 5 – 6 – 7 – 8 – 9 – 10	0 – 1 – 2 – 3 – 4 – 5 – 6 – 7 – 8 – 9 – 10
2 h		0 – 1 – 2 – 3 – 4 – 5 – 6 – 7 – 8 – 9 – 10	0 – 1 – 2 – 3 – 4 – 5 – 6 – 7 – 8 – 9 – 10
3 h		0 – 1 – 2 – 3 – 4 – 5 – 6 – 7 – 8 – 9 – 10	0 – 1 – 2 – 3 – 4 – 5 – 6 – 7 – 8 – 9 – 10
6 h		0 – 1 – 2 – 3 – 4 – 5 – 6 – 7 – 8 – 9 – 10	0 – 1 – 2 – 3 – 4 – 5 – 6 – 7 – 8 – 9 – 10
8 h		0 – 1 – 2 – 3 – 4 – 5 – 6 – 7 – 8 – 9 – 10	0 – 1 – 2 – 3 – 4 – 5 – 6 – 7 – 8 – 9 – 10
24 h		0 – 1 – 2 – 3 – 4 – 5 – 6 – 7 – 8 – 9 – 10	0 – 1 – 2 – 3 – 4 – 5 – 6 – 7 – 8 – 9 – 10
48 h		0 – 1 – 2 – 3 – 4 – 5 – 6 – 7 – 8 – 9 – 10	0 – 1 – 2 – 3 – 4 – 5 – 6 – 7 – 8 – 9 – 10

Abb. 9.7: Blockadeprotokoll

9.3 Infiltrationstherapie

Die Infiltrationstherapie wird unspezifisch, flächenhaft und subkutan durchgeführt. Als Beispiel die Triggerpunktinjektion:

Triggerpunkte im Sinne von Travel/Simons (Handbuch der Muskel-Triggerpunkte) sind Muskelfasern, in denen eine Entzündungsreaktion mit weitreichenden Folgen vorliegt. Die Schmerzbahnen in den Muskeln werden durch die Entzündung überempfindlich, so dass selbst ganz normale Aktivitäten, z. B. Gehen, Sitzen, Kauen, Schmerzen auslösen. *Myofasziale Triggerpunkte* sind schmerzhafte Punkte in der Muskulatur. Bei Überempfindlichkeit verursacht der Triggerpunkt ausstrahlende Schmerzen und ruft Verspannungen (Hartspann, Muskelhärte) hervor. Durch Druck, Ertasten oder Palpation wird der Triggerpunkt aufgesucht und gezielt mit Lokalanästetika infiltriert. Triggerpunkte können sich in fast allen Muskeln des Bewegungsapparates bilden, so z. B. auch in den Muskeln des Kauapparates.

Materialien: sterile Kautelen, Notfallausrüstung, je nach Körperregion Injektionskanülen entsprechender Länge und Spritzen, Lokalanästhetikum, ggf. Lagerungsmittel.

9.4 Regionalblockaden

Bei den nun folgenden exemplarisch aufgeführten anästhesiologischen Methoden können Blockaden diagnostisch, prognostisch und therapeutisch durchgeführt werden. Diagnostische Blockaden werden eingesetzt, um mit niedrigdosierten Lokalanästhetika (Prilocain, Mepivacain, Lidocain) betroffene Nerven zu identifizieren und weitere Aussagen über die Schmerzursachen zu erhalten. Prognostische Blockaden werden durchgeführt, um Voraussagen über die Wirksamkeit und die Folgen einer länger anhaltenden Nervenblockade oder Neurolyse treffen zu können. Therapeutische Blockaden (Blockadeserie 6–10) kommen bei unterschiedlichen Schmerzzuständen, bei denen die betroffenen Nerven bekannt sind, z. B. Tumorschmerzen, komplexe regionale Schmerzsyndrome, Neuralgien, zum Einsatz. In diesen Fällen werden lang wirksame Lokalanästhetika (Ropivacain, Carbostesin) verwendet. Wichtige allgemeine Regeln vor, während und nach der Durchführung sind zu beachten:

- Kontrolle des Notfallequipments,
- Gerinnungswert beachten, Medikamentenanamnese,
- sterile Kautelen verwenden,
- optimale Lagerung,
- intravenöser Zugang,
- kooperativer Patient,
- Überwachung des Patienten während und nach der Blockade bis zu ca. einer Stunde,
- Aushändigen und Erklären des Blockadeprotokolls,
- bei höheren Lokalanästhetikadosierungen kardiovaskuläres Monitoring und Testdosis,
- Dokumentation der Blockade.

Nervus-trigeminus-Blockaden

Indikationen:

- Trigeminusneuralgie des 1., 2. oder 3. Astes oder mehrerer Äste,
- postoperative/posttraumatische Schmerzen im Innervationsgebiet,

- Schmerzen nach Zahnextraktion,
- Gesichtsschmerzen im Innervationsgebiet,
- Cluster-Kopfschmerz,
- faziale Neuralgien,
- Tumorschmerzen im Nasen- und Rachenraum.

Abhängig von der Indikationsstellung kann der Nervus trigeminus mit seinen drei Hauptästen N. ophthalmicus, N. maxillaris und N. mandibularis und deren Verzweigungen sowie die Ganglien das Ziel der Blockade sein.

Periphere Blockaden

z. B. N. infraorbitalis Blockade, N. mentalis Blockade

Die Injektionstechniken der beiden Blockaden können extraoral oder intraoral erfolgen.

Materialien:
- Handschuhe, Tupfer, 2-ml-Spritzen, feine 25-mm-Kanülen,
- Hautdesinfektionsmittel,
- 0,5–1 ml Lokalanästhetikum.

Nebenwirkung:
Hämatombildung (Kühlpack und Heparin Salbe bereithalten).

Komplikation: Nervenläsionen.

Blockade des Ganglion Sphenopalatinum

Die Injektionstechniken dieser Blockade können extraoral, intraoral und nasal erfolgen.

Materialien:
- Tupfer, Handschuhe, Desinfektionsmittel,
- extraoral: 5-ml-Spritze, 60-mm-Kanüle, 5–10 ml Lokalanästhetikum,
- intraoral: 2-ml-Spritze, 40-mm-Kanüle, 1–2 ml Lokalanästhetikum,
- nasal: nasales Spekulum, Applikator getränkt mit z. B. 2 % Lidocain-Gel, Einwirkzeit 20–30 Min.

Nebenwirkungen (extraoral, intraoral extrem selten):
- vorübergehende Sehschwäche,
- Horner-Syndrom,
- Hämatombildung (Kühlpack und Heparin Salbe bereithalten).

Komplikationen (extraoral, intraoral extrem selten): intravasale, epidurale oder subarachnoidale Injektion.

Nebenwirkungen und Komplikationen bei nasaler Technik sind kaum nennenswert, da sie wenig invasiv ist. Es treten eher Begleiterscheinungen wie z. B. Druckgefühl in der Nase, bitterer Geschmack und Taubheit auf. Toxische Effekte durch das Lokalanästhetikum sind nur bei sehr gut vaskularisiertem Tumorgewebe zu beobachten.

Blockade des Ganglion cervicale superius (Ganglionäre lokale Opioidanalgesie (GLOA))

Das oberste sympatische Grenzstrangganglion hat eine durchschnittliche Ausdehnung von 26,6 mm und liegt ca. 2 cm unterhalb der Schädelbasis.

Indikationen:
- atypischer Gesichtsschmerz,
- komplexes regionales Schmerzsyndrom im Kopfbereich,
- Durchblutungsstörungen,
- Herpes zoster im Gesicht- oder Kopfbereich,
- postzosterische Neuralgie,
- Trigeminusneuralgie des 1. und 2. Astes.

Materialien (► **Abb. 9.8**):

- Laryngoskop mit Spatel (Lichtquelle),
- atraumatische 24G-Spinalkanüle mit Abstandshalter, 2-ml-Spritze,
- 0,015–0,03 mg Buprenorphin (0,3 mg/1 ml Temgesic auf 9 ml NaCl 0,9 % = 10 ml, entspricht 1 ml = 0,03 mg Buprenorphin),
- Xylocainspray (nach Einsatz mehr unangenehme Begleiterscheinungen wie Taubheit, Schluckbeschwerden).

Der Patient sollte den Spatel mit Laryngoskop selbst positionieren und während der Blockadedurchführung halten. Der durch den Spateleinsatz hervorgerufene Brechreiz ist so besser kontrollierbar und der Patient ist abgelenkt. Komplikationen und Nebenwirkungen sind aufgrund der sehr geringen Opioiddosierung kaum zu erwarten.

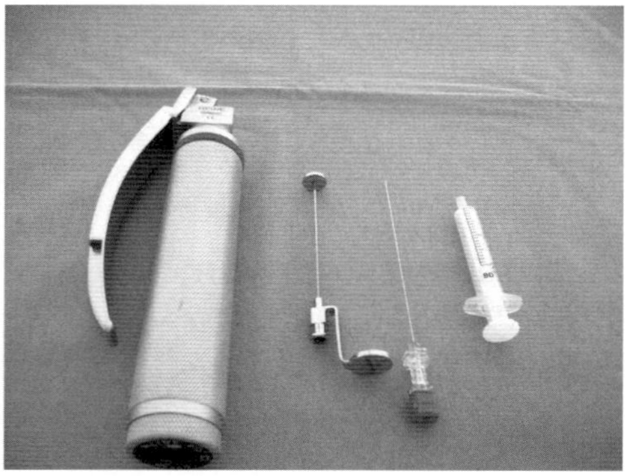

Abb. 9.8: Material, GLOA

Blockade des Ganglion stellatum

Das Ganglion stellatum kann eine durchschnittliche Ausdehnung von 25 mm x 3–10 mm x 5 mm erreichen. Es liegt vor dem Querfortsatz des 6./7. Halswirbels. Die benachbarten Strukturen Pleura, Plexus brachialis, N. vagus, N. laryngeus recurrens und Trachea erfordern eine gut überwachte Blockadedurchführung.

Indikationen:

- komplexes regionales Schmerzsyndrom im Hals-, Arm- und Kopfbereich,
- vasospastische Erkrankungen der Bereiche Schulter und Arm,
- Phantomschmerz,
- Herpes zoster und Zosterneuralgien im Kopf-Hals-Bereich,
- arterielle, venöse, kombinierte Dysfunktionen.

Materialien:

- feine 25 mm lange Kanüle und 5-ml-Spritze zur Lokalanästhesie,
- 40–50 mm lange Kanüle mit Injektionsleitung (»immobile needle«) und 10- bzw. 20-ml-Spritzen (z. B. 10–15 ml Ropivacain 0,2 % + 1–3 mg Morphin),
- Kompressen, Desinfektionsmittel, Pflaster, Handschuhe,
- Dokumentationsprotokoll,
- Hauttemperaturmessgerät.

Vorbereitung des Patienten und Durchführung der Blockade:

- venöser Zugang, kardiovaskuläres Monitoring,
- Hauttemperaturmessung, z. B. bei komplexem regionalem Schmerzsyndrom der einseitig erkrankten Region und als Vergleich der gesunden Region der anderen Extremität
- Rückenlage mit überstreckten Kopf (Lagerungskissen),
- während der Blockade Kommunikation z. B. über Handdruck des Patienten, um eventuelle Nebenwirkungen und Komplikationen sofort zu erkennen,
- Verabreichen des Medikaments über immobile Nadel,
  Cave: Aspiration in vier Richtungen. Applikation der Testdosis und weiterer Dosierung immer mit ständigen Aspirationsversuchen.
- Nach erfolgter Blockade den Patienten in eine aufrechte Position bringen, um einen besseren Blockadeerfolg im Schulter-Arm-Bereich zu erzielen,

- Überwachung nach erfolgter Blockade ca. 1 Stunde,
- Blockadeprotokoll aushändigen.

Effekte der Blockade sind: Rötung, Anschwellen der Nasenschleimhaut, einseitige Überwärmung der Gesichtshälfte und je nach Dosierung auch im Schulter-Arm-Bereich (Temperaturmessung-Qualitätsnachweis). Das Horner-Syndrom (Ptosis: Senkung des Oberlides, Miosis: Engstellung der Pupille, Enophthalmus: Zurücksinken des Augapfels in die Augenhöhle) gilt als klinisches Zeichen einer erfolgreich durchgeführten Blockade und kann sich nach 1–20 Min. entwickeln. Der Patient muss vorher über dieses Phänomen aufgeklärt werden.

Nebenwirkungen:
- Hämatombildung (harmlos),
- Husten,
- Mitbetäubung von Nerven: Atemnot, Tachykardie, Heiserkeit, Fremdkörpergefühl im Hals, partieller Plexus-brachialis-Block.

Komplikationen:
- intravasale Injektion (sofortige Sauerstoffgabe, Sedierung, Unterstützung der Atmung, Volumensubstitution, Hochlagerung der Beine),
- epidurale Injektion (sofortige Intubation, Beatmung, rasche Volumenzufuhr und entsprechende Notfallmedikamente),
- Pneumothorax, Mantelpneu mit spontaner Resorption (Röntgen-Kontrolle),
- Ösophagus-/Tracheaperforation.

Plexusanästhesie der oberen und unteren Extremitäten

Die Methode der Blockadetechniken setzt bestimmte Voraussetzungen an die Vorbereitung. Entscheidend ist, ob eine ultraschall- oder eine stimulationsgestützte Blockade durchgeführt wird. Seit Jahren etabliert ist die Anwendung der Stimulationstechnik zur Auffindung der exakten Kanülenposition. Moderner und noch sicherer ist die ultraschallgestützte Punktionstechnik, bei der die Kanülenplatzierung und die Verteilung des Lokalanästhetikums visuell verfolgt werde kann.

Materialien:
- Ultraschallgerät oder Nervenstimulator mit Klebeelektrode (▸ **Abb. 9.9**, **9.10** und **9.11**),
- Plexus-Blockadeset (single shot oder Kathetertechnik) – Kanülenlänge beachten, Kanüle zur Lokalanästhesie, Spritzen (5, 10 und 20 ml), Stilett (▸ **Abb. 9.12**),
- Lokalanästhetikum, NaCl 0,9 %,
- sterile Handschuhe, Desinfektionsmittel, Pflaster,
- Hauttemperaturmeßgerät,
- Verlaufsbogen zur Blockade.

Patientenlagerung abhängig von der gewählten Blockadetechnik, i. v. Zugang, kardiovaskuläres Monitoring, je nach Krankheitsbild Messung der Hauttemperatur, zum Patienten immer Kontakt halten, nach erfolgter Blockade Überwachung des Patienten für ca. 1–2 Stunden, aushändigen des Blockadeprotokolls.

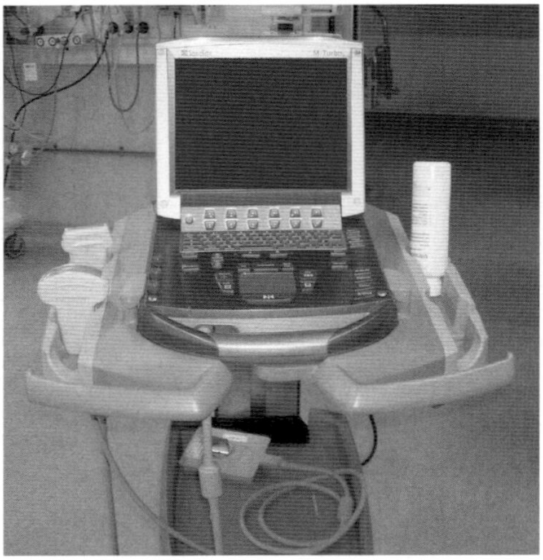

Abb. 9.9: Ultraschallgerät

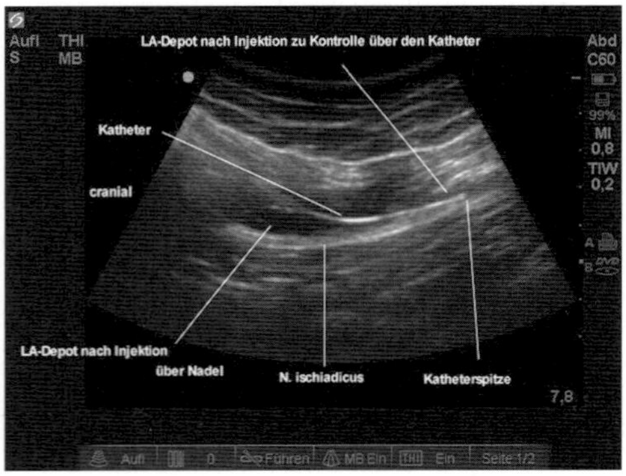

Abb. 9.10: Ischiadicus-Katheter im Ultraschall (mit freundlicher Genehmigung von PD Dr. med. J. Birnbaum)

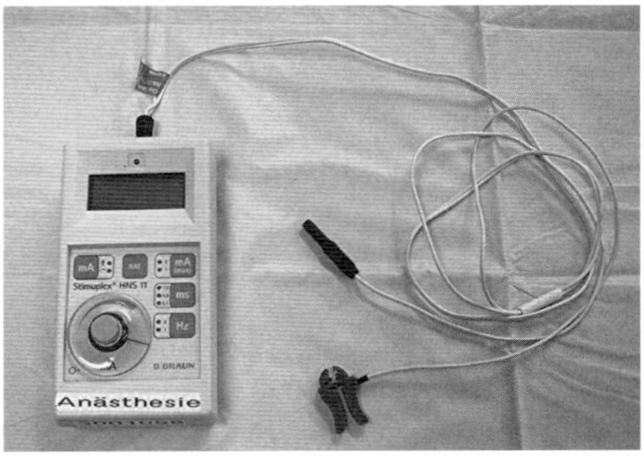

Abb. 9.11: Nervenstimulator

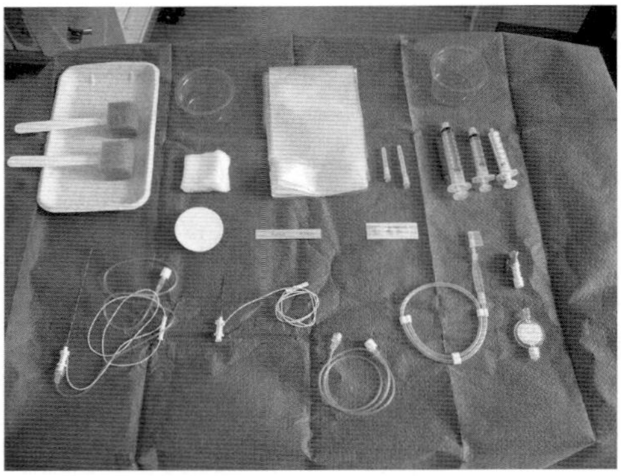

Abb. 9.12: Set peripherer Katheter

Plexus-brachialis-Blockaden

Die klassischen Blockaden des Plexus brachialis werden für die oberen Extremitäten eingesetzt. Die Nervenfasern und -wurzeln, aus dem der Plexus brachialis entsteht, treten im Verlauf zu neuen Primärsträngen zusammen. Diese Nervenstränge gruppieren sich in der Achselhöhle um und spalten sich in einzelne Nerven auf.

Indikationen:
- komplexes regionales Schmerzsyndrom (CRPS Typ I und II),
- Schulter- und Oberarmschmerzen,
- Postamputationsschmerz,
- Tumorschmerz (z. B. Lymphödem nach Mastektomie),
- Arthrosen,
- posttraumatische Schmerzen,
- rheumatische Schmerzen,
- schlechte Durchblutung,
- postoperative Schmerztherapie.

Die verschiedenen Zugangswege des Plexus brachialis bewirken unterschiedliche Blockadeschwerpunkte (► **Abb. 9.13**):
- axilläre Blockade,
- infraklavikuläre Blockade,
- supraklavikuläre Blockade nach Kuhlenkampf,
- Subklavia-perivaskuläre Blockade nach Winnie und Collins,
- interskalenäre Blockade nach Winnie.

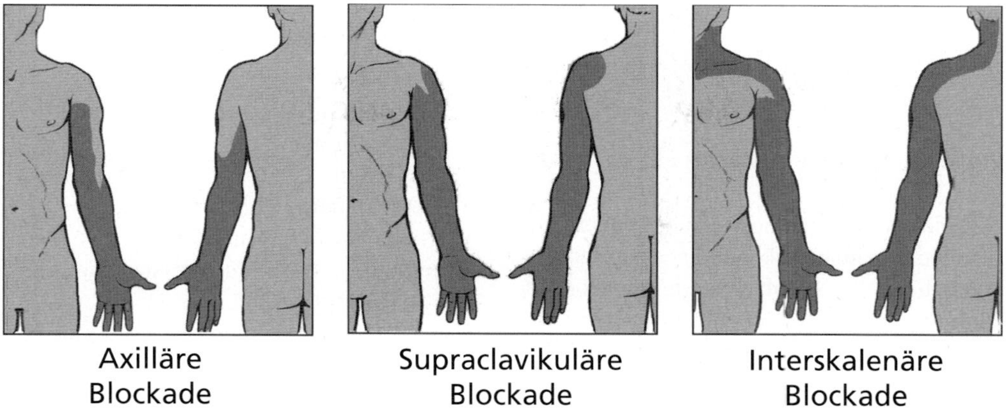

Abb. 9.13: Blockadeausbreitung

Vorbereitung und Durchführung der Blockadetechnik mit einem Nervenstimulator:

- Die zu verwendenden Materialien auf einem sterilen Tisch vorbereiten.
- Rückenlage des Patienten mit zur Gegenseite gedrehtem Kopf,
- Aufkleben der Elektrode und Verbindung mit dem Nervenstimulator herstellen,
- Assistieren bei der Desinfektion und Abdecken des Punktionsgebiets,
- Anreichen der Lokalanästhesie und der atraumatischen Stimulationskanüle, bestehend aus einem Stahlpunktionsteil mit Kabel und einem Teflonverweilteil mit Injektionsleitung (»immobile needle«),
- Vor dem langsamen Vorschieben der Stimulationskanüle Anschluss des Kabels an den Stimulator. Die nun folgende Stimulation sollte mit einem Reizstrom von 1–2 mA und 2 Hz bei einer Reizdauer von 0,1 ms erfolgen. Zeigt die zugeordnete Muskulatur eine motorische Antwort, wird der Reizstrom bis auf 0,2–0,3 mA reduziert. Leichte Zuckungen sprechen für die optimale Position der Stimulationskanüle. Nach Aspiration fraktionierte Injektion des Lokalanästhetikums.

Vorbereitung und Durchführung der Blockadetechnik mit dem Ultraschallgerät:

- Die zu verwendenden Materialien auf einem sterilen Tisch vorbereiten.
- Das Ultraschallgerät platzieren, Verbindungen herstellen, eventuell steril vorbereiten.
- Rückenlage des Patienten mit zur Gegenseite gedrehtem Kopf,
- Assistieren bei der Desinfektion und Abdecken des Punktionsgebiets,
- Anreichen des Ultraschallkopfs und der entsprechenden Kanüle,
- Nach erfolgreicher Kanülenplatzierung (eventuell erhöhter Zeitaufwand durch die Bildgebung) verabreichen des Lokalanästhetikums.

Allgemeine Nebenwirkungen:

- Hämatombildung,
- Horner-Syndrom (selten),
- Mitbetäubung von Nerven und Ganglien.

Allgemeine Komplikationen:

- Nervenschädigungen,
- intravaskuläre Injektion,
- ZNS-Intoxikation,
- Infektion.

Spezifische Komplikationen:

- interskalinäre Blockade: epidurale/spinale Injektion, Pneumothorax,

- infraklavikuläre Blockade: Pneumothorax,
- axilläre Blockade: keine.

Plexus-lumbalis-Blockaden

Der Plexus lumbalis liegt vor den Querfortsätzen der Lendenwirbel und entsteht hauptsächlich aus vier Lumbalnerven und dem 12. Thorakalnerv. Das Nervengeflecht verläuft zwischen den Querfortsätzen bis zum Leistenband in einem Perivaskulär- und Perineuralraum, vergleichbar dem Epiduralraum. Dieser Raum begrenzt die Ausbreitung des Lokalanästhetikums und leitet es zu den verschiedenen Nerven, die die unteren Extremitäten versorgen. Das Ausmaß der Blockadeausbreitung innerhalb der Bindegewebsnervenscheide bestimmen Konzentration und Volumen des verwendeten Lokalanästhetikums.

Indikation:
- komplexes Regionales Schmerzsyndrom (CRPS Typ I und II),
- Postamputationsschmerz,
- Tumorschmerz,
- Arthrosen,
- posttraumatische Schmerzen,
- rheumatische Schmerzen,
- arterielle Durchblutungsstörungen der unteren Extremität,
- postoperative Schmerztherapie.

Zu den Standardmethoden der Blockaden des lumbalen Plexus gehören (► **Abb. 9.14**):
- inguinale femorale paravaskuläre Blockade (»3-in-1«-Block),
- Nervus-femoralis-Blockade,
- Nervus-ischiaticus-Blockade.

Einige Schmerzzustände erfordern eine Kombination zweier Blockaden.

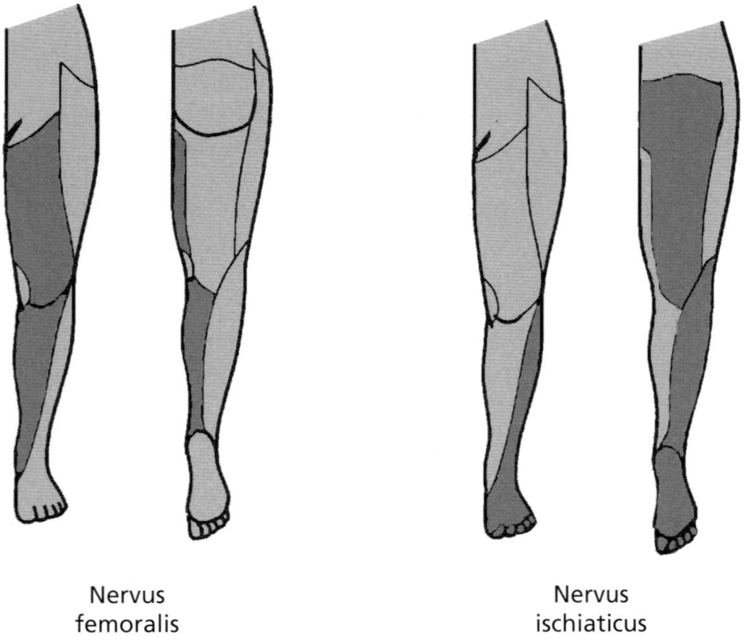

Abb. 9.14: Blockausbreitung Bein

Die Vorbereitung und die Durchführung der Blockadetechniken erfolgt unter gleichen Voraussetzungen wie bei einem Block der oberen Extremitäten. Veränderte Lagerungsbedingungen des Patienten sind zu beachten.

Komplikationen:
- Nervenschädigungen,
- intravaskuläre Injektion,
- ZNS-Intoxikation,
- Infektion,
- Hämatombildung.

Intravenöse (Regionalanästhesie) Sympatikusblockade mit Guanethidin

Indikation:
Gute Alternative zur Stellatum- oder Plexusblockade, wenn diese kontraindiziert sind oder der Patient blutverdünnende Medikamente einnimmt.

Materialien:
- Mullbinde,
- Doppelkammerkompressionsmanschette mit farblich gekennzeichnetem proximalem und distalem Teil, Druckkompressionsgerät,
- Desinfektionsmittel, sterile Kompressen, Handschuhe,
- 2 Venenverweilkanülen, Spritzen 5 ml, 10 ml, 20 ml,
- Lokalanästhetikum, Guanethidin.

Vorbereitung und Durchführung:
- venöser Zugang, kardiovaskuläres Monitoring, kooperativer Patient,
- Anlage der zweiten Venenverweilkanüle an der zu behandelnden Extremität, möglichst weit peripher,
- Auslagern der Extremität und mit der Mullbinde den Staubereich umwickeln,
- Anlage der Staumanschette und Aufpumpen des proximalen Teils. Der Druck muss ca. 100 mgHg höher sein als der systolische Blutdruck des Patienten.
- Injektion eines Lokalanästhetetikums, um den Druckschmerz zu lindern,
- Aufpumpen des distalen Teils, zur weiteren Absicherung der Stauung Nutzung von stumpfen Klemmen,
- Injektion von Guanethidin in Natriumchlorid-Lösung, z. B. 15–20 mg in 30 ml Natriumchlorid-Lösung für die Region Oberarm,
- Einwirkung des Medikaments für ca. 20–30 Min. unter ständige Bewegung und Massieren der Hand, sodass eine gute Verteilung des Sympathikolytikums erreicht wird,
- Manschettendruck intermittierend ablassen,
- 1 Stunde Überwachung nach erfolgter Blockade,
- Blockadeprotokoll aushändigen.

Nebenwirkungen: Injektionsschmerz, Hypotension.

Komplikationen: keine bei exakter Beachtung der technischen Durchführung und Dosierung.

Blockade des Plexus coeliacus

Es gibt Blockademethoden wie diese, die eine dem heutigen Standard entsprechende Durchführung fordert. Das heißt unter Röntgen-Bildwandler-Kontrolle oder eine CT-gesteuerte Punktion. Die technische Voraussetzung bietet die Radiologie, sodass die Durchführung in Koordination mit den Radiologen erfolgen kann.

Der Plexus coeliacus liegt ventral der Aorta, etwa in Höhe des 1. Lendenwirbels und ist paarig angelegt. Das Geflecht hat einen Durchmesser von ca. 50 mm. Durch den Einsatz neurolytischer Substanzen erfolgt eine permanente Unterbrechung der vegetativen Impulsleitung für die Oberbauchorgane.

Indikation:

- chronische Oberbauchschmerzen z. B. chronische Pankreatitis,
- intraabdominelle maligne Prozesse.

Materialien:

- Kanüle zur Lokalanästhesie und zur Punktion 22-G-Spinalkanüle,
- Desinfektionsmittel, Kompressen, sterile Handschuhe, Lochtuch,
- Lokalanästhetika, Neurolytika.

Vorbereitung und Durchführung:

- venöser Zugang, kardiovaskuläres Monitoring, kooperativer Patient,
- Bauch- oder Seitenlagerung mit Unterpolsterung,
- Hautdesinfektion, lokalanästhetische Infiltration,
- CT-gestützte Punktion (► **Abb. 9.15**).
- Aspiration in 4 Richtungen, Testdosis, danach entweder fraktionierte Injektion von 20–30 ml eines Lokalanästhetikums oder 25–50 ml 50-%igem Äthanol (Neurolytika) in Kombination mit 0,2 %-igem Ropivacain.
- Nach erfolgter Applikation 1–2 Stunden Überwachung des Patienten.

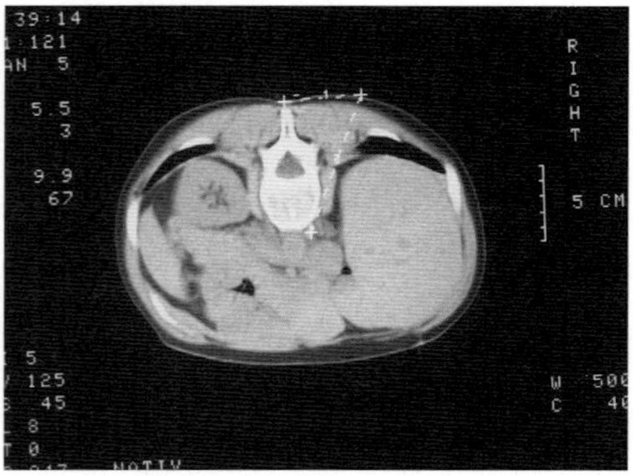

Abb. 9.15: CT-gestützte Punktion

Effekte der Blockade sind eine Überwärmung im Oberbauchbereich und die Steigerung der Darmmotilität.

Nebenwirkung:

- Blutdruckabfall.

Komplikationen:

- intravasale, epidurale oder spinale Injektion,
- Gefäßverletzungen, Punktion von Organen,
- Abszess- oder Zystenbildung.
- mit Neurolytika:
  - Paraplegie,
  - Verlust der Sphingterfunktion von Rektum und Blase.

Anatomie der Wirbelsäule

Um die folgenden Methoden technisch sicher und gezielt durchzuführen, sind Kenntnisse der anatomischen Grundlagen der Wirbelsäule notwendig. Die Wirbelsäule wird eingeteilt in Halswirbel-, Brustwirbel- und Lendenwirbelsäule, die sakralen Wirbel sind zum Kreuzbein verschmolzen. Die Dornfortsätze, die unter der Haut zu tasten sind und in den verschiedenen Ebenen in ihrer Neigung variieren, stellen die wichtigsten Orientierungspunkte der Wirbelsäule dar. Das Rückenmark mit den Hirnhäuten und Bandstrukturen liegt geschützt in den Wirbelbögen. Beim Erwachsenen endet das Rückenmark in Höhe des 1. Lendenwirbels, sodass distal dieser Wirbelhöhe Punktionen ohne die Gefahr einer Rückenmarksverletzung möglich sind. Den paarweise austretenden Spinalnerven lassen sich Hautareale zuordnen, die sensibel versorgt werden. Sie werden als Dermatome (► **Abb. 9.16**) bezeichnet und sind hilfreich bei der Erkennung und Ausschaltung von Schmerzen.

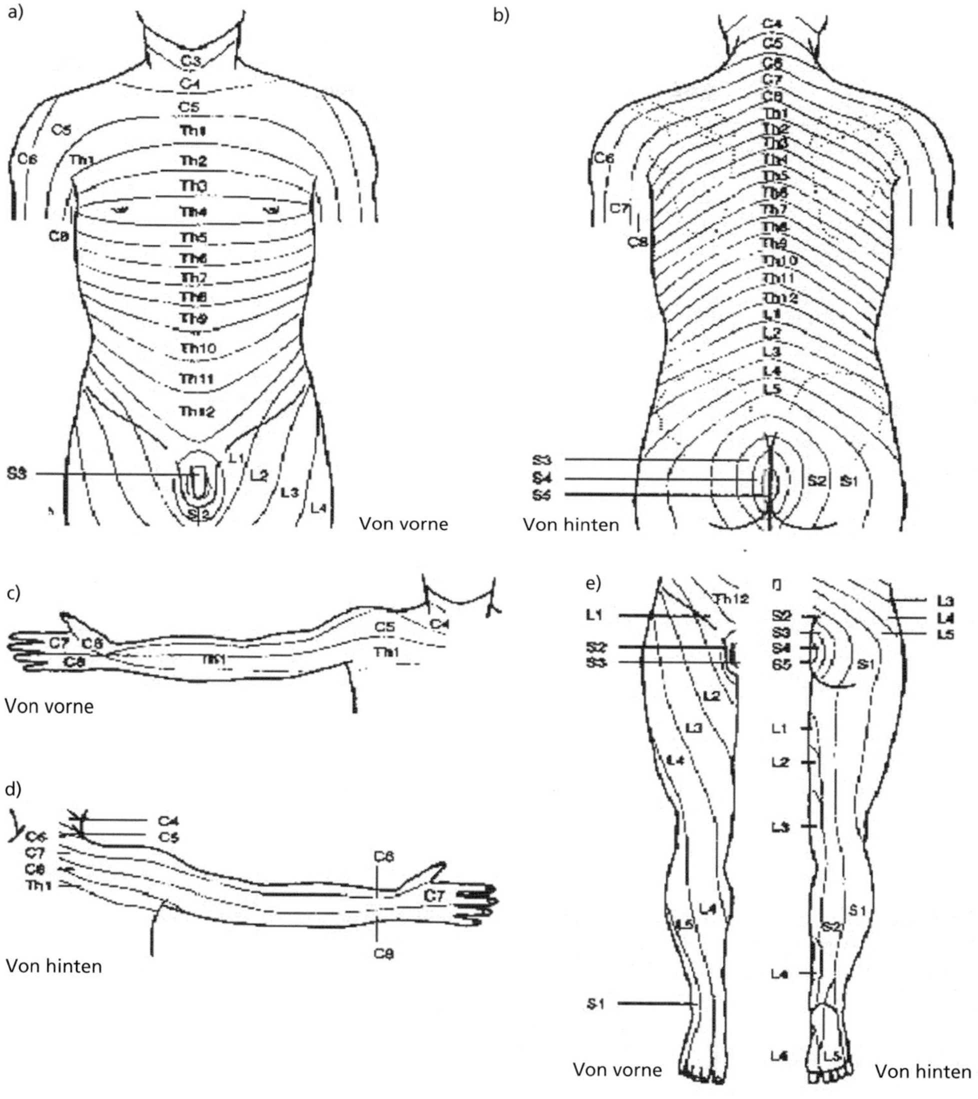

Abb. 9.16: Dermatome

Thorakale, lumbale paravertebrale Nervenblockaden (PVA)

Die paravertebrale Blockade bewirkt eine Unterbrechung der Reizleitung im Verlauf eines thorakalen oder lumbalen Spinalnervs.

Orientierungspunkte zum Aufsuchen des Applikationsortes bei PVA sind die Dorn- und Querfortsätze der Wirbelsäule.

Indikationen:

- Schulter-Arm-Schmerz, Muskelverspannungen,
- Herpes zoster im Innervationsgebiet,

- Rippenfrakturen, Kontusion,
- Interkostalneuralgien,
- Tumorschmerzen,
- postoperative Schmerzen,
- Schmerzen in Lenden-, Inguinal- und Oberschenkelbereich.

Materialien:
- Handschuhe, Kompressen, Pflaster, Desinfektionsmittel,
- Kanüle entsprechend der Lokalisation des Applikationsortes,
- Spritzen 2 ml, 5 ml, 10 ml,
- Lokalanästhetikum, Triamcinolom bei entsprechender Indikation,
- Blockadeprotokoll für den Patienten.

Es darf während der Injektion kein starker Schmerz im Ausbreitungsgebiet des Nerven bzw. der Nervenwurzel auftreten; dies könnte auf eine unbedingt zu vermeidende intranervale Injektion mit der Folge der Nervenschädigungen hinweisen. In diesem Fall muss die Injektion sofort abgebrochen werden. Ein Druck und ein Ziehen in entsprechender Region kann jedoch spürbar sein.

Nach Verabreichen des Lokalanästhetikums, z. B. 1–5 ml pro Segment, entwickeln sich ein Wärmegefühl und die Entspannung der Muskulatur. Überwachung des Patienten nach der Blockade für ca. 1–2 Stunden.

Cave: Motorische Ausfälle können auftreten, z. B. Beinschwäche nach lumbaler PVA.

Komplikation:
- intravasale, epidurale oder spinale Injektion,
- Blutdruckabfall.

Epi-/Periduralanästhesie

Der Epiduralraum erstreckt sich zwischen Dura mater spinalis und dem äußeren periostalen Durablatt. Dorsal ist er durch das Ligamentum flavum begrenzt, was besonders stark in der Lumbalregion entwickelt ist. Die Punktion kann median oder paramedian erfolgen.

Indikationen:
- postpunktioneller Kopfschmerz (durch Duraperforation),
- akute Zosterneuralgie,
- posttraumatische Schmerzen,
- lumbale oder thorakale Schmerzsyndrome,
- Tumorschmerzen,
- postoperative Schmerzen.

Je nach Indikationsstellung kann die Epiduralanästhesie als einzeitige (single-shot) Technik oder als Kathetertechnik durchgeführt werden.

Materialien:
- Blockadeablaufprotokoll,
- OP-Haube und Mundschutz, sterile Handschuhe und steriler OP-Kittel,
- steriler Tisch und Epiduralanästehesieset, Kompressen, Desinfektionsmittel, NaCl 0,9 %, Lokalanästhetikum (► **Abb. 9.17**).

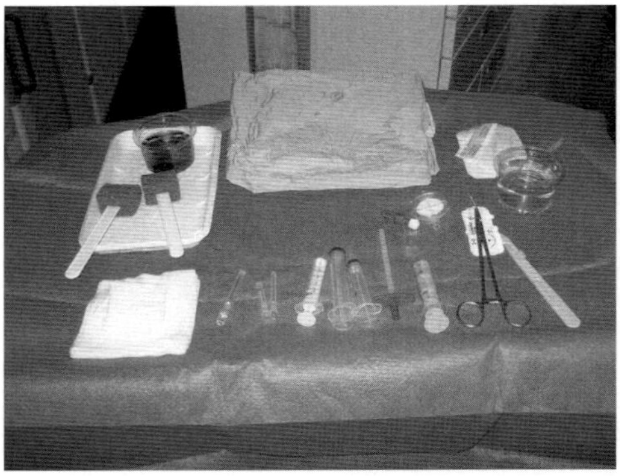

Abb. 9.17: Steriler Tisch, Epiduralanästhesie

Vorbereitung und Durchführung:
- venöser Zugang, kardiovaskuläres Monitoring, kooperativer Patient,
- Lagerung: sitzende nach vorn gebeugter Position oder Seitenlage mit gekrümmten Rücken (»Katzenbuckel«),
- Assistenz bei Desinfektion und Abdecken des Punktionsgebiets,
- Anreichen der Lokalanästhesie, zur Hautinzision ein Hämostilett oder eine großlumige Kanüle und anschließend die Tuohy-Punktionskanüle,
- leichtgängige Spritze mit NaCl-Lösung bereithalten,
- nach erfolgtem Vorschieben der Tuohy-Kanüle bis in das Ligamentum interspinale wird das Mandrin entfernt und die leichtgängige Spritze aufgesetzt,
- unter kontinuierlichem Druck auf den Spritzenstempel wird der Epiduralraum erreicht, was durch den plötzlichen Widerstandsverlust gekennzeichnet ist (»Loss-of-resistance«-Technik, im Epiduralraum herrscht ein negativer Druck),
- Aspiration und Testdosis,
- 5 Min. nach Gabe der Testdosis Befragung des Patienten nach Empfindungen wie Wärme oder Taubheit,
- bei absoluter Sicherheit fraktionierte Verabreichung des Lokalanästhetikums, bei Bedarf mit anderen Wirkstoffen, z. B. Steroiden,
- Entfernung der Kanüle, steriles Pflaster, Lagerung des Patienten und Überwachung für 1–2 Stunden, *cave:* motorische Ausfälle.

Die Anlage eines *Periduralkatheters* (PDK) erfolgt, nach dem der Epiduralraum wie oben beschrieben aufgesucht wurde und die Aspiration durchgeführt worden ist. Der Katheter wird angereicht und beim Vorschieben durch die liegende Kanüle assistiert (Katheterende im Auge behalten). Nach gewünschter Katheterplatzierung erfolgen die Entfernung der Touhy-Kanüle und die Injektion einer NaCl-Lösung zur Überprüfung des Katheters. Der Katheter kann durch eine Hautnaht oder einer kurzen Tunnelung unter der Haut fixiert werden. Nach Anlegen des Bakterienfilters wird die Testdosis verabreicht. Der Patienten wird bis zu 2 Stunden mit Überprüfung der Anästhesieausdehnung überwacht.

Komplikationen:
- Duraperforation,
- Verletzung des Rückenmarks oder einer Nervenwurzel,
- subarachnoidale oder intravasale Injektion,
- totale Spinalanästhesie,
- Überdosierung des Lokalanästhetikums,
- Katheterabriss,
- Blutdruckabfall,
- Epiduralabszess,
- epidurales Hämatom,
- weitere Komplikationen können in der postoperativen Phase auftreten.

Epidurale Rückenmarkstimulation (Spinal-Cord-Stimulation)

Bei dieser Methode handelt es sich um eine elektrische Niederspannungsstimulation des Rückenmarks zur Blockierung der Schmerzimpulse. Die seit April 2010 bestehende S3-Leitlinie gibt detaillierte Empfehlungen für den Einsatz.

Die Implantation eines SCS-Systems (Impulsgenerator, Kabelelektroden, Verlängerungskabel) gilt als kleine Operation und wird unter sterilen Kautelen und Überwachung des kooperativen Patienten in zwei Phasen durchgeführt. Die Nachsorge sollte gewährleistet sein.

Phase 1: Einführung einer Elektrode zur Teststimulation
Unter örtlicher Betäubung und unter Röntgenkontrolle werden dünnen Kabelelektroden in den Epiduralraum (siehe Epiduralanästhesie) eingeführt. Die Verlängerungskabel

zum Impulsgenerator, der zunächst außen am Körper getragen wird, werden im Unterhaufettgewebe platziert. An den folgenden Tagen wird die optimale Einstellung des Impulsgenerators getestet.

Phase 2: Dauerhafte Implantation
Verläuft die Testphase positiv, kann die Implantation erfolgen. Die Verlängerungskabel werden unter die Haut zur vorderen seitlichen Bauchwand gelegt, um mit dem Impulsgenerator, der unter der Haut eingepflanzt wird, verbunden zu werden. Über ein Programmiergerät ist der Patient in der Lage, den Impulsgenerator ein- und ausschalten sowie die Stimulationsparameter zu optimieren.

Komplikationen:
- Dislokation,
- Nervenschädigungen, Duraverletzung,
- Verletzungen benachbarter Organe oder Blutgefäße,
- Infektionen.

Spinalanästhesie

Die Spinalanästhesie hat durch die Kathetertechnik als vollimplantiertes System mit Port oder Pumpe ihren Stellenwert in der selektiven Schmerzausschaltung durch eine permanente rückenmarksnahe Medikamentenapplikation, z. B. Opioide, Ziconotid, Baclofen.

Indikationen:
- maligne Erkrankungen,
- Rückenschmerzsyndrome,
- posttraumatische Schmerzen,
- degenerative Schmerzen.

Material:
- OP-Protokoll,
- OP-Haube und Mundschutz, sterile Handschuhe und steriler OP-Kittel,
- steriler Tisch: Kompressen, Desinfektionsmittel, Lokalanästhetikum, Komplettsystem (Spinalkatheter, Port, Pumpe, Standardauffüll- und Bolusset), gegebenenfalls chirurgisches Equipment.

Vorbereitung und Durchführung:
- unter Narkose oder örtlicher Betäubung,
- i. v. Zugang mit Infusion, kardiovaskuläres Monitoring,
- Seitenlage mit gekrümmten Rücken (Katzenbuckel),
- Assistenz bei großflächiger Desinfektion und beim Abdecken des Punktions- und OP-Gebiets (Pumpenimplantation),
- Anreichen der Lokalanästhesie, eines Hämostiletts zur Hautinzision,
- Einführung der Spinalkanüle in den Subarachnoidalraum (befindet sich hinter dem Epiduralraum, der Dura mater und der Arachnoidea),
- Entfernung des Mandrains, beachte: Liquoraustritt,
- Anreichen des Katheters und Assistenz beim Vorschieben durch die liegende Kanüle (Katheterende im Auge behalten). Nach gewünschter Katheterplatzierung erfolgen die Entfernung der Spinalkanüle und die Tunnelung des Katheters unter Hautniveau zum Bauchraum. Im Bauchraum wird der Port (nur zur Testung der Medikamentendosierung) oder die Medikamentenpumpe eingesetzt und mittels Nähten angeheftet. Der Spinalkatheter wird an den Port oder die Pumpe konnektiert. Durch eine Hautnaht wird der Bauchraum geschlossen.
- Über den Port kann eine externe Pumpe angeschlossen werden.
- Dosierungen von Medikamenten beachten, Titration angezeigt,
- Überwachung des Patienten.

Die *Wiederbefüllung* der Pumpe über ein Auffüllport mit Silikonseptum erfolgt ambulant unter sterilen Bedingungen mit dafür hergestellten Auffüllsets.

Cave: Epiduralkatheter werden nur noch in Ausnahmefällen in Verbindung mit implantierten Pumpen genutzt.

Komplikationen:
- Blutdruckabfall,
- Postdurapunktionskopfschmerz,
- Opioid-Nebenwirkungen,
- Katheterabriss.

Die implantierbaren Medikamentenpumpen werden nach individuellen Therapieanforderungen und spezifischen Patientenbedürfnissen ausgewählt. Eine optimale Kombination von Medikamentenfluss (0,5–4,0 ml/24 h) und Reservoirgröße (10–60 ml) ist wünschenswert. Es gibt sowohl elektronische Pumpen, die mit Batterien betrieben werden und von außen programmiert werden können, als auch mechanische mit Gasdruck betriebene Pumpen. Bei Letzteren existiert seit einiger Zeit eine von außen programmierbare Version; ansonsten ist Dosisänderung nur über die Änderung der Pumpenfüllung möglich.

Ein mit Gasdruck oder elektronisch betriebener Pumpenmechanismus ermöglicht die konstante Abgabe der gewählten Dosis in den Spinalraum. Die Befüllung der Pumpen erfolgt durch transkutane Punktion eines Silikonseptums in der Pumpe. Neben dem Auffüllseptum verfügen die Pumpen über ein Bolusseptum für Akutschmerzzustände oder Überprüfung der Katheterlage unter Röntgenkontrolle.

Beachte: Die technische Entwicklung der Pumpen sind gegenüber den ersten Pumpen weit vorangeschritten z. B. Material, Größe, Gewicht, Gas, Funktionssicherheit u. a., aber es gibt Patienten mit Pumpen der älteren Generation.

Neurolytische Nervenblockaden

Indikationen:
- Schmerzen im fortgeschrittenen Stadium einer malignen Erkrankung,
- Unwirksamkeit von Opioiden,
- spastische Paraplegien ohne Aussicht auf eine Erholung der Funktion.

Ein Beispiel ist die chemische intraspinale Sattelblock-Neurolyse mit Phenol in Glyzerin.

Vorbereitung und Durchführung:
- i. v. Zugang mit Infusion, kardiovaskuläres Monitoring, sterile Kautelen,
- steriler Tisch: Spinalkanüle, 1-ml-Spritze mit Phenol in Glyzerin, NaCl 0,9 %, Kompressen,
- Patient in sitzender Position, Unterstützung der Haltung, z. B. Gummiring bei Schmerzen in der Analregion oder Halten des Patienten,
- Platzierung der Spinalkanüle im Liquorraum, Liquorfluss in vier Ebenen nachweisen, dann fraktionierte Injektion des Phenols,
- während der Injektion ständige Sensibilitätsprüfung,
- Spinalkanüle nach Injektion des Phenols mit NaCl 0,9 % spülen und entfernen,
- Überwachung des Patienten für 2–3 Stunden, bis ein optimaler Sattelblock erreicht ist.

Komplikationen: Blasen- und Mastdarmstörungen.

III Spezielle Schmerztherapieverfahren

10 Multimodale Schmerztherapie

Doris Grünewald

Die Versorgung von Patienten mit chronischen Schmerzen erfordert eine komplexe multimodale Therapie, denn der Schmerz hat im Laufe der Zeit das Leben des Betroffenen verändert, »nichts ist mehr so wie es vorher war…«. Die Lebensperspektive muss eine neue Dimension erhalten. Um dieser Situation frühzeitig zu begegnen, ist es sinnvoll, multimodale Therapiekonzepte bei Schmerzpatienten mit psychosoziale Risikofaktoren (»Yellow flags«) in der Entwicklung vom akuten zum chronischen Schmerz einzusetzen/anzubieten.

Kontraindikationen sind psychiatrische Störungen, laufende Renten- und Schmerzensgeldverfahren, Unfähigkeit zur Teilnahme an einer Gruppe oder psychotherapeutischen Behandlung, z. B. Sprachproblemes sowie fehlende Motivation des Patienten, denn das Konzept beruht auf der Kooperation und dem aktiven Handeln des Patienten.

Indikationen:

- erfolglose Monotherapie, z. B. Migränebehandlung zunächst mit Triptan, aufgrund häufiger Attacken sind jedoch auch nichtmedikamentöse Verfahren angezeigt,
- wenn kausale Ansätze bei chronischen Schmerzerkrankungen ausgeschöpft sind, z. B. wenn bei der Behandlung einer chronischen Polyarthritis mit Antirheumatika keine ausreichende Schmerzlinderung zu erreichen ist,
- schmerzbedingte Einschränkung der Lebensqualität, schmerzbedingte Arbeitsunfähigkeit (Arbeitsfähigkeit sollte unbedingt erhalten werden).

Verschiedene Fachgebiete arbeiten bei der multimodalen Schmerztherapie zusammen, dabei ist ein gemeinsames Krankheitsverständnis wichtig.

Medizinische Behandlung, z. B.:

- Überprüfung der Diagnose,
- Überprüfung und Optimierung der medikamentösen Schmerztherapie,
- Vermittlung von Wirkung und Nebenwirkung von Analgetika,
- genaue Aufklärung des Patienten über seine Erkrankung, die analgetische Medikation, Komedikation und weitere Behandlungsmöglichkeiten,
- schriftlicher Therapieplan für Patienten und Angehörige.

Psychologische Behandlung, z. B.:

- biografische Anamnese,
- Vermittlung des biopsychosozialen Krankheitsmodells,
- Schmerz- und Stressbewältigung,
- Entspannungsverfahren,
- Genusstraining,
- Kunst-, Musiktherapie.

Physiotherapeutische Behandlung/Sporttherapie, z. B.:

- körperliche Aktivierung,
- Ausdauertraining,
- gezielter Muskelaufbau,
- Schulung der Körperwahrnehmung,
- Atemtherapie,
- Ergotherapie.

Sozialarbeit, z. B.:
- Wiedereingliederungsmaßnahmen bei Arbeitsunfähigkeit,
- Anforderungen von Hilfsmitteln, die die Schmerzlinderung im Alltag unterstützen (z. B. Rollator, Gehstock, arbeitsplatzgerechte Bestuhlung),
- Unterstützung bei Antragstellungen (z. B. Rehabilitationsmaßnahmen, Sozialamt, Krankenkassen),
- Beratung der Patienten und Angehörigen über weitere soziale Angebote.

Pflegekräfte (wünschenswert mit der Zusatzqualifikation »Algesiologische Fachassistenz« oder »Pain Nurse«) z. B.:
- Unterstützen und Führen der Patienten und ihrer Angehörigen/Bezugspersonen im Erleben, Bewältigen und Annehmen von chronischen Schmerzen,
- Befähigen und Motivieren zur Selbstpflege,
- Unterstützung in der Durchführung von Schmerzbewältigungsstrategien,
- Schmerzmessung, Symptomkontrolle,
- Information und Beratung in Bezug auf Nahrungsaufnahme, Aktivitäten, Medikamenteneinnahme.

Weitere Fachdisziplinen (z. B. Neurologie, Orthopädie) können mit einbezogen werden. Im Team sollten die Mitglieder weitgehend gleichberechtigt zusammenarbeiten (»flache Hierarchie«). Der ärztliche Leiter sollte die Zusatzbezeichnung »Spezielle Schmerztherapie« erworben haben und für ein integratives multimodales Behandlungskonzept sorgen. Eine berufsgruppenübergreifende regelmäßige Teamsitzung (Schmerzkonferenz) ist für die professionelle Umsetzung der Therapieprogramme für den einzelnen Patienten notwendig.

Die multimodale Schmerztherapie wird tagesstationär oder stationär angeboten. Einige Krankenkassen unterstützen speziell die »Integrationsversorgung bei Rückenschmerzen«. Bestimmte Schmerzzentren bieten in Anlehnung an das Göttinger Rücken Intensiv Programm (GRIP; Pfingsten und Hildebrandt 1998) oder das Marburger Schmerzbewältigungsprogramm (Basler und Körner-Herwig 1998) ihre Behandlung an.

10.1 Patienten-Fallvorstellung – Multimodale Schmerztherapie

Thomas Fritzsche

Anamnese:
- 40 Jahre alte Patientin,
- Migräne mit Aura seit 25 Jahren, nicht wärend der Schwangerschaft,
- Spannungskopfschmerz,
- Mutter ebenfalls mit bekannter Migräne.

Sozialanamnese:
- verheiratet, eine 8-jährige Tochter,
- im Bezirksamt als Beamtin tätig.

Schmerzanamnese:
- zeitlicher Verlauf
  - 8- bis 10-mal im Monat Migräne, wechselnde Seiten, vorwiegend rechtsseitig, regelabhängig verstärkt, jeweils bis zu 2 Tage andauernd, Triggerung durch Computerarbeit, Stress, Alkohol,
  - Dauerspannungskopfschmerz,
- Intensität: NAS 9–10,

- Lokalisation:
  - Migräne: wechselnde Seiten,
  - Spannungskopfschmerz: helmartig,
- Qualität:
  - Migräne-Aura: Augenflimmern der betroffenen Seite,
  - Spannungskopfschmerz: dumpf-drückend,
- Einfluss des Schmerzes auf die Lebensqualität: unerträglicher Schmerz, Krankschreibungen, sozialer Rückzug.

Vormedikation:
- NSAID: ASS, Ibuprofen, Diclofenac; anfangs guter Effekt bei der Migräne, zunehmender Spannungskopfschmerz,
- Triptane: Sumatriptan; regelmäßiger Gebrauch mit wechselnder Wirksamkeit,
- Antikontrazeptiva wurden seit 20 Jahren (bis auf die Schwangerschaft) nicht verändert,
- Migräneprophylaxe mit Betablockern war über Jahre erfolglos,
- Opioide: Tilidin-Naloxon retard, Tramadol; nicht vertragen (Übelkeit).

Therapieplan (multimodal):
- Entzug der bisher verwendeten NSAID bei dringendem Verdacht auf medikamenteninduzierten Spannungskopfschmerz, stattdessen z. B. Naproxen 250 mg oder Metamizol 500 mg im Notfall,
- Behandlungsversuch mit Amitriptylin,
- Umstellung der Kontrazeptivatherapie durch einen darin erfahrenen Gynäkologen, da eine regelabhängige Migränestärke anamnestisch bekannt ist und keine Attacken während der Schwangerschaft auftraten,
- Vorstellung beim Schmerzpsychotherapeuten,
- Vorstellung in der physikalischen Medizin,
- Migräneprophylaxe mit Topiramat,
- Ernährungsberatung.

Verlauf:
- nach längerfristigem Entzug der NSAID kam es zur Reduktion der Spannungskopfschmerzen,
- Triptane wurden auf ein Mindestmaß 10- bis 12-mal im Monat begrenzt,
- Amitriptylin wurde langsam auf 50 mg z. N. gesteigert,
- dreimalige Umstellung der Kontrazeptivatherapie, in deren Folge keine stärkeren Migräneattacken während der Regel mehr auftraten, die Anzahl jedoch blieb gleich,
- während der Vorstellung beim Schmerzpsychotherapeuten wurden Stressbewältigung, Stressvermeidung, Verhaltenstherapie, effektive Arbeitsorganisation, Entspannungstechniken und Biofeedbackverfahren thematisiert sowie eine ambulante Verhaltenstherapie initiert,
- in der physikalischen Medizin wurden ein Beckenschiefstand und eine verspannte Schulter-Nacken-Muskulatur beschrieben, es wurden Einlagen und transkutane elektrische Nervenstimulation für die Schulternackenregion und direkt am Kopf verordnet sowie auf die Notwendigkeit von Ausdauersport hingewiesen,
- Topiramat wurde mit 25 mg begonnen und auf 2 x 50 mg langsam auftitriert bei guter Verträglichkeit.

Effekt der Therapie auf den Schmerz

Bedingt durch einen hohen Leidensdruck und eine eher sehr selten gute Compliance seitens der Patientin gelang es durch regelmäßige Biofeedbacksitzungen bei der Schmerzpsychotherapeutin, 2- bis 3-mal pro Woche Ausdauersport, konsequente Ernährungsumstellung, Umrüstung des Arbeitsplatzes (Stuhl, optimale Tischhöhe, moderner flimmerfreier Flachbildschirm), ambulante Verhaltenstherapie einmal pro Woche sowie morgendliche Yogaübungen nach einem Jahr folgendes zu erzielen:

- Schmerzreduktion der Attacken von NAS 9–10 auf NAS 4–5,
- Reduktion der Attacken auf 2- bis 3-mal im Monat von deutlich kürzerer Dauer bei wieder gutem Ansprechen auf Triptane,
- kein oder seltener Spannungskopfschmerz.

Effekt der Therapie auf die Lebensqualität

- Teilnahme am sozialem Leben, keine Krankschreibungen mehr nötig, Anerkennung der gut organisierten Arbeit bei Kollegen, Ausgeglichenheit,
- unerwünschte Wirkungen: geringe Müdigkeit (Nebenwirkung wird von der Patientin in Kauf genommen),
- Lebensfreude gesteigert,
- Patientin insgesamt sehr zufrieden.

11 Tumorschmerz, Palliativmedizin

Eva Hoffmann

11.1 Epidemiologie und Bedeutung in Deutschland

Laut statistischem Bundesamt werden in Deutschland ca. 430.000 Tumorneuerkrankungen pro Jahr diagnostiziert. Bis zu 95 % der Patienten mit einer Tumorerkrankung im fortgeschrittenen Stadium berichten über mittelstarke bis starke Schmerzen. An einem beliebigen Stichtag haben ca. 220.000 Menschen behandlungsbedürftige Tumorschmerzen. Viele Patienten unterliegen dem Irrglauben, Schmerz gehöre zu einer Tumorerkrankung unweigerlich dazu, dabei kann bei über 90 % der Patienten der Tumorschmerz mit modernen Medikamenten gut beherrscht werden. Wichtig ist im offenen Gespräch die Vermittlung, dass Hilfe möglich ist und dass nicht der Patient »schuld ist« an den Schmerzen, sondern ein aggressiv wachsender Krebs. Viele Krebspatienten sprechen entgegen der Annahme ihrer Behandlungsteams nicht über ihre Schmerzen, daraus folgt, dass routinemäßig jeder Krebspatient in einem passenden Rahmen aktiv auf das Vorhandensein von Schmerzen befragt werden sollte.

Mit über 200.000 Sterbefällen pro Jahr sind Tumorerkrankungen in Deutschland die zweithäufigste Todesursache.

Brustkrebs ist die häufigste Krebserkrankung bei Frauen mit 55.150 Neuerkrankungen pro Jahr, Darmkrebs steht mit 35.800 Neuerkrankungen pro Jahr an zweiter Stelle. Lungenkrebserkrankungen (ca. 12.450 Neuerkrankungen pro Jahr) nehmen zu und sind daher an dritte Stelle gerückt.

Bei Männern ist das Prostatakarzinom mit ca. 48.650 Neuerkrankungen pro Jahr die häufigste Krebserkrankung, am zweithäufigsten ist der Darmkrebs mit 35.600 Neuerkrankungen pro Jahr, wohingegen die Lungenkrebshäufigkeit mit fast 32.550 jährlich erkrankenden Männern gesunken ist und damit an dritter Stelle steht.

Flächendeckende Krebsregister gibt es in Deutschland erst seit kurzer Zeit. Das 1995 in Kraft getretene und Ende 1999 ausgelaufene Bundeskrebsregistergesetz verpflichtet alle Bundesländer, flächendeckend bevölkerungsbezogene Krebsregister zur Bereitstellung epidemiologischer Daten nach einheitlichen Vorgaben einzurichten, hinzu kommt das Kinderkrebsregister. Die einzelnen Bundesländer leiten die anonymisierten Daten an das Robert-Koch-Institut weiter. Dort erstellt das »Zentrum für Krebsregisterdaten« die Bundesstatistiken.

Einen aktualisierten Überblick über die statistischen Basisdaten liefert die Broschüre »Krebs in Deutschland«. Sie wird von der Gesellschaft der Epidemiologischen Krebsregister in Deutschland und dem Robert-Koch-Institut herausgegeben und ist im Internet unter http://www.gekid.de abrufbar. Im Februar 2010 erschien erstmals die Broschüre »Verbreitung von Krebserkrankungen in Deutschland«, die im Internet unter http://www.rki.de eingesehen werden kann. Informationen sind abrufbar beim Krebsinformationsdienst des Deutschen Krebsforschungszentrum unter http://www.krebsinformationsdienst.de.

Ein Curriculum zur Tumorschmerztherapie ist auch über den Arbeitskreis Tumorschmerz der DGSS zu beziehen. Gerade bei Tumorschmerzen ist die oberste Priorität die Verbesserung der Lebensqualität.

11.2 Ätiologie von Tumorschmerzen

Tumorbedingte und tumorassoziierte Schmerzen (60–90 %):

- Knochen-/Weichteilinfiltration,
- Kompression und Infiltration von Nerven, Blut- und Lymphgefäßen,
- Tumornekrose an Schleimhäuten mit Ulzeration und Perforation,
- Hirnödem, Venenthrombose,
- paraneoplastisches Syndrom, Zosterneuralgie, Pilzinfektion.

Therapiebedingte Schmerzen (10–25 %): Operation, Radiatio, Chemotherapie.

Tumorunabhängige Schmerzen (3–10 %): Migräne, Spannungskopfschmerz, Arthritis, Rückenschmerz.

Therapiebedingte Schmerzsyndrome – Ursachen

Nach Operationen (Latenz: Wochen bis Monate postoperativ):

- nicht heilende Wunde,
- neuropathische Schmerzsyndrome – Deafferenzierungsschmerzen,
- nach Mastektomie 20 % (15–30 % Phantomschmerz),
- nach axillärer Dissektion (frozen shoulder, SRD),
- nach inguinaler Dissektion,
- nach Thorakotomie,
- nach Neckdissektion,
- nach Amputation: Stumpf-/Phantomschmerz (Rektum-Amputation: 15 %).

Nach Radiotherapie (Latenz: 3 Monate bis 30 Jahre):

- Strahlenenteritis, -proktitis (2–10 %),
- Strahlendermatitis und Muskelfibrose,
- Osteoradionekrose,
- Plexopathie des Plexus brachialis, lumbosakralis,
- Strahlenmyelopathie,
- periphere Nerventumore,
- orale Mukositis.

Nach Chemotherapie (Latenz 1–2 Wochen):

- septische Knochennekrose (nach Steroidtherapie),
- orale Mukositis,
- Polyneuropathie (Kinder: Myalgie, Kieferschmerz, PNP),
- Steroid-Pseudorheumatismus,
- Fatigue.

Merke

Therapiebedingte Schmerzen sind vorwiegend (ca. 70 %) neuropathisch. Ihre Behandlung ist oft schwierig (Koanalgetika, Nervenblockaden) und da das Auftreten mit einer großen Latenzzeit erfolgen kann, ist immer differenzialdiagnostisch zu klären, ob es sich um ein Tumorrezidiv, eine paraneoplastische Neuropathie oder eine tumorassoziierte Neuropathie handelt.

Tumorbedingter bzw. tumorassoziierter Schmerz – Ursachen

- Weichteilinfiltration,
- Knochenmetastasierung,

- Nervenkompression oder -infiltration,
- erhöhter intrakranieller Druck,
- Ulzeration mit oder ohne Infektion,
- Verlegung von Hohlorganen,
- Infiltration solider Organe,
- Kompression von Gefäßen oder Lymphbahnen.

11.3 Schmerzarten – Schmerzdifferenzierung

Beim Tumorschmerz am häufigsten ist der sogenannte »Mixed Pain«:

- »gemischter Schmerz«,
- Kombination aus verschiedenen Schmerzformen (nozizeptiv + neuropathisch),
- Symptome sowohl von nozizeptiven als auch neuropathische Schmerzen (▶ **Abb. 11.1**).

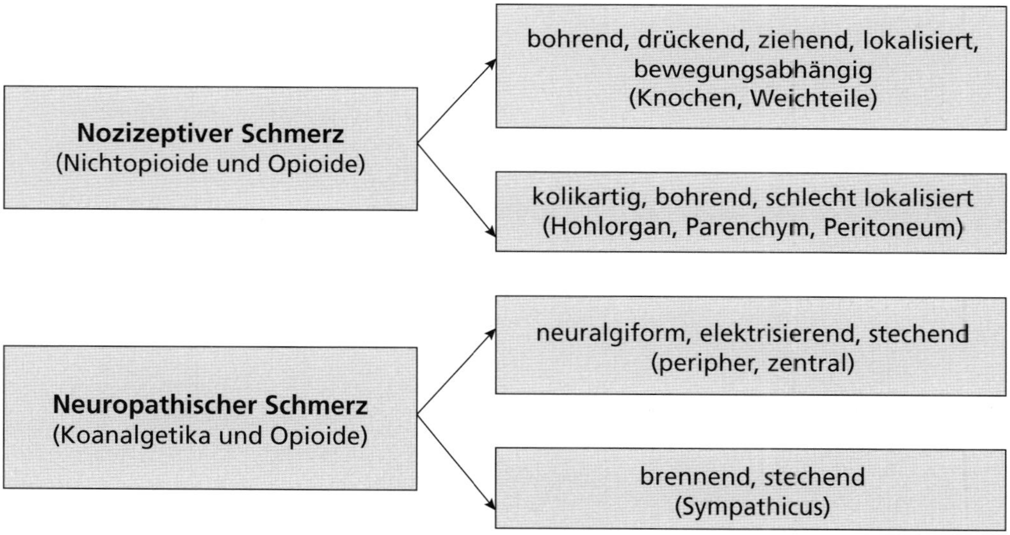

Abb. 11.1: Schmerzarten bei Tumorschmerz

> **Merke**
>
> Bei fortgeschrittenem Tumorstadium nimmt der Anteil der neuropathischen Schmerzen meist zu.

11.4 Prinzipien der Tumorschmerztherapie

Tumorspezifische und symptomatische Therapien (modifiziert nach: Deutsche Krebsgesellschaft 2002 und Überarbeitung des Arbeitskreises Tumorschmerz der DGSS):

- chirurgische Maßnahmen, Strahlentherapie, Chemotherapie,
- nichtpharmakologische Therapieoptionen beachten:
  - Orthesen und Prothesen,
  - physikalische Therapie,
  - Lymphdrainage,
  - TENS,
  - dermatologische Lokaltherapie.
- psychologische, psychosoziale und spirituelle Begleitung,
- Kommunikation zwischen Therapeuten, Angehörigen und Patienten,
- Therapieziel und Therapieplan festlegen.

Grundsätzlich erfolgt die Tumorschmerztherapie multimodal interdisziplinär (▸ **Abb. 11.2**).

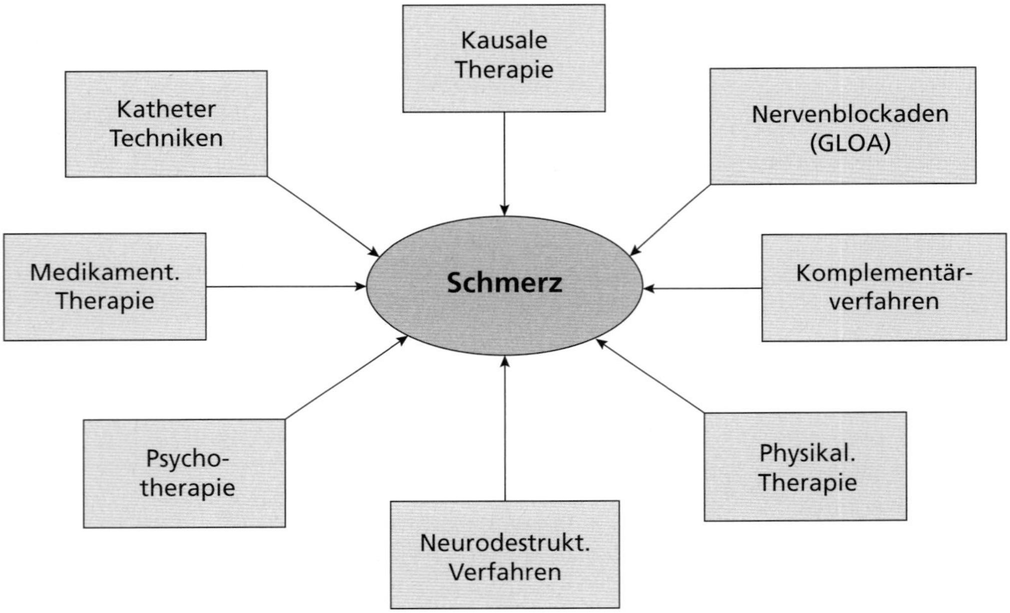

Abb. 11.2: Multimodale Tumorschmerztherapie

Prinzipien der medikamentösen Therapie

Stufenweiser Aufbau der Schmerztherapie nach dem WHO-Stufenschema (▸ **Abb. 11.3**):

- nichtinvasive Therapieformen bevorzugen (transdermal, oral),
- Einnahme der Medikamente nach Zeitplan, »nach der Zeit«,
- entsprechend der Wirkdauer,
- unter Berücksichtigung der Tagesrhythmik,
- lang wirksame (meist retardierte) Präparate verwenden,
- Einstellung kann mit kurz wirksamen Präparaten erfolgen,

- schnell wirksame Zubereitung zur Behandlung von Durchbruchschmerzen zur Verfügung stellen,
- opioidtypische Nebenwirkungen prophylaktisch behandeln,
- Dauerschmerz erfordert Dauertherapie.

Merke

»By the Mouth, By the Ladder, By the Clock!« (Twycross 1989)

WHO-Stufenschema

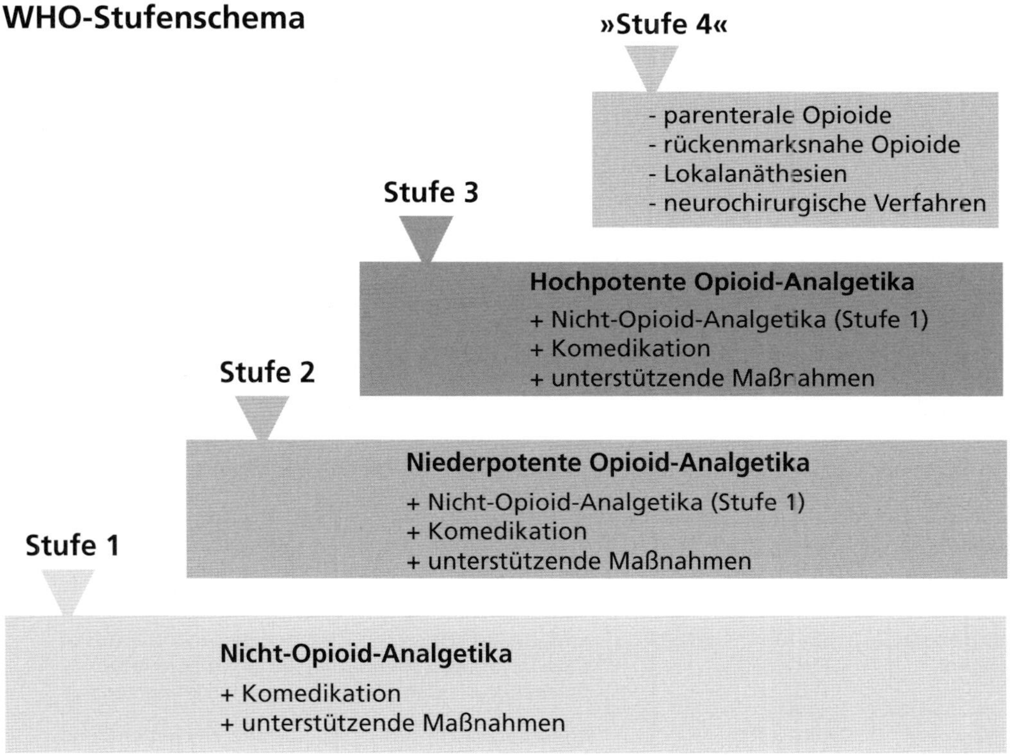

Abb. 11.3: WHO-Stufenschema (modifiziert nach World Health Organisation 1986)

Orale (transdermale) Applikationsform – Vorteile:

- Vermeidung toxischer Konzentrationsspitzen,
- geringe Schwankung des Plasmaspiegels,
- länger anhaltende Schmerzfreiheit,
- größere betreuerische Unabhängigkeit für den Patienten,
- ambulante Betreuung möglich,
- Einbeziehung von Angehörigen in die Behandlung,
- Verhinderung gesellschaftlicher Isolation.

Merke

Prinzipiell wird die primär orale Verabreichung der Medikation empfohlen, aber bei gestörter oraler Aufnahme oder Resorptionsstörungen ist die transdermale Applikation eines Opioids als gleichwertig anzusehen.

Vorteile der regelmäßigen Gabe nach festem Zeitplan:
- Schmerzvorbeugung,
- keine Furcht des Patienten vor Schmerzwiederkehr,
- keine Sorge des Patienten um rechtzeitige Schmerzmittelgabe.

Nachteil einer sporadischen Medikamentengabe:
- erneut eintretende Schmerzen sind schwerer zu beeinflussen,
- erneut eintretende Schmerzen sind eine zusätzliche psychische Belastung für den Patienten,
- Wiederkehrschmerz führt zu einer schnellen Sensibilisierung und Chronifizierung.

Nichtopioidanalgetika

Nichtopioidanalgetika wirken antiphlogistisch, antipyretisch und spasmolytisch. Wirksubstanzen und Beispiele eines handelsüblichen Medikaments sind in der nachfolgenden Tabelle (► **Tab. 11.1**) zusammengefasst.

Tab. 11.1: Nichtopioidanalgetika

Substanz	Einzeldosis (mg)	Wirkdauer (h)	zusätzliche Wirkung	Hauptindikation
Metamizol Novalgin®	500–1.000 TMD: 6.000	4	spasmolytisch *Cave:* allergische Agranulozytose	Kolikartige/viszerale Schmerzen, Knochenschmerzen
Paracetamol	500–1.000 TMD: 4.000	4	*Cave:* schmaler therapeutischer Bereich	leichte Schmerzen
Ibuprofen retard	600–800 TMD: 2,4 g	8–12	antiphlogistisch *Cave:* nicht bei Niereninsuffizienz/Ulcusleiden	Schmerzen mit entzündlicher Komponente, Knochenschmerzen
Diclofenac retard	25–100 TMD: 150	8–12	antiphlogistisch *Cave:* nicht bei Niereninsuffizienz/Ulcusleiden	Schmerzen mit entzündlicher Komponente, Knochenschmerzen
Naproxen Proxen®	500–1.000 TMD: 1.250		antiphlogistisch *Cave:* nicht bei Niereninsuffizienz/Ulcusleiden	Schmerzen mit entzündlicher Komponente, Knochenschmerzen
Flupirtin Katadolon®	100–200 TMD: 600		muskelrelaxierend *Cave:* nicht bei Cholestase/Leberfunktionsstörung	schmerzhafte Muskelverspannungen
Celecoxib Celebrex®	100–200 TMD: 400	(12)–24	antiphlogistisch *Cave:* Kontraindikation schwere kardiovaskuläre Erkrankungen	Schmerzen mit entzündlicher Komponente, Knochenschmerzen

Opioidanalgetika der WHO-Stufe II und III

Merke (▸ Abb. 11.4)

- Referenzsubstanz und Goldstandard durch die weltweite Verfügbarkeit ist das Morphin. Morphin kann aber auch Nachteile haben, z. B. durch Kumulation bei Patienten mit Niereninsuffizienz.
  Als geeignet werden auch folgende Opioide der WHO-Gruppe III bewertet: Oxycodon, Hydromorphon. Alternativ können transdermale Systeme mit Fentanyl und Buprenorphin eingesetzt werden (EAPC Empfehlungen und Riley 2012, S. 386).
- Kombiniere nie WHO II mit WHO III!
- Starker Schmerz: schneller Wechsel bzw. Primärtherapie mit Opioiden der WHO-Stufe III,
- grundsätzlich Durchbruchmedikation zur Verfügung stellen (1/6 bis 1/10 der Tagesdosis).

Grundsätzlich sollte vor Erstmedikation mit einem Opioid immer überlegt werden, welche Symptome bei dem Patienten in nächster Zeit aufgrund des Tumors oder der Therapie wahrscheinlich auftreten werden. So würde man z. B. einen Patienten mit metastasiertem Pankreas- oder Magenkarzinom primär nicht mit einem oralen Präparat, sondern gleich mit einem transdermalen System einstellen.

	Agonist	**Agonist/Antagonist**
niedrig potent WHO II	Tramadol (Tramal®, Tramundin®) [Pethidin (Dolantin®)]	Tilidin/Naloxon (Valoron N) [Pentazozin (Fortral®)]
hoch potent WHO III	Morphin (MST®, Capros®...) Methadon (Polamidon®) Piritramid (Dipidolor®) Oxycodon (Oxygesic®) Hydromorphon (Palladon®) Fentanyl (Durogesic®, Actiq®)	Oxycodon/Naloxon (Targin®) **Partieller Agonist** Buprenorphin (Temgesic®, Transtec®)

Abb. 11.4: Opioide der WHO-Stufe II und III

Eine Opioidrotation ist unter folgenden Aspekten sinnvoll:

- bei ungünstigem Verhältnis von Nebenwirkungen und Analgesie (Nausea, Emesis, Sedierung, Verwirrtheit, Halluzinationen, Schwitzen, Juckreiz, Obstipation),
- bei unzureichender Schmerzlinderung trotz schmerztypadäquater Gabe von Koanalgetika und angemessener Dosissteigerung.

Merke

Bei Opioidwechsel Reduktion der äquianalgetischen Tagesdosis um 30–50 %, erneute individuelle Titration gegen den Schmerz.

Akutmedikation zur Verfügung stellen (1/6 bis 1/10 der Tagesdosis). (Rotationstabelle siehe Hoeben et al. 2012)

Koanalgetika bei Tumorschmerzen

Koanalgetika kommen bei spezifischen Schmerzen (▸ **Tab. 11.2**), wie z. B. Leberkapselschmerz oder Schmerzen bei Knochenmetastasen sowie bei neuropathischen Schmerzen zur Anwendung (▸ **Tab. 11.3**).

Tab. 11.2: Koanalgetika bei spezifischen Tumorschmerzen

Schmerztyp	Koanalgetikum	Tagesdosis	Besonderheit
Knochenschmerzen	Calcitonin	100–200 IE	s. c./i. v. auch als Nasenspray
	Bisphosphonate		initial: i. v./p. os Applikation möglich
	Kortikosteroide	3 x 4 mg (Dauertherapie)	initial höhere Dosierung als unter Dauertherapie (z. B. bei Bestrahlung!)
viszerale Schmerzen mit Kolik mit Ödem mit Kapselspannung	Butylscopolamin	40–80 mg	p. o. unwirksam! nur auf GI-Trakt wirkend
	Kortikosteroide	3 x 4 mg (Dauertherapie)	initial höhere Dosierung als unter Dauertherapie
Muskelschmerz Myogelosen Muskelspastik	Tolperison	150–450 mg	
	Tetrazepam[1]	200–400 mg	Abhängigkeitspotenzial (!), Enzyminduktion
	Baclofen[1]	60–100 mg	auch bei Myoklonien

[1] einschleichende Dosierung erforderlich!

Tab. 11.3: Koanalgetika bei neuropathischen Schmerzen

Schmerztyp	Koanalgetikum	Tagesdosis	Besonderheit
Antidepressiva bei brennenden Dauerschmerzen, schmerzhaften Dysästhesien	Amitriptylin Doxepin Clomipramin	25–75 mg	sedierend (Gabe möglichst abends)
	Imipramin	20–50 mg	antriebssteigernd (Gabe möglichst morgens)
Antikonvulsiva bei einschießenden, elektrisierenden Schmerzen	Gabapentin	1,2–2,4 g	kaum Wechselwirkungen und Kontraindikationen, cave: Müdigkeit, Schwindel (Sturzgefahr!), Kognition
	Pregabalin	150–600 mg	
	Carbamazepin	600–1.200 mg	zahlreiche Wechselwirkungen und Kontraindikationen (Na-Spiegel!)
Myotonolytika	Baclofen	60–100 mg	ggf. Kombination mit Antikonvulsiva
Parathormonantagonist	Calcitonin	20–200 IE	
Lokalanästhetika	Lidocain-Pflaster	25–75 mg	max. 3 Pflaster für 12 Stunden
zusätzliche Optionen: Clonidin, NMDA-Antagonisten, Capsaicin (Qutenza), THC (Dronabinol)			

Merke

Einschleichende Dosierung! Unerwünschte Wirkungen bei Antidepressiva und Antikonvulsiva sind Müdigkeit und Schwindel (cave: Sturzgefahr!). Diese aggravieren unter Umständen bereits bestehende Fatiguesymptomatik, was mit dem Patienten besprochen werden muss.

Um schmerzbedingte Ein- und Durchschlafstörungen mitzubehandeln, kann die Abenddosis höher gewählt werden als die Morgendosis. Antikonvulsiva wirken erst zuverlässig, wenn stabile Spiegel erreicht worden sind. Antidepressiva weisen durch langsame Steigerung der Serotonin- und Noradrenalinspiegel eine Verzögerung des Wirkeintritts um bis zu zwei Wochen auf.

Die Kombination WHO III plus Adjuvantien kann besser sein als ein Opioid allein, da in beiden Bereichen geringere Dosierungen benötigt werden und dadurch weniger unerwünschte Wirkungen auftreten.

Merke

Bei neuropathischen Tumorschmerzen gilt: Je »frischer« der neuropathische Schmerz, desto besser das Ansprechen auf Opioide. Immer Sensibilität auf Opioide austesten!

Therapieresistenter neuropathischer Schmerz oder starke Durchbruchschmerzen

Ketaminindikationen (NMDA-Antagonist):

- Toleranzentwicklungen gegenüber Opioiden,
- neuropathische Schmerzen,
- starke Durchbruchschmerzen,
- vor Anwendung invasiver Verfahren

Praktisches Vorgehen:
Ketamin kann psychotrope UAW wie Halluzinationen oder Stimmungsschwankungen verursachen und sollte deshalb in ruhiger, abgeschirmter Umgebung nach vorheriger

Gabe von Midazolam (Dormicum) gegeben werden. Die effektive Dosis schwankt stark von Patient zu Patient und muss daher individuell gefunden werden.

- Ketamin i. v. in 2-mg-Schritten titrieren,
- therapeutisches Fenster?,
- bei gutem Erfolg: orale Gabe möglich (Bioverfügbarkeit 30 %),
- Absprache mit Hausarzt und Apotheker erforderlich.

Durchbruchschmerzen – Definition und Charakteristika

Synonyme: episodische Schmerzen, Schmerzspitzen, Schmerzattacken.

- vorübergehende Exazerbation von chronischen Schmerzen trotz suffizienter analgetischer Basistherapie,
- schnelles und unvorhersehbares Auftreten, auch nachts und aus der Ruhe heraus,
- kurze Dauer: 1 Min.–2 h (Ø 30 Min.),
- hohe Schmerzintensität,
- Häufigkeit: durchschnittlich 1–6 Episoden/Tag,
- Prävalenz: 40–80 % aller Tumorpatienten.

Bei jeder Tumorschmerzanamnese muss auch nach Durchbruchschmerzen gefragt werden.

Aufgrund der kurzen Anschlagzeit (ca. 10 Min.) sind zur Therapie von Durchbruchschmerzen am besten die seit einigen Jahren zur Verfügung stehenden Fentanylpräparate als Bedarfsmedikation geeignet. Nur i. v.-Opioide wirken noch schneller. Die benötigte Fentanylmenge muss individuell von der kleinsten Größe (50–100 µg) ausgehend titriert werden. Typische UAW: Übelkeit, Erbrechen, Schwindel (Sturzgefahr), Schwitzen, kognitive Einschränkung. Atemdepression kommt beim opioidgewöhnten Patienten viel seltener vor als beim opioidnaiven.

Rapid Onset Opioids (ROO; schnell wirksam, Wirkeintritt nach 10 Min.):

- OTFC (ACTIQ®),
- Fentanyl Buccaltabletten (Effentora™),
- Fentanyl sublingual (Abstral®),
- Fentanyl-Spray nasal (Instanyl®, Pec Fen®),
- Morphin, Oxycodon, Dipidolor, Hydromorphon i. v.

Short Acting Opioids (SAO; kurz wirksam, Wikeintritt ab 30 Min.):

- Morphin s. c., Morphin p. o. (Painbreak®, Oramorph®, Sevredol®),
- Hydromorphon p. o. (Palladon® 1,3 mg/ 2,6 mg),
- Buprenorphin sublingual (Temgesic®).

Checkliste für Therapiebeginn mit »Rapid Onset Opioiden«: Fentanyl

- Tumorschmerz,
- Charakteristik für Durchbruchschmerz zutreffend,
- Koanalgetika sind ausgeschöpft,
- Basisopioid stabil in ausreichend hoher Dosis,
- Basisopioid: Morphinäqivalent von ≥ 60mg oral/Tagesdosis,
- keine Mukositis ab Grad 2.

Checkliste individuelle Titration:

- 1. Dosis nie allein, möglichst im Liegen,
- kleinste Dosis = Startdosis = 50–100 µg,
- falls 1. Dosis nicht ausreichend: frühestens nach 1 h 2. Dosis: verdoppeln (100–200 µg),
- falls 2. Dosis nicht ausreichend: 3. Dosis: verdoppeln (200–400 µg) etc.,
- Therapiekontrolle nach 30 Min. (wie i. v. Opioid), ggf. Überwachungsprotokoll,
- immer Medikation in Reichweite (z. B. ans Bett) bzw. mitgeben zur Selbstmedikation vor geplanten Behandlungen (z. B. Bestrahlung).

11.5 Invasive Maßnahmen bei Tumorschmerzen

Invasive Maßnahmen sind erst bei Versagen der herkömmlichen Therapie angezeigt, sie können jedoch auch bei massiven UAW bei oraler (transdermaler) Opiattherapie oder bei spezifischen Beschwerden wie sympathisch unterhaltenem Schmerz durchgeführt werden. Hierzu zählen:

- rückenmarknahe Applikation analgetischer Substanzen,
- Sympathikusblockaden (Ggl. stellatum, Plexus coeliacus, lumbaler Grenzstrang),
- Neurolysen (chemisch: Alkohol/Phenol),
- neuroablative Verfahren, z. B. Chordotomie, DREZ.

Rückenmarknahe Analgesie

Prinzip:
Anwendung von Lokalanästhetika (Ropivacain/Bupivacain) und/oder Opiaten (Morphin/Sufenta) plus Adjuvantien (Clonidin/Ketamin) über einen spinalen Katheter oder einen getunnelten Periduralkatheter.

Vorteile gegenüber systemischer Schmerztherapie:
- oft bessere Analgesiequalität (Austestung),
- geringere systemische Wirkungen,
- Sympathikolyse mit Verbesserung der Darmmotilität und der Perfusion.

Indikation:
- regional starke Schmerzen und WHO-Therapie insuffizient oder massive UAW trotz Behandlung,
- vorrangig neuropathische Schmerzen,
- Sympathikolyse erwünscht.

Wenn ein gut eingestellter Patient außerhalb des Krankenhauses bzw. einer Palliativstation weiterversorgt werden soll, muss für ein gutes Überleitungsmanagement frühzeitig die Kontaktaufnahme mit dem zuständigen Hausarzt/Onkologen, dem Pflegeteam und einer Apotheke erfolgen, damit eine lückenlose Weiterversorgung garantiert ist.

Nervenblockaden als Neurolysen

Prinzip: dauerhafte Unterbrechung der Nervenbahnen:
- chemische (Alkohol, Phenol) oder thermische Läsion,
- Effekt zeitlich begrenzt auf ca. 6–12 Monate.

Indikation: begrenzte Lebenserwartung (6–12 Monate), unzureichender Effekt einer Pharmakotherapie.

Risiko: unbeabsichtigte Lähmung der Muskulatur und anderer Nerven.

Komplikationen: Harn- (7 %) und Stuhlinkontinenz (0,5 %), selten motorische Schwäche, Infektion, Verletzung benachbarter Organe.

Sympathikusblockaden/ Neurolysen

(verwendete Medikamente: Lokalanästhetika, Alkohol, Phenol)

- *Stellatum-Blockade* bei tumor- oder therapiebedingten Schmerzen inKopf, Schulter oder Arm (sonografiegestützt),
- *Coeliacus-Blockade* bei viszeralen Schmerzen im Oberbauch durch Pankreas-, Magen-, Leber-, Kolon-, Nieren-, Gallenwegs- oder dist. Oesophagus-Karzinom (CT-gestützt), Wirksamkeit ist mit Level 1 Evidenz belegt,
- *lumbale Grenzstrangblockade* bei Schmerzen im Becken durch Kolon-, Rektum-,

Anal-, Uterus-, Blasen- oder Prostatakarzinom und in den unteren Extremitäten bei Ischämie-, Phantom- und Stumpfschmerzen (CT-gestützt/BV),

- *Intercostalneurolyse* bei Tumorinfiltration der Rippen (BV).

Merke

Invasive Verfahren sind nur selten indiziert, sollten jedoch in einem schmerztherapeutischen Gesamtkonzept wegen ihrer oft hohen Wirksamkeit und gleichzeitig geringen Komplikationsrate unter Umständen als adjuvante Behandlung nicht fehlen.

11.6 Zusammenfassung Tumorschmerz

- Erst Schmerzdiagnose, dann Schmerztherapie,
- Pathomechanismus (z. B. Neuropathie)?
- Art des Tumors, Metastasen?
- Kausale, ursächliche , regionale Therapie möglich?
- Dauerschmerz erfordert Dauertherapie,
- möglichst orale (transdermale) Applikationsform – Retardpräparate einsetzen!
- regelmäßige Einnahme nach Zeitplan, zusätzlich nach Bedarf,
- Rescuemedikation bei Durchbruchschmerzen,
- Vorgehen nach WHO-Stufenschema,
- Maxmaldosierung nutzen, nicht zu früh wechseln
- Koanalgetika und adjuvante Medikamente einsetzen,
- Nebenwirkungen immer mitbehandeln, Symptomkontrolle,
- Opioidrotation sinnvoll?
- Opioidinfusion i. v. oder s. c. als Ultima Ratio,
- Erfolgskontrolle (NRS, VAS, BESD),
- keine Plazeboversuche,
- psychische Begleitung.

11.7 Palliativmedizin

Definition (DGP 1994 und WHO)

Behandlung von Patienten mit einer nicht heilbaren, progredienten und weit fortgeschrittenen Erkrankungen mit begrenzter Lebenserwartung, für die das Hauptziel die Begleitung und Verbesserung der Lebensqualität ist.

Prinzipien des Gesamtkonzeptes sind:

- exzellente Schmerz- und Symptomkontrolle,
- Integration psychischer, sozialer, seelsorgerischer (spiritueller) Bedürfnisse (Patient, Angehörige, Behandlungsteam) bei der Krankheit, beim Sterben, in der Zeit danach,

- Akzeptanz des Todes als Teil des Lebens (der Tod soll weder beschleunigt noch hinausgezögert werden),
- Kompetenz in den wichtigen Fragen der Kommunikation und Ethik.

Das Ziel ist die bestmöglichste Lebensqualität!

Symptomkontrolle

UAW der Opioide:
- Obstipation (> 90 %),
- obligate prophylaktische Laxantiengabe,
- erste Wahl: antiresorptiv/hydragog wirkende Laxantien (Macrogol®),
- ergänzend: Osmotika, Gleitmittel, Irritantien, Kombinationen sinnvoll,
- ferner: Methylnaltrexon (Relistor).

Ursachen:
Organisch: Tumor, Divertikulitis, anale Entzündung, neurologische/endokrine Erkrankung, metabolische Ursache, rektoanale Erkrankung.

Funktionell: verlangsamte Kolonpassage, Dehydratation, ballaststoffarme Ernährung, Arzneimittelwirkung, situativ (Immobilisation, Lebenskrise, psychogen).

Pflegerische Maßnahmen:
- Einläufe/Spüllösungen,
- manuelle Ausräumung,
- komplementäre Maßnahmen (Wickel, Schafgarbe/Heilerde), feuchte/trockene Wärme, Wärmflasche/Kirschkernkissen,
- Anleitung Angehöriger (Laxantienüberwachung, Wickel und Auflagen, Gabe von Klistieren).

Physiotherapeutische Maßnahmen:
- Kolonmassage nach P. Vogler,
- Fußreflexzonenmassage nach H. Marquardt,
- Rückenreflexzonenmassage nach E. Dicke,
- passive/aktive Mobilisation, Zwerchfellatmung.

Nausea/Emesis (ca. 20–60 %):
- Antiemetika initial empfohlen,
- 1. Wahl: Domperidon, Metoclopramid, Levomepromacin
  2. Wahl: Haloperidol (0,5–1,5 mg/d)
- ergänzend: Dimenhydrinat, Cyclizin, Hyoscin, Kortikosteroide, 5HT3-Blocker,
- frische Luft, Vermeidung starker Gerüche, bequeme aufrechte Lagerung zum Essen, Wunschkost, fütternde Angehörige einbeziehen,
- Entspannung, Atemübung, Mundspülung, Entlastung (MS),
- Musik, Kunst, Distraktionsverfahren.

Verwirrtheit, Halluzinationen, Albträume: Neuroleptika (z. B. Haloperidol).

Sedierung (ca. 20 %): Psychoanaleptika (Modafinil, Methylphenidat).

Schwitzen: Anticholinergika (Bornaprinhydrochlorid, Methantheliniumbromid).

Juckreiz (tumor-, therapie-, stoffwechsel-, umweltbedingt):
- Hautpflege, ggf. Opioidwechsel, Antihistaminika, Essigwasserwaschung, Waschung: Sahne mit Rosmarin/Zitrone, Tee,
- Hautpflege mit Jojobaöl und ätherischem Zitronenöl,
- Kortisoncreme, Lidocain, Phototherapie.

Harnverhalt (selten): Parasympathomimetika.

Myoklonien (selten):
- Antikonvulsiva,
- Benzodiazepine (Clonazepam),
- Myotonolytika.

Xerostomie (selten): lokale Maßnahmen, Stimulation des Speichelflusses (saurer Saft, Drops).

Dyspnoe (> 60 %):

Ursachen:
- *pulmonal* (Tumorobstruktion, Atelektase, Pleuraergüsse, Lungenembolie, Lymph-

angiosis carcinomatosa, Infekt, Strahlenfibrose, Pneu, Asthma),
- *kardial* (Linksherzinsuffizienz, Perikarderguss, Perikardinfiltration, oberere Einflussstauung),
- *psychogen* (Angst, Panik, Einsamkeit, familiär) oft nachts,
- *neuromuskulär* (ALS, Schwäche bei Kachexie),
- *andere* (Anämie, Aszites, Fieber, Hepatomegalie).

Pflegerische und medizinische Maßnahmen:
- Lagerung, Frischluftzufuhr (Fenster, Ventilator), Entspannungsverfahren (Patienten nicht allein lassen!), Sauerstoffgabe (selten),
- Gabe von Opioiden (Beeinflussung der Wahrnehmung führt zu Abnahme von Tachypnoe und Atemarbeit, kardiale Entlastung) Morphin 2,5 mg i. v. (opioidnaiv), schnellwirksames Fentanyl buccal/nasal, Tagesdosis bis 50 % erhöhen (opioidgewöhnt),

Anxiolyse: Lorazepam 1–2,5 mg lingual,
Panik: Sedierung mit Levopromazin oder Benzodiazepinen (1–2 mg Midazolam, Lorazepam 1–2 mg lingual); Anleitung Angehöriger.

Versorgungsmöglichkeiten von Palliativpatienten

- spezialisierte ambulante Palliativversorgung (SAPV),
- allgemeine ambulante Palliativversorgung (AAPV),
- Palliativstation/Hospiz,
- Homecare Teams.

Das Bundesgesundheitsministerium unterstützt die flächendeckende AAPV und SAPV Versorgung mit dem Ziel, dass mehr Patienten in der Häuslichkeit kompetent betreut werden können. Zusätzlich zum Zusatzentgeld für die komplexe palliativmedizinische Versorgung in Kliniken soll ab 2013 ein höheres Entgeld für die Versorgung von Patienten auf einer geschlossenen Palliativstation bezahlt werden.

Merke

»Nicht dem Leben mehr Tage geben, sondern den Tagen mehr Leben!« (C. Saunders)

12 Schmerztherapie bei Kindern

Ulrike Knipprath

Schmerz und Schmerzempfindung bei Kindern unterscheiden sich in physiologischer Hinsicht und im psychischen Erleben von denen Erwachsener. Auch pharmakologisch bestehen sehr stark altersabhängige Unterschiede, die in der Schmerztherapie zu berücksichtigen sind. Um diesen Gegebenheiten gerecht zu werden, bedarf es eines differenzierten Vorgehens unter Berücksichtigung der Entwicklung des Kindes mit altersgemäßer Erhebung der Schmerzintensität, einer guten Aufklärung von Kind und Eltern und einer entsprechenden Erfahrung und Ausbildung aller an der Therapie Beteiligten.

Dabei nimmt die Pflege einen hohen Stellenwert ein. So heißt es z. B. in den S3-Leitlinien der Arbeitsgemeinschaft der Wissenschaftlichen Medizinischen Fachgesellschaften (AWMF) zur Behandlung akuter perioperativer und posttraumatischer Schmerzen von 2009: »Bei einer Schmerzintensität, die die vom Patienten tolerierbare Schmerzschwelle oder eine festgelegte Interventionsschwelle übersteigt, sollen das Pflegepersonal sowie die Physiotherapeuten, falls keine antizipierenden Anordnungen vorliegen, unverzüglich eine ärztliche Anordnung anfordern« (http://www.awmf.org). Vielfach werden jedoch inzwischen feststehende Schmerzschemata unter Angabe von Tagesmaximaldosen, Einzeldosen und Applikationsintervallen mit Erfolg eingesetzt, die durch Ärzte verordnet und in der Praxis durch die Pflege umgesetzt werden.

Physiologie

Physiologische Gegebenheiten bei Kindern sind stark altersabhängig, sodass generelle Aussagen nicht möglich sind. Inhaltlich macht es aber Sinn, zwischen Neu- und Frühgeborenen und Kindern bis zum 3. Lebensmonat auf der einen Seite sowie älteren Kindern auf der anderen Seite zu unterscheiden.

Neu- und Frühgeborene verfügen in der Regel über eine geringe Opiatrezeptordichte, aber eine höhere Bindungskraft derselben als ältere Kinder und Erwachsene. Sie weisen eine höhere Dichte an exzitatorischen (schmerzvermittelnden) Rezeptoren im (NMDR, AMPA) und eine niedrigere Dichte an inhibitorischen (schmerzunterdrückenden) Neurotransmittern (GABA) auf (Zernikow 2009). Dies führt zu einer geringeren Schmerzschwelle, was Sensibilisierungsprozesse fördert, sodass die Schmerzschwelle weiter fällt (Wind-up-Phänomen). So reagieren häufig schmerzexponierte Kinder schon auf vermeintlich geringe Reize. Die Organsysteme sind in der Regel noch nicht vollständig entwickelt, was sich in einer geringeren glomerulären Filtrationsleistung der Nieren äußert. Auch die Reifung der Leber ist bis zum 3. Lebensmonat unvollständig, wodurch Medikamentenabbauprozesse erschwert sein können (Glukuronidierung). Da die Leberfunktion stark vom Blutfluss abhängig ist, fallen veränderungen des Blutflusses durch in diesem Alter physiologische Herzveränderungen (z. B. offener Ductus Botalli) zusätzlich ins Gewicht. Zudem ist die Blut-Hirn-Schranke für Medikamente durchlässiger, sodass ein schnellerer und ausgeprägterer Wirkeintritt möglich ist.

Dem stehen bei älteren Kindern eine höhere Eleminationsleistung und ein relativ hohes extrazelluläres Verteilungsvolumen gegenüber, was eine zum Teil recht hohe Dosierung von Medikamenten erfordert.

Beispiel:
Ein Kind mit 10 kg Körpergewicht würde für eine kaudale Periduralanästhesie bei einer unteren Dosierung von 1 ml/kg KG Ropivacain 0,2 % 10 ml bekommen; das ist mehr als man einem Erwachsenen normalerweise als Bolus verabreicht.

Auch die *Herz- und Kreislaufparameter* von Kindern unterscheiden sich von denen Erwachsener: Das Herz schlägt im Schnitt schneller, das Herzzeitvolumen wird eher über die Herzfrequenz und weniger über das Schlagvolumen gesteuert. Blutdruckwerte sind niedriger als bei Erwachsenen, und die Atemfrequenz liegt höher.

Die Kenntnis dieser Gegebenheiten ist auch in der Schmerztherapie relevant, da Schmerzen sich neben Verhalten, Mimik und Gestik auch an diesen Parametern zeigen. Bei Schmerzen man also mit einer erhöhten Herzfrequenz, höherem Blutdruck und schnellerer Atemfrequenz gerechnet werden. Die ► **Tab. 12.1** gibt normale, altersabhängige Herzfrequenz und Blutdruckwerte wieder.

Tab. 12.1: Kreislaufparameter (modifiziert nach Jöhr 2004)

Alter	Herzfrequenz	systolischer Blutdruck	diastolischer Blutdruck
Frühgeborene	150 ± 20	50 ± 3	30 ± 3
Neugeborene	133 ± 18	73 ± 8	50 ± 8
6 Monate	120 ± 20	89 ± 29	60 ± 10
1 Jahr	120 ± 20	96 ± 30	66 ± 25
2 Jahre	105 ± 25	99 ± 25	64 ± 25
5 Jahre	90 ± 10	94 ± 14	55 ± 9
12 Jahre	70 ± 17	109 ± 16	58 ± 9
Erwachsene	75 ± 5	122 ± 30	75 ± 20

12.1 Messung von Schmerz bei Kindern

Wie bei Erwachsenen auch, ist die Voraussetzung für eine gute Schmerztherapie die Erhebung der Schmerzstärke. Altersabhängig eingeschränkte Verbalisierungsmöglichkeiten von Kindern und Überlagerung durch Angstsituationen können dies deutlich erschweren und erfordern eine altersgemäße Herangehensweise. Die Basis ist ein Vertrauensverhältnis zwischen den Beteiligten: Pflegepersonal, behandelndem Arzt, Eltern und Kind.

Nach Möglichkeit soll das Kind selbst seinen Schmerz einschätzen, da ein Fremdeinschätzung den Bedürfnissen des Kindes nicht immer gerecht wird. Es sollen kindgerechte, für das jeweilige Alter evaluierte und validierte Schmerzskalen verwendet werden, die definierte Grenzwerte angeben, bei denen eine Schmerztherapie angezeigt ist (»Cut-off«-Werte).

Weitere »Verhaltensmerkmale wie Gesichtsausdruck, Weinen, Motorik, Körperhaltung, Aktivität, Ruhelosigkeit, Apathie... sollen als stichhaltige Indikatoren für das Vorhandensein von Schmerz berücksichtigt werden.«

»Bei Kindern sollten Schmerzen auch während der alltäglichen Pflege erfasst werden, um unnötige Angst und psychischen Stress zu vermeiden bzw. zu verringern. Begriffe, die Kinder bei der Beschreibung ihres Schmerzes nutzen (›Aua‹, ›Wehweh‹), sollten vom Pflegepersonal aufgegriffen und bei der zukünftigen Schmerzerfassung verwendet werden« (S3-Leitlinie »Behandlung akuter perioperativer und posttraumatischer Schmerzen«, http://www.awmf.org).

Die Bedeutung bestimmter Schmerzäußerungen und Verhaltensweisen sollte mithilfe der Eltern eingeschätzt werden, auch und gerade dann, wenn es sich um geistig und/oder körperlich entwicklungsbehinderte Kinder handelt.

Die Schmerzmessung sollte mindestens einmal pro Schicht erfolgen, nach Schmerzmittelgabe zu einem festgelegten Zeitpunkt erneut. Schlafende Kinder haben in der Regel keine Schmerzen.

Für Kinder vom Neugeborenenalter bis zum 4. Lebensjahr ist vor allem für postoperativ bedingten Schmerz die Kindliche Unbehagens- und Schmerzskala (KUSS) von Büttner et al. (1998) validiert (▸ **Abb. 12.1**). Cut-off-Wert liegt bei 4 Punkten. Die Beurteilung soll immer nur 15 Sekunden dauern und lieber häufiger erfolgen.

Beobachtung	Bewertung	Punkte
	Gar nicht	0
Weinen	Stöhnen, Jammern, Wimmern	1
	Schreien	2
	Entspannt, lächelnd	0
Gesichtsausdruck	Mund verzerrt	1
	Mund und Augen grimassieren	2
	Neutral	0
Rumpfhaltung	Unstet	1
	Aufbäumen, Krümmen	2
	Neutral	0
Beinhaltung	Strampelnd, tretend	1
	An den Körper gezogen	2
	Nicht vorhanden	0
Motorische Unruhe	Mäßig	1
	Ruhelos	2
	Addition der Punkte:	

Abb. 12.1: KUSS, Schmerzskala (Rakow 2007; Büttner et al. 1998)

Kinder ab 4 Jahren kommen in der Regel mit der »Faces Pain Scale« zurecht, bei der sie eine Selbsteinschätzung ihres Schmerzes vornehmen können (▸ **Abb. 12.2**). Ältere Kinder (ab dem 9. LJ) können auch mit der Numerischen Rating Skala (NRS) befragt werden, was manchen Kindern besser liegt.

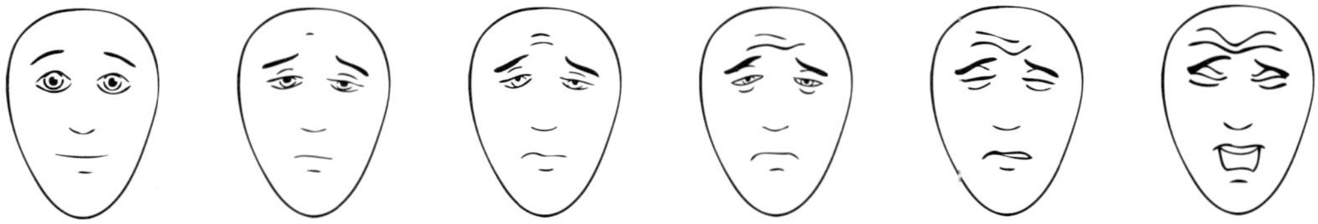

Abb. 12.2: Faces Pain Scale (Hicks et al. 2001, © ISAP: This Faces Pain Scale-Revised has been reproduced with permission of the International Association for the Study of Pain (ISAP). The Figure may not be reproduced for any purpose without permission)

»Wählen Sie die Formulierung ›weh tun‹ oder ›Schmerzen‹, je nachdem was zu dem jeweiligen Kind am besten zu passen scheint.

Diese Gesichter zeigen, wie weh etwas tun kann (wie sehr etwas schmerzen kann).

Dieses Gesicht hier (auf das Gesicht ganz links zeigen) zeigt, dass es gar nicht weh tut (schmerzt).

Die anderen Gesichter zeigen, dass es mehr und mehr weh tut (schmerzt) (auf die Gesichter der Reihe nach zeigen) bis hin zu diesem Gesicht, das zeigt, dass es ganz stark weh tut (schmerzt).

Zeig mir mal das Gesicht, dass am besten zeigt, wie sehr es Dir (gerade) weh tut (wie stark deine Schmerzen (gerade) sind).

Vergeben Sie die Punkte 0, 2, 4, 6, 8 oder 10 für die Gesichter von links nach rechts, sodass ›0‹ = ›kein Schmerz‹ und ›10‹ = ›sehr starker Schmerz‹ bedeutet.

Vermeiden Sie Worte wie ›glücklich‹ und ›traurig‹. Ziel dieser Skala ist es zu messen, wie die Kinder sich innerlich fühlen und nicht wie ihr Gesichtsausdruck ist.« (ISAP 2004, Translation credit: Ruth Diehl, Göttingen; Sandra Schürmann, Children's Hospital of Datteln, University Witten/Herdecke, Datteln, Germany.)

Für Säuglinge unter Beatmung liegt als validierte deutsche Schmerzskala der Sedierungsbogen für beatmete Früh-, Neugeborene und Säuglinge nach Hartwig (1991) vor, der die Kriterien Motorik, Mimik, Augen öffnen, Beatmung und Absaugen bewertet.

Insgesamt steht für Kinder im Neu und Frühgeborenenalter eine große Anzahl von Schmerzskalen zur Verfügung. Für die postoperative Schmerzerhebung ist auch hier die KUSS für reife Neugeborenen geeignet. Für Säuglinge unter Beatmung bei invasiven Maßnahmen ist eine der im deutschen Sprachraum validierten Skalen der BPSN (Berner Schmerzskala) (Cignacco et al. 2004) geeignet (► **Abb. 12.3**). Es gehen die 9 Kategorien Schalf, Weinen, Beruhigung, Hautfarbe, Mimik, Körperausdruck, Atmung, Herzfrequenz und Sauerstoffsättigung ein.

UniversitätsSpital Zürich — **Dept. Frauenheilkunde Klinik für Neonatologie**

Name: ____________________

Berner Schmerzscore für Neugeborene (BSN)

Parameter	**0**	**1**	**2**	**3**	**Zeit und Score**				
Schlaf	Ruhiger Schlaf oder Phase physiologischer Wachheit	Oberflächlicher Schlaf mit Augenblinzeln	Erwacht spontan	Kann nicht einschlafen					
Weinen	Kein Weinen	Kurze Weinphase (weniger als 2 Minuten	Vermehrtes Weinen (mehr als 2 Minuten)	Vermehrtes und schrilles Weinen (mehr als 2 Minuten)					
Beruhigung	Keine Beruhigung notwendig	Weniger als 1 Minute zur Beruhigung nötig	Mehr als 1 Minute zur Beruhigung nötig	Mehr als 2 Minuten zur Beruhigung nötig					
Hautfarbe	Rosig	Gerötet	Leicht blass, evtl. marmoriert	Blass, marmoriert, zyanotisch					
Gesichtsmimik	Gesicht entspannt	Vorübergehendes Verkneifen des Gesichts	Vermehrtes Verkneifen des Gesichts und Zittern des Kinns	Dauerhaftes Verkneifen des Gesichts und Zittern des Kinns					
Körperausdruck	Körper entspannt	Vorwiegend entspannt, kurze Verkrampfung	Häufige Verkrampfung, aber auch Entspannung möglich	Permanente Verkrampfung					
Atmung	Normal und ruhig (Ausgangswert)	Oberflächlich, Zunahme der Frequenz um 10 bis 14 innerhalb von 2′ und/oder thorakale Einziehungen	Oberflächlich, Zunahme der Frequenz um 15 bis 19 innerhalb von 2′. Vermehrt thorakale Einziehungen	Oberflächlich und unregelmässig. Deutliche Zunahme der Frequenz um gleich oder mehr als 20 innerhalb von 2′ und/oder starke thorakale Einziehungen					
Kein Schmerz: 0-8 Punkte		**Schmerz:** ≥9 Punkte		**Total subjektive Indikatoren ⇨**					
Herzfrequenz	Normal (Ausgangswert)	Zunahme von 20 bpm oder mehr bpm vom Ausgangswert innerhalb von 2 **mit** Rückgang zum Ausgangswert innerhalb von 2′	Zunahme von 20 bpm oder mehr bpm vom Ausgangswert innerhalb von 2′ **ohne** Rückgang zum Ausgangswert innerhalb von 2′	Zunahme von 30 bpm oder mehr bpm vom Ausgangswert oder vermehrte Bradykardien innerhalb von 2′					
O_2-Sättigung	Senkung von 0% bis 1,9%	Senkung von 2% bis 2,9%	Senkung von 3% bis 4,9%	Senkung von 5% und mehr					
			Kein Schmerz: 0-10 Punkte **Schmerz**: ≥ 11 Punkte	**Total Gesamtskala ⇨**					

© Cignacco & Stoffel, Frauenklinik INSELSPITAL, 2001

Abb. 12.3: Berner Schmerzskala (Cignacco et al. 2004)

12.2 Schmerztherapie

Offenheit und Ehrlichkeit dem Kind und den Eltern gegenüber sowie das Einbeziehen des Kindes in das Vorgehen sind unabdingbar um Vertrauen zu erhalten. Wann immer möglich, sollte eine vorausschauende Vermeidung bzw. Schmerzminimierung erfolgen.

Manche Schmerzreize sind durch transdermal wirksame Lokalanästhetika vermeidbar (z. B. EMLA®, Eutectic Mixture of Local Anesthetics). Intraoperativ können z. T. regionale und lokale analgetische Verfahren zum Einsatz kommen (Wundinfiltration, Regionalanästhesie während der Narkose), die auch postoperativ weiter wirken. Eine Kombination mehrerer analgetischer Maßnahmen (z. B. Lokalanästhesie/Regionalanästhesie, NSAID/Paracetamol/Novamin, Opiat) ist sinnvoll, um Opiat einzusparen.

Für Säuglinge bis zum 6. Lebensmonat, die einer schmerzhaften Prozedur unterzogen werden sollen, hat sich das »Schnullern« oder »nonnutritive sucking« mit Zuckerlösung bzw. Saccharose als schmerzmindernd und zur Reduktion von Stress als hilfreich erwiesen (Okan et al. 2007).

Bei akutem und operativ hervorgerufenem Schmerz ist in der Regel eine medikamentöse Therapie erforderlich. Abhängig von der Schmerzstärke kommen dabei verschiedene Medikamente zum Einsatz. In Anlehnung an das Schmerzschema der WHO werden für leichteren Schmerz (Stufe 1) NSAID und/oder Paracetamol/Novaminsulfon, für mittelschweren Schmerz (Stufe 2) NSAID/Paracetamol/Novaminsulfon plus schwaches Opiat und für schweren Schmerz (Stufe 3) eher stark wirksame Opiate angewendet. Wichtig ist, dass der Patient sich nicht lange von Stufe zu Stufe »hocharbeiten« muss, sondern entschlossen therapiert wird. ▸ **Abb. 12.4** zeigt den vom Arbeitskreis Kinderanästhesie veröffentlichten Medikamentensteckbrief.

Bei der Auswahl und Dosierung von Analgetika muss immer auch die Funktion von Leber und Niere berücksichtigt werden, da es zu Kumulation und Organtoxizität kommen kann.

Behandlung von Nebenwirkungen

Obstipation: Durch Immobilisierung, mangelnde Flüssigkeitszufuhr und Opiattherapie kann es zu Obstipation kommen. Diese kann nach Anordnung mit Flüssigkeitszufuhr, Laktulose p. o., Macrogol p. o. (Movicol®) oder Natriumpicosulfat p. o. (Laxoberal®) behandelt werden.

Übelkeit/Erbrechen: Eine der Nebenwirkungen von Opiaten kann Übelkeit bis hin zum Erbrechen sein. Mögliche Therapeutika sind Setrone, z. B. Ondansetron (Zofran®), das i. v. und p. o. verabreicht werden kann. Wechselwirkungen von Setronen oder auch Serotonin-5HT3-Rezeptor-Antagonisten im Sinne einer Wirkungsabschwächung von Paracetamol sind beschrieben (Pickering et al. 2008). Weitere Antiemetika sind Dimenhydrinat (Vomex®), das i. v., p. o. und als Zäpfchen verabreicht werden kann, und Domperidon (Motilium®), das als Tropfen gegeben wird.

Ibuprofen (Beispielsweise Nurofen F Kindersaft®)
- Analgetisch, antipyretisch, antiphlogistisch
- Besonders wirksam bei Knochen- und Weichteilschmerz
- Kontraindikationen: haemorrhagische Diathese, vorbestehende Nierenerkrankung
- Vorsicht bei: TE, Spaltenchirurgie, großen Wundflächen, Gefahr verminderter Nierendurchblutung (Hypovolämie, Schock, Herzinsuffizienz)
- Dosis: 10 mg/kg KG alle 8 Stunden
- Tagesmaximaldosis: 40 mg/kg KG

Diclofenac
- Analgetisch, antipyretisch, antiphlogistisch
- Besonders wirksam bei Knochen- und Weichteilschmerz
- Kontraindikationen: haemorrhagische Diathese, vorbestehende Nierenerkrankung
- Dosis: 1 mg/kg KG alle 8 Stunden, rektal
- Tagesmaximaldosis: 3 mg/kg KG

Paracetamol
- Antipyretisch, analgetisch
- Potenziell lebertoxisch
- Kontraindikationen: bekannte Leberfunktionsstörung, Glutathionmangel
- Die Angabe der Tagesmaximaldosis (TMD) ist obligat!
- Dosis bei rektaler Anwendung:

	> 3 Monate	< 3 Monate
Tagesmaximaldosis	100 mg/kg KG	60 mg/kg KG
Ladedosis	35 - 40 mg/kg KG	20 mg/kg KG
Weitere Dosen	15 - 20 mg/kg KG	15 - 20 mg/kg KG
Max. Therapiedauer der TMD	72 h	48 h

- Dosis bei intravenöser Anwendung (ab 1 Jahr) - Perfalgan®
  15 mg/kg KG (= 1,5 ml/kg KG) pro Anwendung als Kurzinfusion in 15 min.
  Wiederholung alle 4 - 6 Stunden
  Tagesmaximaldosis: 60 mg/kg KG
  Beachte: Mit der intravenösen Gabe von Perfalgan wird ein sicherer analgetischer Spiegel rasch erreicht. Danach kann mit einer geringeren rektalen Dosis (15-20 mg/kg KG) weiter therapiert werden.

Metamizol (Novalgin®, Novaminsulfon®, Berlosin® u.a.)
- Analgetisch, antipyretisch
- Spasmolytisch wirksam, Anwendung bei viszeralem Schmerz
- Selten hämatologische Nebenwirkungen (Agranulozytose), Cave: Allergieanamnese
- Opioid-Nebenwirkungen (Nausea, Erbrechen, Gastroparese) fehlen!
- Nebenwirkung: Hypotension bei Bolusapplikation
- Einzeldosis: 10 - 20 mg/kg KG intravenös als Kurzinfusion
- Tagesmaximaldosis: 80 mg/kg KG

Tramadol (Tramal®)
- Schwaches Opioid
- Nachteil: häufig Übelkeit oder Erbrechen bei (rascher) Bolusgabe
- Kontraindikationen: Kinder < 1 Jahr, Anfallsbereitschaft, erhöhter Hirndruck
- Dosis: 0,5 - 1 - 2 mg/kg KG intravenös als Einzeldosis (Kurzinfusion)
- Tagesmaximaldosis: (Daten nicht vorhanden)

Piritramid (Dipidolor®)
- Starkes Opioid, Überwachung von Vitalparametern erforderlich
- Dosis: (0,02) – 0,05-0,1 mg/kg KG langsam bzw. titrierend intravenös
- Repetition frühestens nach 5 Minuten möglich
- Chemisch inkompatibel mit vielen Substanzen
- Tagesmaximaldosis: gibt es nicht, da bis zur Schmerzfreiheit titriert wird

Patientenkontrollierte Analgesie (PCA) mit Opioiden
- Ab 8 bis 10 Jahren, als eltern- oder schwesternkontrolliertes Verfahren auch früher möglich
- Keine Basisinfusion
- Niedrige Bolusdosierungen und kurze Sperrzeiten günstiger, weniger Nebenwirkungen
- Dipidolor (z.B. 45 mg Dipidolor [= 3 Ampullen] auf 45 ml NaCl 0,9%: Konzentration in der Spritze = 1 mg/ml)
- Bolus 30 - 50 µg/kg KG
- Sperrzeit 6 - 15 min
- 4-Stunden-Maximaldosis 10 Boli in 4 Stunden

Wichtiger Hinweis zur PCA: Die Etablierung einer Opioidtherapie und PCA auf peripheren Stationen erfordert die Schulung des Personals zum Umgang mit den Pumpen und die Beherrschung akuter Atemnotsituationen.

Abb. 12.4: Medikamentensteckbrief (Rakow et al. 2007, mit freundlicher Genehmigung des Aktiv Druck & Verlag GmbH)

12.3 Regionalanästhesie bei Kindern

Eine analgetische Wirkung über eine Operation hinaus kann oft durch Regionalanästhesie erzielt werden. Diese erfolgt entweder als Single shot (z. B. Peniswurzelblock bei Circumcision) oder als Katheterverfahren (z. B. Periduralanästhesie).

Katheterverfahren sind immer dann zu erwägen, wenn mit längerdauerndem, heftigem postoperativem Schmerz bei ausgedehnten operativen Eingriffen zu rechnen ist. Katheter müssen postoperativ durch einen Schmerzdienst betreut werden, der die Einstichstelle täglich begutachtet und den Verband wechselt. Alle Betreuenden müssen im Umgang mit Regionalkathetern geschult sein.

Grundsätzlich sind nahezu alle Regionalverfahren bei ebenso Kindern möglich wie bei Erwachsenen. Im Unterschied zu Erwachsenen werden diese nicht im Wachzustand angelegt, da das in der Regel nicht toleriert würde, sondern in Narkose. Die Dosierung der verwendeten Lokalanästhetika erfolgt anders als bei Erwachsenen gewichtsadaptiert. Die Konzentration von Lokalanästhetika kann oft niedriger gewählt werden, da die Myelinisierung der Nervenscheiden bei Kindern noch nicht abgeschlossenen ist.

Kaudalanästhesie

Sie ist eine Sonderform der Periduralanästhesie, die bis zu einem Gewicht des Kindes von 20 kg KG in der Regel gut durchzuführen und für operative Eingriffe unterhalb des Rippenbogens geeignet ist. Aufgrund der großen Entfernung zum Rückenmark handelt es sich um ein sehr sicheres Verfahren, bei dem zumindest bei kleineren Kindern dosisabhängig eine Ausbreitung bis in den thorakalen Bereich hinein erzielt werden kann. Nachteilig ist die Nähe der Punktionsstelle zur Analfalte, weshalb sie nur bedingt und für begrenzte Zeit für Katheterverfahren geeignet ist (► **Abb. 12.5**).

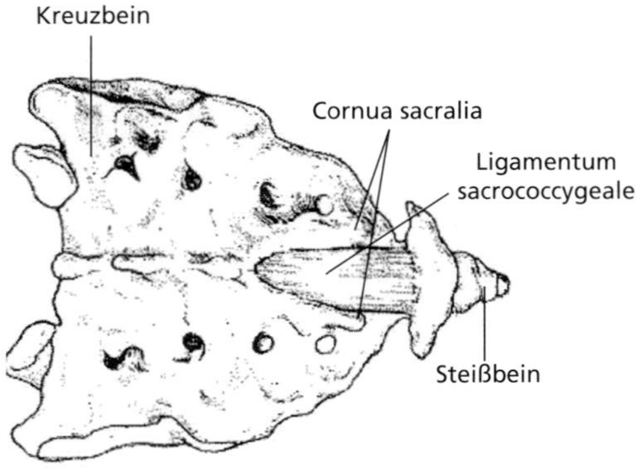

Abbildung des Kaudalanästhesie-Punktionsgebietes zwischen den beiden Cornua sacralia in der Aufsicht

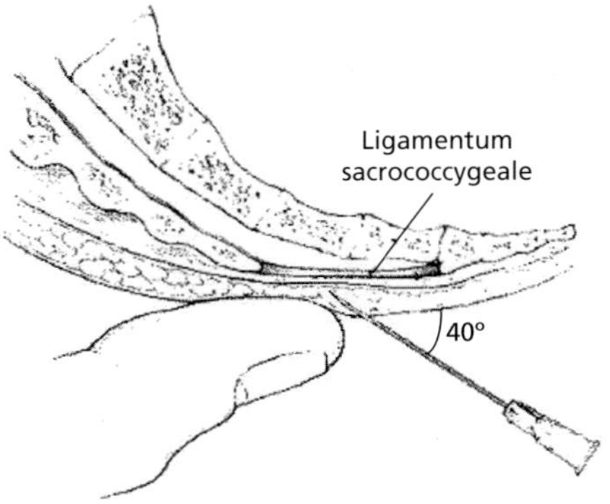

Abbildung des Kaudalanästhesie-Punktionsgebietes im Querschnitt

Abb. 12.5: Kaudalanästhesie

Dosierung von Lokalanästhetika

Bupivacain:
- Einmalgabe: 2–2,5 mg/kg KG,
- kontinuierliche Gabe: bei Säuglingen und Kleinkindern 0,4 mg/kg KG.

Ropivacain:
- Einmalgabe: 3 mg/kg KG,
- kontinuierliche Gabe: bei Säuglingen und Kindern 0,4 mg/kg KG.

Adjuvantien:
Zur Wirkungsverstärkung und -verlängerung von Periduralanästhesien können Substanzen wie Clonidin, Morphin oder Sufentanil verwendet werden, die als Off label use eingesetzt werden müssen, aber lange klinisch erprobt sind.

Überdosierung und/oder intravenöse Injektion machen sich in Form von EKG-Veränderungen (Hebung der T-Welle, Rhythmusstörungen) bis zum Herzstillstand bemerkbar. Wache, verständige Patienten können einen metallischen Geschmack angeben. Eine vermehrte zerebrale Krampfneigung ist ebenfalls beschrieben. Eine (zu hoch) aufsteigende Periduralanästhesie kann sich auch in Lähmung und Taubheit der Arme sowie erschwerter Atmung bemerkbar machen. Bei allen Zeichen dieser Art muss sofort ein Arzt verständigt werden.

12.4 Chronischer Schmerz

Bei chronischem Schmerz ist eine eindimensionale Schmerzerhebung (Schmerzintensität) nicht ausreichend, hier muss mit multidimensionalen Erhebungen gearbeitet werden, die auch Aspekte wie Schmerzqualität, Schmerzverhalten u. v. m. erfragen. Die Therapie unterscheidet sich ebenfalls von der bei akutem Schmerz, indem »multimodal« therapiert wird. Darunter versteht wird eine Kombination mehrerer interdisziplinärer Maßnahmen wie Patienten-/Elternschulung, psychologische/psychotherapeutische Maßnahmen, Physio-/Ergotherapie, ggf. medikamentöse Therapie u. v. m. verstanden. Das Ziel muss sein, dem Patienten Mittel an die Hand zu geben, mit deren Hilfe er seine Schmerzzustände gut selbst bzw. mit Hilfe seiner Eltern bewältigen kann.

13 Schmerzbehandlung, Schmerzmessung, Verhaltensbeobachtung beim alten und demenziell erkrankten Menschen

Eveline Löseke

Die Erfassung und Behandlung von chronischen Schmerzsyndromen im Alter, insbesondere bei Patienten mit kognitiven Einschränkungen, stellt an alle um den Patienten bemühten Personen hohe Anforderungen. Lange Zeit lagen auf diesem Gebiet wenige wissenschaftliche Arbeiten vor. Insbesondere der Arbeitskreis Schmerz und Alter der Deutsche Schmerzgesellschaft e. V. hat sich der Problematik angenommen. In den letzten Jahren sind verschiedene wissenschaftliche Untersuchungen durchgeführt worden und einige Assessmentverfahren stehen den Pflegekräfte heute zur Verfügung. Zurzeit beschäftigt sich eine Steuerungsgruppe der Deutschen Schmerzgesellschaft e. V. und des Deutschen Zentrums für Neurodegenerative Erkrankungen e. V. (DZNE) mit der Erstellung einer S3-Leitlinie zum Thema »Schmerzassessment bei älteren Menschen > 65 Jahre in Einrichtungen der vollstationären Altenhilfe«.

Die anhand von Einwohnerzahlen ermittelte Gesellschaftsstruktur in Deutschland hat sich in den letzten Jahren nur geringfügig verändert. Das Statistische Bundesamt hat Zahlen aus dem Jahr 2009 veröffentlicht, die besagen, dass in Deutschland knapp 82 Millionen Menschen leben, ca. 24 Millionen sind älter als 60 Jahre, davon 16 Mio. 65 bis 80 Jahre und 3,7 Mio. über 80 Jahre alt. Der Altersdurchschnitt steigt stetig an. Der allgemein höhere Lebensstandard und vor allem eine bessere medizinische Versorgung haben zu einem deutlichen Anstieg der Lebenserwartung geführt. Wir sprechen nicht mehr von der Alterspyramide, sondern von einem »Alterspilz«, da schon heute jeder Fünfte älter als 60 Jahre ist (► **Abb. 13.1** und **13.2**).

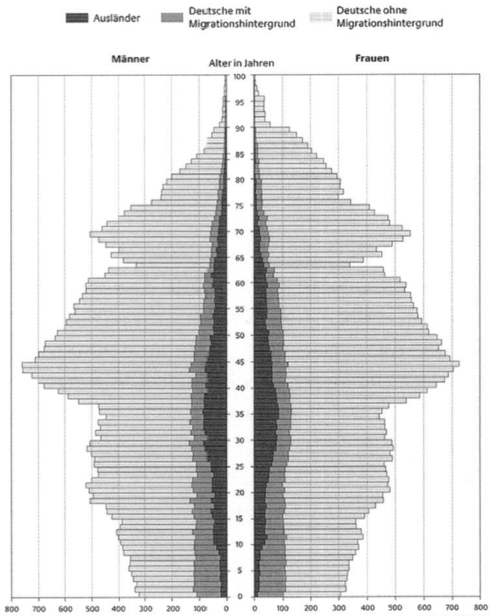

Abb. 13.1: Bevölkerungsentwicklung (Statistisches Bundesamt 2009)

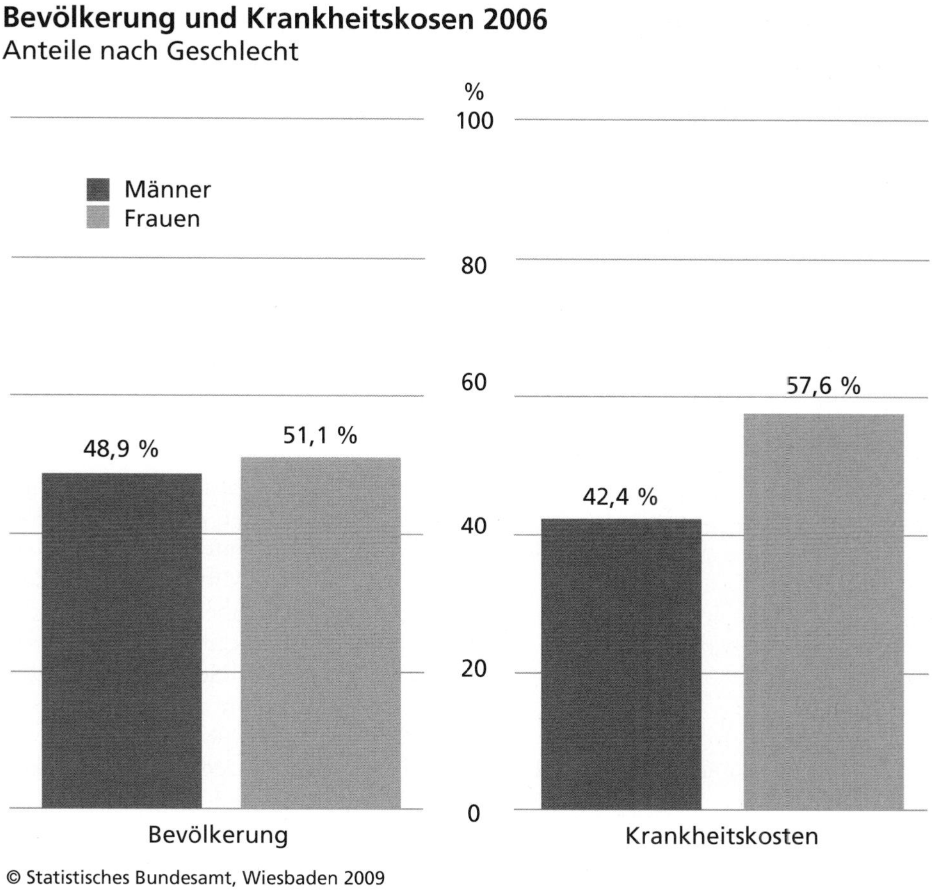

Abb. 13.2: Bevölkerung und Krankheitskosten (Statistisches Bundesamt 2009)

Ziel der schmerztherapeutischen Behandlung älterer Menschen ist meist nicht die Heilung einer Erkrankung, sondern die Aufrechterhaltung der Organfunktionen und damit verbunden eine Wiederherstellung der Lebensqualität. Wichtig ist, realistische Ziele zu vereinbaren, damit sich keine Frustration auf beiden Seiten einstellt und kleine Schritte als Erfolge gesehen werden.

Wenn von Schmerz und Alter gesprochen wird, kann keine exakte Altersgrenze festgesetzt werden. Die Definition der WHO besagt, dass »Alter« mit > 65 Jahren beginnt. Die Definition steht allerdings in einem engen Zusammenhang mit dem zurzeit gültigen Renteneintrittsalter, das sich in den nächsten Jahren nach hinten verschieben wird. In Deutschland und auch in Amerika wird von einem geriatrischen Patienten ab 70 Jahren gesprochen.

Der Alterungsprozess zeigt aber auch, dass das biologische Alter relevanter ist als das kalendarische. Im pflegerischen Alltag werden häufig Begriffe wie »der Patient ist deutlich vorgealtert« oder »jung geblieben«. Das zeigt, dass das Altern ein ganz individueller Vorgang ist. Die Erfahrung lehrt, dass Operationen oder akute Erkrankungen beim noch »jung gebliebenen« alten sowie hochbetagten Menschen einen Alterungsprozess sehr schnell in Gang setzten können.

Definition (nach WHO):
- 55/60–65 bis 75 Jahre: jüngere Ältere,
- 70 bis 80–85 Jahre: mittelaltrige Alte,
- 75–90 Jahre: betagte Alte,
- über 90 Jahre: hochbetagte Alte,
- gelegentlich werden die über 100-Jährigen als eigene Gruppe zusammengefasst.

Die Schmerzdiagnose zu stellen, ist nicht immer einfach, da ältere Menschen in der Regel an mehreren Erkrankungen gleichzeitig leiden, im Durchschnitt an fünf weiteren Erkrankungen neben der Schmerzdiagnose.

13.1 Multimorbidität im Alter

Krankheiten, die gehäuft einzeln oder in Kombination im Alter vorkommen, sind:
- Herzinsuffizienz,
- Hypertonie,
- Diabetes Mellitus Typ 2,
- Fettstoffwechselstörungen,
- KHK,
- pAVK.

Die entsprechende medikamentöse Therapie kann zu Wechselwirkungen führen. Daher ist es wichtig, dass im Rahmen der Anamnese gezielt danach gefragt wird.

Die Polymedikation im Alter stellt den Schmerztherapeuten vor ein weiteres Problem. Im Durchschnitt werden sieben Tabletten eingenommen, das heißt aber auch, es werden zwischen zwei und neun Tabletten gleichzeitig genommen. Ab fünf Tabletten lassen sich die Wechselwirkung nicht mehr einschätzen.

In der als repräsentativ geltenden »Berliner Altersstudie« geben die 70- bis 100-Jährigen an, dass sie sich fast alle jünger fühlen, dies wurde umso ausgeprägter, je höher das Alter war. Entscheidend für die Selbstwirksamkeitserwartungen ist, dass neun von zehn noch Pläne haben. Damit wird deutlich, dass Alter für viele nicht der von Jüngeren vermutete passive Abschnitt des Lebens ist, in dem man quasi nur noch abbaut und auf den Tod wartet.

Zu Unrecht wird Alter als eine nahezu homogene Phase bewertet. Altersforscher weisen deshalb auf die Unterschiede zwischen dem dritten Alter bis Mitte achtzig und dem vierten Alter der Hochbetagten, das jenseits von fünfundachtzig beginnt, hin. Zwar waren fast alle in der Berliner Studie befragten 70- bis 103-Jährigen im medizinischen Sinne »krank«, subjektiv fühlen sich aber zwei Drittel »gesund«, waren mit ihrem Leben zufrieden und litten nicht unter den Krankheiten, an denen sie voraus-sichtlich sterben werden. Dass subjektive Gesundheit eng mit Langlebigkeit korreliert und die intellektuelle und psychomotorische Leistungsfähigkeit bestimmt, wird auch in anderen gerontologischen Untersuchungen bestätigt. Zugunsten eines möglichst langen Lebens würden über 80-Jährige in einer amerikanischen Studie Einschränkungen der Gesundheit sofort in Kauf nehmen. 40,8 % der Befragten waren nicht bereit, auch nur einen einzigen Tag zu opfern, wenn sie dafür in der ihnen verbleibenden Zeit bester Gesundheit wären. 27,8 % würden höchstens einen Monat im Tausch für Gesundheit aufgeben. Nur 6 % gaben an, dass sie lieber nur noch zwei Wochen oder weniger gesund, statt in ihrem jetzigen Zustand noch ein Jahr leben wollten.

Gerade die Fähigkeit, sich im Alter dem verschlechterten Gesundheitszustand und dem gesunkenen Leistungsniveau psychisch anzupassen, muss als außerordentlich hohe Kompetenz gewertet werden.

Trotzdem müssen alte Menschen überproportional viele Medikamente einnehmen: 72 % der über 60-Jährigen sogar täglich. Ab einem Alter von 65 Jahren wird etwa das 2,5-Fache des Durchschnitts eingenommen.

Aber auch im heutigen Zeitalter der schmerztherapeutischen Aufklärung bestehen immer noch Barrieren weshalb Patienten ihre Schmerzen nicht äußern. Hier einige der häufigsten Probleme:

- Schmerzen als natürliche Konsequenz des Alterns,
- Schmerzen als Metapher für eine schwere Erkrankung oder den bevorstehenden Tod,
- Schmerzen als Sühne für vergangene Taten,
- Schmerz als eigene Schwäche,
- Schmerz als positive Herausforderung,
- Angst vor Kontrollverlust über eigene Gesundheitsentscheidungen,
- Angst vor Nebenwirkungen der Therapie,
- Angst vor Abhängigkeit (Opioidphobie),
- »Ein guter Mensch klagt nicht über Schmerzen«.

Im Laufe der Jahre setzen altersphysiologische Veränderungen ein. Wie z. B.:

- Knochenatrophie,
- Muskelatrophie,
- Schleimhautatrophie,
- erhöhter Anteil an Körperfett,
- verminderter Anteil an Körperwasser,
- verminderte Anzahl an Nephronen,
- Abnahme funktionsfähiger Nervenzellen,
- Abnahme elastischer Fasern,
- Abnahme von Plasmaproteinen.

Die auch Auswirkungen bei der Einnahme von Schmerzmedikamenten haben.

Der erhöhte Anteil an Körperfett kann bei lipophilen Substanzen zu einer verzögerten Wirkung führen. Daher empfiehlt es sich, besonders bei zunehmendem Alter die Dosis nach der individuellen Wirkung und Nebenwirkung vorsichtig zu adaptieren. Hingegen kann die relative Abnahme des Körperwassers bei hydrophilen Arzneimitteln zu einer verstärkten Wirkung führen. Hier ist mit einer niedrigeren Anfangsdosis zu beginnen, die dann je nach Wirkung erhöht oder noch weiter reduziert werden sollte. Ebenso kann es durch die Abnahme der Plasmaproteine zu einer stärkeren Wirkung kommen. Mit zunehmendem Alter nimmt auch die Enzymaktivität der Leberzellen ab. Dadurch werden die verabreichten Medikamente, die über die Leber abgebaut werden, langsamer verstoffwechselt und deren Wirkung hält länger an. Ebenso verursacht der Alterungsprozess in der Niere Veränderungen, die zu einer sinkenden glomerulären Clearance und abnehmender tubulärer Sekretion führen. Die Medikamente werden langsamer eliminiert und wirken länger.

Es sollte aber unbedingt vermieden werden, bei alten Menschen auch von einem »Nachlassen des Organschmerzes« zu sprechen.

Häufige Schmerzsyndrome im Alter sind:

- Arthrose,
- Osteoporose,
- AVK,
- Trigeminusneuralgie,
- rheumatische Erkrankungen,
- Angina pectoris,
- Postzoster-Neuralgie,
- Verletzungen, z. B. Oberschenkelhalsbrüche durch Sturz.

Einigkeit herrscht darüber, dass die aufgeführten Erkrankungen im Alter gehäuft auftreten und meist mit Schmerzen verbunden sind. Unabhängig davon besteht weit verbreitet bei Ärzten die Einschätzung, dass Schmerzen physiologischer Bestandteil des Alters sind und deshalb eine effektive Schmerztherapie kaum zu erzielen sei. Auch auf Seiten der Patienten gibt es die Vorstellung, dass Schmerzen im Alter ertragen werden müssen, was dazu führt, dass sie entsprechende Beschwerden nur auf gezielte Fragen hin angeben und ein akuter Schmerz unter Umständen schon chronifiziert.

Von daher sollte das Schmerzmanagement beim älteren Patienten altersassoziierte Besonderheiten berücksichtigen. Die Schmerzwahrnehmung und das Schmerzerleben der Patientinnen, die Schmerzpräsentation und die Reaktion auf Therapien sind verändert.

Schmerzwahrnehmung entsteht dann, wenn der nozizeptive Reiz im nozizeptiven System verarbeitet wird. Schmerzwahrnehmung ist ein subjektives Erleben, welches im Alter durch altersphysiologische Veränderungen beeinflusst wird. Dazu kommen Veränderungen der Funktionalität beispielsweise durch die Verminderung von Muskelmasse und Gewebselastizität. Kognitive Veränderungen wie verlangsamte Informationsaufnahme und -verarbeitung beeinflussen das Schmerzerleben ebenso wie psychische Altersprobleme. Die Neigung zur Depression, ein negatives Altersbild (Defizitmodell) und das häufig vorhandene Misstrauen können in der Schmerzwahrnehmung und -Verarbeitung eine große Rolle spielen.

Bisherige Studien, die den Prozess der Chronifizierung untersuchten, haben sich mit den spezifischen Problemen des höheren Lebensalters nicht auseinandergesetzt. Es stellt sich daher die Frage, ob die Bedingungen, die sich bei jüngeren Menschen als relevant erwiesen haben, diese Relevanz auch für den Chronifizierungsprozess bei älteren Menschen behalten. Ältere Menschen sind noch stärker als jüngere durch die psychischen und sozialen Folgen des Schmerzes in ihrer Lebensführung und Selbständigkeit bedroht (Ross und Crook 1998). Möglicherweise erhalten daher Einstellungen gegenüber körperlicher Aktivität und Bewertungen des Schmerzes eine noch stärkere Bedeutung für die Chronifizierung als das bereits bei jüngeren Personen der Fall ist.

Ein wichtiger Modellfall bei älteren Menschen für schmerzbedingte Chronifizierung ist die Osteoporose. Im Laufe einer fortschreitenden Osteoporose treten häufig zunehmend stärker werdende Schmerzen auf. Diese führen zur Immobilität und zum Schonverhalten. Das führt einmal zur beschleunigten Abbau und zur Schwächung der posturalen Muskulatur, zum anderen zu einer Beschleunigung des Knochenabbaus. Die vom Patienten wahrgenommene Einschränkung der Mobilität löst auch Gefühle der Hilflosigkeit aus, die als zusätzliche Risikofaktoren für die Chronifizierung zu sehen sind. Wegen der Muskelschwächung breiten sich Schmerzen aus und werden stärker. Der fortschreitende Knochenabbau führt zu Mikrofrakturen der Wirbelkörper und, in vielen Fällen, zur Oberschenkelhalsfraktur mit nachfolgender Bettlägerigkeit. Hier ist ganz deutlich ein Circulus vitiosus der Schmerzchronifzierung und Krankheitsprogression zu erkennen. Über die präventive Wirkung von Bewegungs- und Kräftigungstraining, meistens unter gleichzeitiger medikamentöser Analgetikatherapie, wurde bereits häufig berichtet.

Im Rahmen des pflegerischen Schmerzassessments spielt die Patienten Beobachtung eine entscheidende Rolle.

Es müssen die Besonderheiten des geriatrischen Patienten, die sowohl die Schmerzwahrnehmung und das Schmerzerleben als auch das Vorgehen bei der Schmerztherapie beeinflussen können, beachtet werden.

Die Multimorbidität stellt ein zentrales Problem beim älteren Schmerzpatienten dar. Sie erschwert als ständig vorhandener Einfluss auf die Körperfunktionen des geriatrischen Patienten einerseits die Diagnostik und andererseits die therapeutischen Möglichkeiten. Sie mindert die Belastbarkeit und Stabilität des Patienten nachhaltig. Vor allem aber ist sie der Hauptgrund dafür, dass es beim älteren Schmerzpatienten häufig nicht gelingt, einen kausalen Zusammenhang zwischen Schmerz Auslöser herzustellen.

Indirekte Schmerzzeichen:
- angepasster Ausdruck,
- verkrampfte Haltung,
- Schonhaltung,
- unsicheres Gehen,
- zunehmende Bewegungsunlust,
- häufige Stürze,
- verstärkter Rückzug,
- Verschlechterung des AZ,
- veränderter Atemrhythmus,
- Appetitlosigkeit,
- Tachykardie,
- erhöhter Blutdruck,
- Unruhe, Schreien,
- Anklammern,
- ständiges Läuten,
- Ratlosigkeit, Verwirrtheit,
- Schlaflosigkeit.

Direkte Schmerzzeichen:
- Schonverhalten,
- spontane Schmerzlaute,
- gequälte Gesichtszüge.

13.2 Besonderheiten in der Schmerzanamnese

Veränderung des Organschmerzes

Beim betagten Patienten kommt es zu einer Veränderung des Organschmerzes. Diese alterstypische Veränderung beruht einerseits auf der allmählichen Abnahme nozizeptiver Strukturen am Ort der Schmerzentstehung anderseits auf der Verminderung der zentralen Präsenz der unterschiedlichen Schmerzverarbeitungszentren des Gehirns. Auch die sinkende Nervenleitgeschwindigkeit trägt zu diesem Phänomen bei. Verstärkt werden die Schäden dann durch die Folgen chronischer Erkrankungen, wie beispielsweise des Diabetes mellitus.

Unterreporting of pain

Der sogenannte Unterreporting of pain beruht primär auf der bei Älteren verbreiteten Meinung, dass Schmerzen eben zum Alter gehören und folglich ertragen werden müssen. Deshalb erzählen sie diese zwar dem Nachbarn, nicht aber dem Arzt.

Symptomenwandel

In enger Beziehung zum Nachlassen des Organschmerzes steht das Phänomen des Symptomenwandels. Dabei handelt es sich um eine nicht adäquate, wenn nicht sogar fehlerhafte Reizantwort. So empfinden die Patienten mit zunehmendem Alter häufig nicht mehr den Schmerz als krankhaft, sondern diffusere Symptome wie Schlaflosigkeit, häufige Übelkeit, nächtliches Schwitzen, allgemeinen körperlichen Abbau und ähnliches. Ein bekanntes Beispiel stellt die Tatsache dar, dass der typische Herzinfarktschmerz mit zunehmendem Alter nur noch selten auftritt. Dafür wird die HRST zum führenden Symptom des Ereignisses. Dass hierdurch diagnostischen Irrwegen Tür und Tor geöffnet sind, ist offensichtlich.

Multimorbidität

Die Multimorbidität stellt ein zentrales Problem beim älteren Schmerzpatienten dar. Sie erschwert als ständig vorhandener Einfluss auf die Körperfunktionen des geriatrischen Patienten einerseits die Diagnostik und anderseits die therapeutischen Möglichkeiten. Sie mindert die Belastbarkeit und Stabilität des Patienten nachhaltig. Vor allem aber ist sie der Hauptgrund dafür, dass es beim älteren Schmerzpatienten häufig nicht gelingt, einen kausalen Zusammenhang zwischen Schmerz Auslöser herzustellen.

Verändertes Sensorium

Fatal ist die Veränderung des Sensoriums auch deshalb, weil der Akutschmerz als Warnsignal nicht mehr im vollen Umfang funktioniert. Das soweit, dass selbst Frakturen nicht sofort registriert werden. So verschleppen ältere Patienten behandelbare Störungen oft über Monate und Jahre, solange, bis funktionell therapeutisch kaum noch Einfluss genommen werden kann. Auch der dann folgende chronische Schmerz wird oft nur vermindert präsentiert und vom behandelnden Arzt deshalb weniger behandlungsbedürftig eingestuft.

Störungen der Kommunikation und Lernfähigkeit durch kognitive Einschränkungen

Störungen der Kommunikation durch kognitive Einschränkungen, z. B. bei der Demenz, spielen mit zunehmendem Alter eine immer größer werdende Rolle. Bereits die Schmerzaussage bereitet Probleme. Was bedeutet es beispielsweise, wenn ein dementer Patient Schmerzen äußert? Es könnte sich auch um einen Kommunikationsersatz handeln. Wie sicht eine Erfolgskontrolle bei solchen Patienten aus? Besteht zusätzlich eine Depression oder eine andere Erkrankung, welche die Demenz verstärkt? Vor allen die Früherkennung der dementiellen Prozesse beim betagten Schmerzpatienten verhindert frustrane und für den Patienten frustrierende, weil häufig erfolglose Therapieversuche.

Protrahiertes Schmerzerleben durch Depression und Vereinsamung

Typischer geriatrischer Schmerzpatient ist die Frau mit bereits verstorbenem Partner, die vor dem Tod des Lebenspartners noch eine Aufgabe, Verantwortung und Ablenkung hatte. Der Schmerz ist stark verbunden mit Depression und kann zu einer verringerten Sozialisation und Gehfähigkeit führen.

Körperfettgewebe und Gesamtkörperwasser

Die relative Zunahme des Körpergewebes kann bei Verabreichung lipophiler (fettlöslicher) Analgetika, z. B. Buprenorphin, Fentanyl oder Pethidin (Dolantin) zu verzögerter Wirkung führen. Folglich muss die zu verabreichende Dosis mit zunehmendem Alter nach individueller Wirkung und Nebenwirkung vorsichtig angepasst werden. Im Alter vermindert sich das Gesamtkörperwasser. Die Applikation hydrophiler (wasserlöslicher) Analgetika, z. B. Morphin führt folglich zu einer höheren Analgetika Wirkung gegenüber jüngeren Patienten. Es empfiehlt sich, mit einer niedrigeren Anfangsdosis zu beginnen und nach individueller Wirkung zu erhöhen oder zu senken.

Serumproteine

Bei vielen Medikamenten, wie z. B. aus der Gruppe der Nichtsteroidalen Analgetika, die sich in hohem Maße an Serumproteine binden, bleibt ein Rest ungebunden, der frei im Blut zirkuliert und pharmakologisch aktiv wird. Obwohl der normale Alterungsprozess wahrscheinlich kein Einfluss auf die Konzentration und Zusammensetzung der Serumproteine hat, können krankheitsbedingte Veränderungen und Kachexie zu einer Abnahme der Proteine beitragen. Wenn weniger Proteine im Blut zirkulieren, haben verabreichte Medikamente aufgrund des hohen Anteils an ungebundenen Substanzen eine größere Wirkung. Somit steigt das Risiko der Nebenwirkungen und Toxizität.

Leber- und Nierenfunktion

Im Alter nimmt die Enzymaktivität der Leberzellen ab. Die verabreichten Medikamente werden langsamer metabolisiert, wodurch sich der hepatische Abbau von Analgetika, z. B. Naproxen (Proxen) und Psychopharmaka z. B. Diazepam verringert und deren Wirkung verlängert.

Der Alterungsprozess verursacht in der Niere strukturelle und funktionelle Veränderungen mit der Abnahme der Nierengröße, verminderte renale Durchblutung, sinkende glomuläre Clearence und abnehmende tubuläre Sekretion. Die im Alter häufig auftretende Herzinsuffizienz trägt zusätzlich zu einer eingeschränkten Nierenfunktion bei. Die Medikamente werden langsamer eliminiert und haben somit eine verlängerte Wirkdauer und/oder Intoxikationen zur Folge.

13.3 Schmerzmessung

Schmerzmessung und -dokumentation sind pflegerische Aufgaben und zur Verfügung stehen uns die bekannten standardisierten Skalen.

Hilft bei der Einordnung der Schmerzen bei älteren Menschen können uns die Face Pain Scale bieten oder die VRS als Thermometer. Es hat sich in den letzten Jahren gezeigt, dass bei der Schmerzerfassung älterer Menschen sich vertikale Skalen besser eignen als horizontale. Ein älterer Mensch kann eine als Thermometer dargestellte Skala leichter beantworten. Face Pain Scale Skalen sind auch bei leichter bis mittel schwerer Demenz häufig noch zu deuten. Siehe Hierzu auch das Kapitel Schmerzmessung und -dokumentation.

Schmerzinterview

Der Arbeitskreis Schmerz und Alter der Deutsche Schmerzgesellschaft hat für ältere Patienten einen speziellen Aufnahmebogen entwickelt (vgl. Schmerzinterview, http://www.dgss.org/):

- Das *Interview* ist für die Neuaufnahme von Patienten geeignet. Daten zur Verlaufskontrolle und Therapieevaluation sind bisher nicht erhoben worden.
- Das Interview ist an geriatrischen Schmerzpatienten ab 75 Jahren mit und ohne kognitive Beeinträchtigung (operationalisiert durch die Mini-Mental State Examination) erprobt worden. Es liefert für den Bereich leichter und mittlerer kognitiver Beeinträchtigung gute verwertbare Resultate. Grenzen findet es bei starker Beeinträchtigung (MMSE < 10). Die Fragen werden dann nicht mehr verstanden, und die Zahl fehlender Angaben nimmt stark zu.
- Der Interviewer muss sich in der Formulierung der Fragen strikt an die Vorgaben des Interviewbogens halten. Hier sind Intervieweranleitungen jeweils gesperrt gedruckt.
- Bei einigen Fragen werden die Antwortalternativen den Patienten schriftlich vorgelegt, so bei Frage 5 die Liste A, bei Frage 9 die Liste B und bei Frage 14 die Liste C.

- Innerhalb des Interviews wird mit Hilfe einer modifizierten Aufgabe aus der MMSE ein kognitives Screening durchgeführt. Ist der Patient nicht in der Lage, die drei Begriffe bei mehrfachem Vorsprechen zu reproduzieren, kann das als Hinweis auf starke kognitive Beeinträchtigung interpretiert werden. In diesem Fall wird die Durchführung der MMSE empfohlen. Bestätigt sich hierdurch die Vermutung einer starken kognitiven Beeinträchtigung, sollten die Interview-Ergebnisse wegen mangelnder Validität nicht berücksichtigt werden.
- Die Anleitung zur Durchführung der Mini-Mental State Examination ist strikt zu befolgen. Für die Wiedergabe des Satzes sowie die Zeichnung der beiden Fünfecke ist Raum auf der Rückseite des Dokumentationsbogens vorgesehen.

Instrumente zur Schmerzeinschätzung bei Patienten mit Demenz

Diese Instrumente können nur Hilfsmittel sein, aber kein Ersatz für eine pflegerische Fachlichkeit.

Demenzkranke Menschen können nicht mehr dem Umfeld Schmerzäußerungen mitteilen. Trotzdem oder gerade deshalb gilt:

Bei der Wahl des richtigen Verfahrens zur Schmerzmessung bei demenziell Erkrankten bestimmt nicht die Diagnose »Demenz« das Vorgehen, sondern die Fähigkeiten und Ressourcen des/der einzelnen Betroffenen.

Schmerzeinschätzung bei Personen mit leichter bis mittlerer Demenz

(vgl. Hadjistavropoulos et al. 2007)
Grundsätzlich hat auch bei Menschen mit Demenz die Selbstauskunft zu Schmerzen Vorrang. Die Erhebung der Krankengeschichte, körperliche Untersuchung, und Selbstauskunft der Schmerzen sind in der Regel möglich (NSR, VAS).

Die oben genannten standardisierten Skalen werden oft verstanden und sollten auch eingesetzt werden. Wichtig im Umgang mit demenziell Erkrankten sind Geduld, Kontinuität und Anpassung. Die Einbeziehung von Angehörigen wenn möglich ist ratsam gerade bei den Fragen:

- Wie zeigt und äußert der Patient/in Schmerzen?
- Was hilft gegen Schmerzen?
- Was ist unangenehm?

Ein umfassendes Schmerzassessment (inkl. Psychologischer, kognitiver Faktoren) ist wünschenswert. häufig werden zurückliegende Ereignisse werden vergessen.

Schmerzeinschätzung bei Personen mit schwerer Demenz

(vgl. Hadjistavropoulos et al. 2007)
Die Erhebung der Krankengeschichte, die körperliche Untersuchung und Selbstauskunft bzgl. der Schmerzen ist in der Regel nicht mehr möglich.

Die Schmerzeinschätzung muss in diesen Fällen über eine *Fremdeinschätzung* erfolgen: Hierzu stehen uns *Verhaltensbeobachtungsskalen* zur Verfügung (werden unten näher beschrieben).

Die Einschätzung der Schmerzen sollte während einer Aktivität und in Ruhe erfolgen, die Situationen sollten möglichst ähnlich bei wiederholter Einschätzung sein. Ebenfalls ist eine personelle Kontinuität sehr wichtig bei der Einschätzung. Wenn die Möglichkeit besteht sollte auch hier die Einbeziehung von Angehörigen erfolgen.

Gegebenenfalls versuchsweise Gabe eines Schmerzmedikamentes mit anschließender Verhaltensbeobachtung im entsprechenden Zeitraum nach Gabe des Analgetikums.

Ein umfassendes Schmerzassessment (inkl. Psychologischer, kognitiver Faktoren) ist fast nicht mehr möglich.

Schmerzverhalten bei alten Menschen mit Demenz

Items zur Verhaltensbeobachtung bei Schmerzen (AGS Akademie für Gesundheit- und Sozialberufe 2002):

- Gesichtsausdruck,
- Verbalisierungen, Vokalisierungen,
- Körperbewegungen,
- Veränderungen der Interaktionen,
- Veränderungen der Aktivitätsmuster/Gewohnheiten,
- Veränderungen des mentalen Zustands.

Vorgehen:
- Wenn eine entsprechende Erkrankung, Verletzung oder ein Eingriff vorliegt, sollte davon ausgegangen werden, dass der/die Betroffene Schmerzen hat.
- Regelmäßig Schmerzverhalten prüfen, in Ruhe und während Aktivitäten.
- Nicht immer ist Schmerzverhalten erkennbar oder Schmerzen äußern sich in demenztypischen Verhalten.
- Wenn Schmerzen vermutet werden, versuchsweise Gabe eines Analgetikums und anschließende Kontrolle der Schmerzmessung.

Zur Messung von Schmerzen sind verschiedene Verhaltensbeobachtungsskalen international vorhanden. Diese sind unterschiedlich hinsichtlich
- der Entstehung,
- der Berücksichtigung der AGS Guidelines,
- und dem Umfang (Anzahl der Items).

Als Deutschsprachig Skalen liegen vor:
- BESD, basierend auf der amerikanischen PAINAD,
- BISAD, basierend auf der französischen ECPA,
- Dolopuls,
- ZOPA.

Nutzen der Skalen:
- Sie tragen dazu bei, die Aufmerksamkeit für Schmerzen zu schärfen.
- Eine systematische Erfassung von Schmerzverhalten ist möglich.
- Sie verkürzen und erleichtern die Dokumentation von Schmerzverhalten.
- Sie unterstützen die Prüfung der Wirksamkeit von Maßnahmen zur Schmerzlinderung.
- Sie unterstützen die Kommunikation und Diskussion im multiprofessionellen Team.

Die oben genannten deutschsprachigen Skalen sind zur Zeit das Beste was auf dem Markt zur Beurteilung eines kognitiv beeinträchtigten Patienten bei dem keine Selbstauskunft mehr möglich ist, zur Fremdeinschätzung zur Verfügung steht.

Das Ziel wie oben schon beschrieben:
- Völlige Schmerzfreiheit oft relativ unrealistisch und führt zur Frustration beider Parteien.

Ziel sollte also sein:
- Schmerzen erträglich machen
- Lebensqualität steigern
- vereinfachte Instruktionen
- wiederholte Instruktionen
- schriftliche Instruktionen
- Kontaktintensivierung
- näher an den Patienten heranrücken
- langsamer und deutlicher Sprechen
- ein Thema pro Besprechung
- nicht zu zeitintensiv
- mehrere kleinere Sitzungen

Zu einer angemessenen Gesprächssituation gehören Ruhe und Verständnis, auch wenn der Patient Hörprobleme hat. Hier muss darauf geachtet werden, dass man evtl. näher an den Patienten heranrückt und langsam und deutlich spricht. Zusätzlich können wichtige Informationen auch in schriftlicher Form mitgegeben werden, sodass der Patient alles zuhause in seiner gewohnten Umgebung nochmals nachlesen kann. Bei der Frage nach Schmerzen sollten auch andere Formen der Schmerzäußerung mit bedacht werden, wenn z. B. der Patient beim Hinsetzen das Gesicht verzieht oder sich die Schuhe kaum ausziehen kann. Gerade hier ist der Arzt oft auch auf die das Pflegepersonal und Angehörigen angewiesen, die den Patienten im Alltag erleben.

Die Besonderheiten des älteren Patienten machen eine andere Auseinandersetzung mit dem Schmerz notwendig. Der Arzt kann organische und technische Untersuchungsbefunde häufig nicht mehr wie gewohnt einordnen. Er ist auf zusätzliche Informationen aus dem häuslichen Umfeld der Pflege und der Angehörigen angewiesen. Außerdem muss sich seine Diagnostik in zunehmendem Maße auf funktionelle Störungen beziehen, die sowohl Ursache als auch Ausdruck von Schmerzen sein können.

Dies bedeutet auch, dass Ärztinnen und Ärzte beim älteren Schmerzpatienten in zunehmendem Maße auf das Know-how anderer Berufsgruppen wie der Kranken- und Altenpflege, der Krankengymnastik oder der Ergotherapie zurückgreifen müssen. Auch die Neuropsychologie spielt bei der richtigen Einordnung des Symptoms *Schmerz* und seiner Behandlung eine wichtige Rolle.

Die Therapie der Schmerzen älterer Menschen unterscheidet sich von den Methoden her nicht wesentlich von der jüngerer Patienten. Allerdings besteht ein erheblicher Anpassungsbedarf an die beschriebenen Besonderheiten betagter Patienten.

Wir können auch von den 5 Säulen der Schmerztherapie sprechen:

- *Medikamentös systemische Behandlung*: sie umfasst alle zentral oder peripher blockierenden Substanzen bis hin zu den Opiaten (WHO-Stufenschema), unter Beachtung altersbedingter Besonderheiten (z. B. gastrointestinale Schleimhautatrophie und NSAR-Gabe).
- *Lokale Schmerzblockade:* Hierher gehören abladierende operative Verfahren ebenso wie die Therapie mit Lokalanästhetika.
- *Physikalisch medizinische Behandlung*: sie subsumiert die eigentliche physikalische Therapie, die Krankengymnastik und die Ergotherapie.
- *Psychotherapeutische Behandlung*: sie dient vor allem der Veränderung der Schmerzwahrnehmung und Verarbeitung.
- *Kurative und operative Behandlung* (z. B. Endoprothetik und Gewinn an Lebensqualität).

Grundsätzlich können auch bei älteren Menschen alle nichtmedikamentösen Therapieformen eingesetzt werden, die auch bei jüngeren Patienten zur Anwendung kommen. Allerdings haben Ältere häufig Vorbehalte gegen Verfahren wie Akupunktur, Entspannungstechniken, Biofeedback oder Naturheilverfahren. Wichtig ist es die aktive Mitarbeit der Patienten zu fördern und fordern, denn ältere Menschen bevorzugen meist physikalische Anwendungen und Massagen. Aber auch krankengymnastische Übungen können sie an ihre jeweilige Beweglichkeit angepasst mit kleinen Steigerungen selbst und nach Anleitung durchführen. In einigen Alten- und Pflegeheimen haben Physiotherapeuten schon heute Stellenwert.

Merke beim Umgang mit Analgetika beim älteren Menschen!

- Gesteigerte Empfindlichkeit gegenüber zentral wirksamen Substanzen (z. B. Opiate)
- Niedrig dosieren (ca. 1/3 der normalen Erwachsenendosis), »start low«
- Langsame Dosissteigerung unter engmaschiger Überwachung »go slow«
- Mit so wenig Tabletten wie möglich behandeln

So viel wie nötig, so wenig wie möglich

- Bei der Auswahl des Analgetikums auf Nebenwirkungen achten

Weiterführende Literatur

- Auf der Internetseite der Deutschen Schmerzgesellschaft e. V., http://www.dgss.org
  - BESD, Beurteilung von Schmerzen bei Demenz
  - Anleitung zu BESD: Beurteilung von Schmerzen bei Demenz
  - BISAD, Beobachtungsinstrument für das Schmerzassessment bei alten Menschen mit Demenz
  - Schmerzinterview
- Glasgow Coma Scale, für Erwachsene: Teasdale, G. & Jenett, B. (1974). Assessment of coma and impaired consciousness: a practical scale. Lancet, 7: 81–84.
- Einsatz ZOPA© im Praxisfeld: Elisabeth Handel (Hrsg.) (2010). Unter Mitarbeit von Irmela Gnass, Wilma Müller und Erika Sirsch Beilage zum Praxishandbuch ZOPA©. Bern: Huber.

IV Krankheitsbilder in der Schmerztherapie

14 Somatoforme Schmerzstörung

Hilde A. Urnauer

Die somatoforme Schmerzstörung ist die häufigste psychische Erkrankung mit dem Leitsymptom Schmerz. Sie wird diagnostiziert, wenn ein andauernder schwerer und quälender Schmerz vorliegt, der durch physiologische Prozesse oder körperliche Erkrankungen nicht vollständig erklärt werden kann, und emotionale Konflikte/psychosoziale Belastungen entscheidende Faktoren für die Entstehung oder Aufrechterhaltung der Schmerzen sind (ICD10 F45.40). Im klinischen Alltag wird diese Diagnose oft vorschnell gestellt, wenn eine Diskrepanz zwischen den medizinischen Befunden und dem Schmerzerleben des Patienten vorliegt, insbesondere wenn neben den chronischen Schmerzen eine psychische Störung besteht. Die somatoforme Schmerzstörung ist differenzialdiagnostisch abzugrenzen von der chronischen Schmerzstörung mit somatischen und psychischen Faktoren (ICD10 F45.41), die ihren Ausgangspunkt in einem physiologischen Prozess oder einer körperlichen Störung hat und bei der psychische Faktoren eine wichtige Rolle hinsichtlich Schweregrad, Exarzerbation und Aufrechterhaltung des Schmerzes spielen, jedoch nicht ursächlich für den Beginn der Schmerzen sind.

Wichtige *Indikatoren* für die Diagnosestellung einer somatoformen Schmerzstörung sind:

- Die Schmerzlokalisation ist eher vage und variiert stark.
- Die Schmerzen werden häufig mit affektiven Adjektiven beschrieben, wie z. B. scheußlich, mörderisch.
- Es wird in der Regel eine hohe Schmerzintensität (Numerische Analogskala – NRS 8–10) ohne freie Intervalle angegeben.
- Der Beginn der Erkrankung liegt oft im frühen Erwachsenenalter.
- Es liegen häufig biografische Belastungsfaktoren vor.
- Die Schmerzschilderung ist oft nur von geringen Affekten begleitet.

Dies führt dazu, dass Behandler oft eine starke Diskrepanz zwischen den beschriebenen starken Schmerzen und der Art der Schilderung wahrnehmen. So kann es passieren, dass der Patient mit einem entspannten Lächeln im Gesicht von seinen unerträglichen Schmerzen spricht und die höchste Schmerzstärke angibt. Die Behandler-Patient-Beziehung ist demzufolge oft von Unverständnis geprägt und der Patient wird nicht selten für einen Simulanten gehalten.

Behandler bezeichnen diese Patientengruppe sehr häufig als schwierig. Es kommt zu Unzufriedenheit und Ärger sowohl auf Seiten der Patienten als auch auf Seiten der Behandler. Die Gründe liegen darin, dass die Patienten wiederholt ihre körperlichen Symptome darbieten, auch wenn kein organisches Korrelat der Beschwerden vorliegt. Hartnäckig fordern sie medizinische Untersuchungen und Therapien ein. Sie erwarten schnelle Hilfe und sind frustriert und enttäuscht, wenn ihre Erwartungen nicht erfüllt werden, und stellen die ärztliche Kompetenz in Frage, was einen häufigen Behandlerwechsel zur Folge hat. Psychische Zusammenhänge werden vehement abgestritten. Somatoforme Schmerzpatienten haben meist ein geringes Körpergefühl und fühlen sich hilflos durch den Verlust der Kontrolle über das Körpergeschehen. Sie haben oftmals Probleme bei der Wahrnehmung von Emotionen und eine mangelnde Selbstreflexion.

Bei den somatoformen Störungen liegen häufig psychische Komorbiditäten vor (Morschitzky 2000):

- depressive Störungen: 60–70 %,
- Angststörungen: 20–40 %,
- Substanzabhängigkeit: 15–20 %,
- Persönlichkeitsstörung: 30–60 %.

14.1 Ätiologie und Pathologie

Auch bei der somatoformen Schmerzstörung ist von einer Wechselwirkung biopsychosozialer Faktoren auszugehen, die in begünstigende, auslösende und aufrechterhaltende Aspekte unterteilt werden können (► **Tab. 14.1**).

Der Einfluss biografischer Belastungsfaktoren ist empirisch belegt. Es kann sich dabei um extreme Erlebnisse wie Krieg, Flucht, Entwurzelung oder auch um Belastungsfaktoren in der Kindheit handeln, wie schwere Erkrankungen oder Trennung der Eltern, wechselnde Bezugspersonen, körperlicher und psychischer Missbrauch, emotionale Vernachlässigung und frühe Bindungsstörung.

Wird ein Kind solchen frühen Belastungen ausgesetzt, sucht es oftmals einen Überlebensmechanismus, der häufig von einer hohen Anspruchshaltung und einem »Immer-funktionieren-müssen« geprägt ist. Emotionale Vernachlässigung und Zurückweisungen in der Kindheit führen zu einem unsicheren Bindungsverhalten, das sich auf die Beziehung zum Behandler auswirkt; Interaktionsmuster aus der Eltern-Kind-Beziehung werden wiederholt. Ein Patient, der als Kind emotional vernachlässigt wurde, kann sich durch eine Überweisung zum Psychotherapeuten vom Arzt zum Beispiel entwertet und zurückgesetzt fühlen.

14.2 Erfolgreiche Behandlungsstrategien

Laut den Leitlinien der AWMF ist Psychotherapie die Behandlung der ersten Wahl bei somatoformen Schmerzstörungen. Oftmals ist zu Beginn der Behandlung jedoch erstmal die Motivation für eine Psychotherapie erforderlich. Der Patient kommt mit dem Auftrag, das körperliche Symptom »Schmerz« zu beseitigen, sodass zunächst auf die Schmerzverarbeitung/-beeinflussung in der Therapie fokussiert werden soll. Eine tragfähige, vertrauensvolle Behandler-Patient-Beziehung ist Voraussetzung, dass die schmerzauslösenden und -aufrechterhaltenden Faktoren gemeinsam mit dem Patienten wie in einem Puzzle zusammengesetzt werden können. Dazu ist wichtig, zunächst das Krankheitsmodell des Patienten zu erfragen, um im nächsten Schritt ein auf den Patienten zugeschnittenes biopsychosoziales Schmerzmodell vermitteln zu können. Man kann den Patienten z. B. fragen: Hat Ihnen schon mal jemand erklärt, wie psychosomatische

Schmerzen zustande kommen? Hätten Sie Interesse, das zu erfahren? Günstig ist, bei der Vermittlung von Schmerzmodellen den Sprachgebrauch des Patienten einzubeziehen. So kann es bei einem Ingenieur sinnvoll sein, das Funktionieren des vegetativen Nervensystems wie die Technik einer Maschine zu erklären, um dann in eine metaphorische Sprache überzugehen: Schmerz, der als Protest des Körpers gesehen werden kann und wir noch nicht wissen, was der Körper mitteilen möchte.

Erst wenn Behandler und Patient ein gemeinsames Modell der Entstehung und Aufrechterhaltung der Schmerzen entwickelt haben, kann mit dem Patient daran gearbeitet werden, die ätiologisch relevanten Faktoren zu verändern. Der Therapieerfolg besteht häufig darin, dass der Schmerz als weniger bedrohlich bewertet und ein erhöhtes Aktivitätsniveau beim Patienten erreicht wird. Das Symptom »Schmerz« steht demzufolge nicht im Vordergrund.

Beziehungsgestaltung bei somatoformen Schmerzpatienten

Die Gestaltung der Beziehung zu dem Patienten spielt in der Behandlung der somatoformen Schmerzstörungen eine wesentliche Rolle. Diese Patienten kommen aufgrund ihrer häufig langjährig bestehenden Schmerzen mit vielen oft negativen Vorerfahrungen hinsichtlich Schmerzbehandlungen in die Praxis. Sie fühlen sich in ihrer Symptomatik nicht ernst genommen und unverstanden. Von großer Bedeutung ist daher, die Symptome und Klagen des Patienten ernst zu nehmen, auch wenn wir das Ausmaß der Symptomatik oft nicht nachvollziehen können. Wir dürfen auf keinen Fall die Symptomatik als rein »psychisch« abstempeln. Es ist günstig, zunächst für ein Setting zu sorgen, das feste Termine und eine feste Zeitstruktur beinhaltet. Auch wenn wir nur 5 Minuten Zeit haben, ist es wichtig, dies dem Patienten gegenüber zu kommunizieren, sodass er die Verantwortung dafür hat, was er in dieser Zeit mitteilen möchte. Wenn Patienten zwischendurch mit ihren Schmerzen und Sorgen zum Pflegepersonal kommen, ist Transparenz von Vorteil, die auch bedeuten kann, dem Patienten mitzuteilen, dass jetzt wenig Zeit ist, aber Gesprächszeit zu einem anderen Zeitpunkt zur Verfügung gestellt wird. Wir sollten uns auch hüten, den Druck des Patienten, geheilt werden zu wollen, zu übernehmen. Erstmal zurücklehnen und sich fragen, was möchte der Patient jetzt von mir? Bei einem chronischen Schmerzverlauf steht ja meistens nicht die Schmerzfreiheit im Vordergrund. Die Patienten, die in eine schmerztherapeutische Einrichtung kommen, reden mit den Behandlern verständlicherweise immer zuerst über ihren körperlichen Schmerz. Sie trauen sich nur selten, über andere Dinge, die sie bewegen, zu sprechen bzw. können ihre Gefühle gar nicht wahrnehmen. Als Behandler haben wir den Auftrag, Leid/Schmerz zu reduzieren, was dazu führen kann, dass wir uns ausschließlich auf die Schmerzäußerungen des Patienten beziehen und die aktuellen Bedürfnisse des Patienten, vielleicht über ein Problem mit uns sprechen zu wollen oder für sein Leid gewürdigt zu werden, übersehen. Kommt der Patient mit seinem körperlichen Schmerz und wir erkennen, dass er sich über einen Mitpatienten geärgert hat und sich dieser Ärger im verspannten Rücken und daraus resultierenden Schmerzen manifestiert, ist es therapeutisch sinnvoll, den Patienten mit seinem ärgerlichen Gefühl zu konfrontieren. Dadurch kann der Patient neue wertvolle Erfahrungen im Umgang mit seinem Körper und seinen Gefühlen gewinnen. Wir sollten uns auch trauen, den Patienten unsere Gefühle, die ihnen gegenüber bestehen, mitzuteilen. Dass wir uns zum Beispiel ärgern, wenn ein Patient innerhalb kurzer Zeit dreimal nacheinander klingelt, wenn starker Zeitdruck herrscht und wir uns gestresst fühlen. Das bisherige Verhalten, von einem Behandler zum anderen zu wechseln, kann unterbrochen werden, wenn wir offen und transparent mit dem Schmerzbetroffenen kommunizieren. Wir sollten dem Patienten mitteilen, dass wir nicht die Lösung für sein Problem parat haben, dass sich auf jeden Fall aber etwas verändern muss, damit er aus seinem Leid herauskommt und wir ihn auf seinem Weg, die bestmöglichen Lösungen zu finden, unterstützen. Bei somatoformen Störungen sollte immer auch die Funktionalität der Beschwerden im Blick behalten werden. Wenn der Schmerz hilfreich in der Lebensgestaltung ist, weil ohne Schmerzen ein Mensch keine Grenzen für sich erkennen kann und er dadurch in einer permanenten Überlastung steckt, ist ein Leben ohne Schmerz erstmal nicht sinnvoll.

Eine Möglichkeit, mit dem Patienten die Funktionalität seiner Schmerzen herauszuarbeiten, kann die Stellung der Wunderfrage sein: »Stellen Sie sich vor, es kommt eine gute Fee und Sie sind morgen Ihre Schmerzen los.« Diese Frage hilft den Patienten oftmals zu verdeutlichen, dass sich auch beim Verschwinden der Schmerzen nicht alles zum Positiven wenden, es vielleicht sogar unerwünschte Veränderungen geben würde und gewünschte Veränderungen sich auch ohne Schmerzen nicht so einfach einstellen würden.

14.3 Fallbeispiel einer somatoformen Schmerzpatientin

42-jährige Patientin, die seit 10 Jahren unter chronischen Rückenschmerzen leidet und seit 4 Jahren durch ihre Schmerzen massiv beeinträchtigt ist. Sie hatte vor 10 Jahren einen Bandscheibenvorfall (L4/L5), der konservativ behandelt wurde. Seit dieser Zeit haben die Rückenschmerzen in der Intensität und Auftretenshäufigkeit zugenommen. Die Patientin ist sehr niedergeschlagen, lustlos und fühlt sich wertlos. Sie hat starke Ängste vor den Schmerzen, da sie sich ihren Schmerzen sehr ausgeliefert und hilflos fühlt. Die Schmerzen sind von starken vegetativen Symptomen wie Herzrasen, Magenbeschwerden und Schwindel begleitet. Seit 4 Jahren bezieht sie wegen der Schmerzsymptomatik eine Erwerbsunfähigkeitsrente.

Diagnosen:

- mittelgradige depressive Episode (ICD-10 F32.1),
- anhaltende somatoforme Schmerzstörung (F45.40), Chronifizierungsgrad 3 nach Gerbershagen.

Bisherige Behandlungen: Opiatmedikation, Physiotherapie, psychologische Schmerztherapie (Entspannung, Hypnose).

Krankheitsmodell der Patientin: Die Schmerzattacken kommen aus heiterem Himmel und die Patientin hat keinen Einfluss auf den Schmerz; sie kennt auch keine Auslöser für die plötzlich auftretenden Schmerzen.

Schmerzauslösende und -aufrechterhaltende Faktoren: Die hohen Leistungs- und Perfektionsansprüche der Patientin führen zu starker körperlicher und psychischer Überforderung. Aufgrund des Bandscheibenvorfalls des Verlustes des Arbeitsplatzes als Erzieherin durch die Schmerzen und fehlende berufliche Perspektiven kam es zu einem Verlust des Selbstwertes und zu depressiven Reaktionen.

Funktionalität der Schmerzen: Die Schmerzen ermöglichen der Patientin in emotional belastenden Situationen einen Rückzug. Negative Gefühle kann sie nur körperlich über ihren Rücken spüren.

Bei der Patientin liegt ein Zielkonflikt vor. Einerseits will sie wieder gesund werden, hat jedoch Angst, im beruflichen Bereich zu versagen bzw. keine Arbeit zu finden. Durch die körperlichen Schmerzen kann sie sich dahingehend entlasten, dass sie aufgrund der Erkrankung nicht arbeiten kann und die Gründe nicht in ihrem persönlichen Versagen suchen muss.

Tab. 14.1: Biopsychosoziale Aspekte der schmerzauslösenden und -aufrechterhaltenden Bedingungen bei der Patientin im Fallbeispiel

	begünstigend	auslösend	aufrechterhaltend
organisch/psychophysiologisch	Störung der zentralen Stress- und Schmerzverarbeitung	Bandscheibenvorfall	extreme körperliche Verspannungen
psychologisch	psychisch erkrankte Mutter, musste sehr früh selbstständig sein	fühlte sich den Schmerzen und den Ärzten extrem ausgeliefert, massive Ängste vor dem Schmerz, kann Angst nur körperlich spüren, wehrt negative Gefühle ab aus Angst so krank wie ihre Mutter zu sein	massive Selbstüberforderung, kennt keine körperlichen Grenzen, keine Selbstfürsorge, hohes Verantwortungsgefühl für andere
sozial/interaktionell	war früh auf sich gestellt, Mutter oft in Klinik, war für Patientin nicht ansprechbar	schmerzbedingt, Verlust des Arbeitsplatzes	Schmerz schützt sie vor Überforderung, hilft ihr, sich abzugrenzen

Behandlungsverlauf

Psychologische Gespräche wurden sporadisch in der Schmerzambulanz geführt. In den Gesprächen standen die Darstellung ihres Leidens durch den Schmerz sowie Möglichkeiten der Schmerzbeeinflussung im Vordergrund. Eine Motivation für eine Psychotherapie war zunächst nicht gegeben, da die Patientin starke Angst vor negativen Gefühlen hatte, die in den Gesprächen immer wieder zu spüren waren und die zu einer starken Abwehrhaltung führten. Eine Öffnung für eine Psychotherapie entwickelte sich durch die Erfahrung der Patientin, dass sie Gefühle zulassen kann, ohne die Kontrolle darüber zu verlieren. In der Analyse von Stresssituationen im Alltag erlebte die Patientin, dass das Zulassen und Äußern von negativen Gefühlen keine Bedrohung darstellt. Es gab immer wieder akute Schmerzattacken, die mit massiven Angstzuständen verbunden waren. Die Patientin traute sich nicht mehr, länger als eine Stunde aus dem Haus zu gehen. Sie hatte starke Angst vor Kontrollverlust und vor extremen Schmerzen wie zu Beginn der Schmerzentwicklung. Da sie aufgrund der Erkrankung der Mutter früh die Erfahrung gemacht hatte, dass sie immer funktionieren und für andere da sein muss, hat sie massive Ängste, von anderen abhängig zu sein. Sie konnte im ersten Therapieabschnitt nicht zulassen, dass ihre körperlichen Symptome Ausdruck von Angst sind. Sobald sie Situationen erlebte, die mit Ängsten verbunden sind, wurde ihr Rücken steif »wie ein Brett« und sie konnte nicht mehr durchatmen. Die Patientin fühlte sich ihren Schmerzen hilflos ausgeliefert und reagierte mit Panik und Übelkeit. In dem Zeitraum, in dem sie auf organische Auslöser ihrer Schmerzen fixiert war, war eine enge Anbindung an einen ärztlichen Schmerztherapeuten erforderlich. Es wurde zunächst ein Opioid zur Schmerzdistanzierung eingesetzt. Dem Öffnen für psychosomatische Aspekte ihrer Schmerzerkrankung war sehr zuträglich, dass eine enge Kooperation zwischen dem Schmerztherapeuten, der Psychotherapeutin und dem Orthopäden bestand. In psychoedukativen Gesprächen über den Zusammenhang zwischen Schmerz, Angst und vegetativer Reaktionen konnte sich die Patientin zunehmend mit ihren psychischen Problemen auseinandersetzen. Da im Laufe der Psychotherapie die Schmerzen zunahmen, erfolgte eine stationäre psychosomatische Behandlung über 6 Wochen. Die Patientin lernte in der Musik- und Maltherapie ihren Gefühlen Ausdruck zu verleihen. Es wurde der Patientin zunehmend möglich, sich mit ihren Ängsten auseinanderzusetzen. Sie hat auch gelernt, ihre Bedürfnisse wahrzunehmen und sich abzugrenzen.

Die ambulante Psychotherapie hatte einen Umfang von 80 Stunden. Die Patientin wurde aus der Therapie mit einer deutlich reduzierten Angst- und Schmerzproblematik entlassen. Es gibt immer wieder akute Schmerz- und Angstattacken, mit denen die Patientin schlecht umgehen kann. In diesen Phasen kann sie sich sowohl an ihren Hausarzt als auch an ihre Psychotherapeutin wenden. Dieses Angebot gibt der Patientin Sicherheit, dass sie Hilfe bekommt, wenn sie mit ihren Ängsten allein nicht zurechtkommt. Weder eine schmerztherapeutische noch eine orthopädische Weiterbehandlung ist erforderlich. Die medikamentöse Schmerzbehandlung konnte eingestellt werden.

Fazit

Der Behandlungsverlauf bei dieser Patientin mit einem somatoformen Schmerzgeschehen verdeutlicht die Notwendigkeit interdisziplinärer Diagnostik und Therapie und zeigt, dass eine Kooperation der Fachdisziplinen förderlich ist für die Entwicklung der Akzeptanz psychosomatischer Zusammenhänge. Weiterhin vergegenwärtigt dieses Beispiel, dass bei somatoformen Störungen oftmals mit einem langwierigen Verlauf zu rechnen ist und die Veränderungsschritte der Patienten in ihrem persönlichen Tempo begleitet werden müssen.

15 Kopf- und Gesichtsschmerz

Eva Hoffmann

15.1 Epidemiologie und Bedeutung in Deutschland

Kopfschmerzen sind eine »Volkskrankheit«. Sie verursachen vergleichsweise niedrige Kosten durch behandelnde und vorbeugende Maßnahmen (direkte Kosten), jedoch sehr hohe Kosten durch Arbeitsausfall (indirekte Kosten: ca. 1–3 Milliarden €/Jahr). Tertiäre Kosten entstehen durch Fehlbehandlung und Invalidität.

Allein die Kosten der rezeptierten Präparate zur Migränebehandlung belaufen sich in Deutschland pro Jahr auf ca. 70 Mio. €. Viel schwieriger zu schätzen ist die Summe der pro Jahr abgegebenen freiverkäuflichen Kopfschmerzmittel (ca. 92–490 Mio. €). Der krankheitsbedingte Arbeitsausfall durch Migräne verursacht allein Kosten von 1,3–3,9 Mrd. €. Die durch Medikamentenübergebrauch entstehenden Dialysekosten liegen bei 307 Mio. € im Jahr.

Diese Daten beziehe sich nur auf Migräne, man kann aber von einer Verdopplung der Kosten ausgehen, wenn man alle anderen Kopfschmerzarten, besonders die noch häufiger vorkommenden Kopfschmerzen vom Spannungstyp als zweite Gruppe, zusammenfassen würde.

Nicht nur Erwachsene, sondern prozentual genauso viele Kinder und Jugendliche haben Kopfschmerzen, Mädchen sogar mehr als doppelt so häufig wie Jungen. Als Risiskofaktoren gelten Computerspiele über eine Stunde am Tag, übermäßiges Musikhören, Kaffee- und Alkoholgenuss, aber auch Trennung der Eltern. Laut einer Pressemitteilung der Deutsche Migräne- und Kopfschmerzgesellschaft (DMKG) vom Juni 2011 hat die DMKG-Bevölkerungsstudie ergeben, dass 80 % der Schüler unter Kopfschmerzen und 50 % unter Rückenschmerzen leiden. Auf Deutschland bezogen bedeutet dies statistisch, dass knapp 1 Mio. Jugendliche unter regelmäßig auftretenden Kopfschmerzen leidet, rund 7,5 % leiden unter kindlicher Migräne. Leider sucht nur jeder vierte Jugendliche deswegen einen Arzt auf, dagegen nehmen 60 % regelmäßig Kopfschmerzmedikamente ein. Hier wird klar aufgezeigt, dass durch zukünftige präventive Maßnahmen, wie Aufklärung zum Thema Kopfschmerz in der Schule, voraussichtlich die Zahl der später folgenden »Erwachsenen-Kopfschmerzkarrieren« reduziert werden kann.

Als erfolgreiches Behandlungskonzept für Kinder mit chronischen primären Kopfschmerzen gilt das Modell zur Integrierten Versorgung, das mittlerweile zahlreiche Krankenkassen anbieten.

15.2 Klassifizierung von Kopfschmerzen gemäß International Headache Society

Die Klassifikation ist nach einem hierarchischen Prinzip aufgebaut und jeder Anwender muss selbst entscheiden, wie detailliert eine Diagnose im Einzelfall sein soll. Diese kann sich von der Ebene der ersten bis zur vierten Stelle erstrecken. Die erste Stelle gibt die grobe Orientierung an, in welche Diagnosegruppe der Kopfschmerz einzuordnen ist.

Für die über 206 Kopfschmerzarten existiert eine Haupteinteilung in folgende Gruppen:
1. primärer Kopfschmerz,
2. sekundärer (pathologischer) Kopfschmerz,
3. kraniale Neuralgien, zentraler und primärer Gesichtsschmerz und andere Kopfschmerzen.

Zu 1. Die Klassifikation primärer Kopfschmerzen erfolgt nach der Phänomenologie, das heißt: keine Ursache der Erkrankung.
Merke: Der Kopfschmerz ist die eigentliche Erkrankung.

Zu 2. Die Klassifikation sekundärer Kopfschmerzen erfolgt nach der Äthiologie.
Merke: Es existiert immer eine definierbare Ursache, d. h. sekundärer Kopfschmerz ist immer pathologisch und Symptom einer anderen Erkrankung.

Zu 3. Diese Schmerzarten können sowohl pathologisch, als auch primär auftreten, zum Teil mit charakteristischen Begleitsymptomen (z. B. autonom), die dann die Zuordnung ermöglichen.

Die Klassifikation von Kopfschmerzen erfolgt mit dem Ziel:durch exakte Anamneseerhebung und Untersuchung bestimmter Kriterien wird die exakte Zuordnung aufgrund der Kriterienanzahl oder -kombination zu ermöglichen.

Merke

Jeder Kopfschmerz erhält seine Diagnose nach IHS-Kriterien.

Die IHS-Klassifikation erscheint für *Kinder* wenig geeignet. Daher wird der Artikel von Maytal, Neurology 48:602 (1997) »Pediatric migraine and the International Headache Society (IHS) criteria« empfohlen. Darüberhinaus hat der Arbeitskreis Kinderschmerztherapie der DGSS und der IASP eigene Empfehlungen für den kindlichen Kopfschmerz erarbeitet.

15.3 Kopfschmerzanamnese – Die magischen 8 Fragen

Tipp

Mit dem subjektiv schlimmsten Kopfschmerz anfangen.

- *Frage 1:* Leiden Sie immer unter den gleichen Kopfschmerzen oder kennen Sie verschiedene Kopfschmerzarten?
- *Frage 2:* »Wo?« Lokalisation
- *Frage 3:* »Wie lange?« Dauer
- *Frage 4:* »Wie oft?« Frequenz
- *Frage 5:* »Begleitsymptome?« Übelkeit, Erbrechen, Naselaufen, Unruhe, Lichtempfindlichkeit…
- *Frage 6:* »Tageszeitlicher Verlauf?«
- *Frage 7:* »Schmerzintensität?«
- *Frage 8:* »Bisherige Therapie?« Sorgfältige Medikamentenanamese

Grundsätzlich sollten alle Patienten einen *Kopfschmerzkalender* führen und immer mitbringen. In diesem sollen im Monatsüberblick die Attackenhäufigkeit, -dauer und -intensität sowie die Begleitsymptome und die erfolgte Medikation durch den Patienten dokumentiert werden. Es existiert eine Flut an Kopfschmerzkalendern, auch im Internet. Empfehlenswert für Erwachsene sind der »Kieler Kopfschmerzkalender« und der Kopfschmerzkalender der DMKG.

Für Kinder gibt es einen empfehlenswerten Kopfschmerzkalender zu beziehen über den Arbeitskreis Kinderschmerz der DGSS (Download: http://www.kinderschmerz.org), erstellt von Dr. R. Pothmann, Zentrum für Integrative Kinderschmerztherapie Hamburg und empfohlen von der Migräne Liga Deutschland e. V.

15.4 Kopfschmerz – Allgemeine Untersuchung – Die magischen 8 Untersuchungsbefunde

Im Folgenden werden die wesentlichen Bestandteile der körperlichen Untersuchung exemplarisch aufgeführt.

- Neurostatus (Hirnnerven!), Meningismuszeichen,
- trigeminaler Nervenaustritt (SNAP), Bulbusdruck oder -bewegungsschmerz,
- HWS (Beweglichkeit, Druckschmerzhaftigkeit der perikraniellen Muskulatur, schmerzhafte Triggerpunkte), Beurteilung der Körperachse, Gangbild, Haltung,
- Klopf-/Druckschmerz der Schädelkalotte,
- Schmerzen/Knacken beim Kieferöffnen und -schließen,
- Beurteilung Zahnstatus, Kieferocclusion, Schleimhaut,
- Ertasten der Arteria temporalis superficialis an der Schläfe,
- RR-Messung.

Kinder und Jugendliche sollten in jedem Fall einem Neuropädiater vorgestellt werden.

Eine *apparative Diagnostik* muss erfolgen bei:
- atypischem Kopfschmerz,
- sekundären, pathologischen Kopfschmerzen (Gruppe 2),
- neurologischen Symptomen in der Akutphase neben dem Kopfschmerz,

- jeder Änderung des Schmerzcharakters bzw. der Begleitsymptome bei primärem Kopfschmerz (Gruppe 1),
- morgentlichem Erbrechen und Kopfschmerzen,
- Erstereignis Kopfschmerz bei Alter > 40 Jahre,
- Kopfschmerzen, die von bleibenden neurologischen Ausfällen gefolgt sind,
- Kopfschmerzen in Zusammenhang mit epileptischen Anfällen,
- gleichzeitigem Auftreten von Kopfschmerzen und psychischen/kognitiven Symptomen,
- Kopfschmerzen und Fieber/Meningismus,
- zunehmender Intensität bei Erstereignis Kopfschmerz.

Apparative und erweiterte Diagnostik (Auswahl):
- MRT von Kopf/HWS (Kinder: aufgrund der Strahlenbelastung primär MRT anstatt CCT),
- CCT/CT der HWS,
- EEG,
- Röntgen: Nasennebenhöhlen, Schädel, Kiefergelenke, HWS,
- Doppler/Duplexsonografie
- Messung der Nervenleitgeschwindigkeit (NLG), SEP,
- autonome Testung,
- Labor inkl. Entzündungsparameter,
- Liquorpunktion.

Merke

Apparative Diagnostik ist in über 90 % der Fälle nicht erforderlich. 90 % entspricht der Rate an primären Kopfschmerzen.

15.5 Gruppe 1: primärer Kopfschmerz

- Migräne,
- Spannungskopfschmerz (Kopfschmerz vom Spannungstyp),
- Clusterkopfschmerzen,
- paroxysmale Hemikranie,
- SUNCT-Syndrom,
- andere seltene primäre Kopfschmerzarten.

90 % aller Kopfschmerzen sind Migräne und Spannungskopfschmerzen. Ca. 14 % aller Frauen und 7 % aller Männer leiden unter Migräne, 3 % aller Erwachsenen haben chronischen Spannungskopfschmerz und 40–60 % aller Erwachsenen leiden unter episodischem Spannungskopfschmerz.

Die Diagnosestellung erfolgt überwiegend durch Anamese und die klinische und neurologische Untersuchung. Apparative Zusatzuntersuchungen dienen dem Ausschluss symptomatischer Differenzialdiagnosen.

Diagnostische Kriterien zur Differenzierung der primären Kopfschmerzen sind:
- Attackendauer,
- Attackenhäufigkeit,
- Schmerzcharakteristika (Lokalisation, Charakter, Intensität),
- Begleitsymptome.

Attackendauer

Differenzierung attackenartig auftretender Kopfschmerzen nach der Attackendauer eines unbehandelten Anfalls (► **Tab. 15.1**).

Tab. 15.1: Attackendauer

Diagnose	Attackendauer
Spannungskopfschmerz	30 Min. bis 7 Tage
Migräne	4–72 h
Clusterkopfschmerz	15–180 Min.
paroxysmale Hemikranie	2–30 Min.
SUNCT-Syndrom	5–240 s
Trigeminusneuralgie	< 1 s bis 2 Min.

Tab. 15.2: Attackenhäufigkeit

Diagnose	Attackenhäufigkeit
Spannungskopfschmerz	1– > 15 Tage/Monat über mind. 3 Monate
Migräne	-
Clusterkopfschmerz	1-mal jeden 2. Tag bis 8-mal/Tag
paroxysmale Hemikranie	> 5/Tag in der Hälfte der Zeit
SUNCT-Syndrom	3–200-mal/Tag
Trigeminusneuralgie	-

Tab. 15.3: Schmerzcharakteristika (Auswahl)

Diagnose	Schmerzcharakteristika
Spannungskopfschmerz	drückend, beidseitig; keine Verstärkung durch körperliche Aktivität
Migräne	pulsierend, einseitig; Verstärkung durch körperliche Aktivität
Clusterkopfschmerz	einseitig
paroxysmale Hemikranie	einseitig
SUNCT-Syndrom	einseitig
Trigeminusneuralgie	stechend, spezielle Trigger z. B. Berührung der Haut, Kauen, Kälte, Essen, Stress…

Tab. 15.4: Begleitsymptome (Auswahl)

Diagnose	Begleitsymptome
Spannungskopfschmerz	*keine* Übelkeit/Erbrechen; Photo- und Phonophobie
Migräne	Übelkeit/Erbrechen; Photo- *oder* Phonophobie
Clusterkopfschmerz	Lakrimation, Rhinorrhoe
paroxysmale Hemikranie	Lakrimation, Rhinorrhoe
SUNCT-Syndrom	Lakrimation
Trigeminusneuralgie	-

Medikamentöse und nichtmedikamentöse Therapie der Migräne

Cupierung der akuten Migräneattacke:
Analgetika:
- ASS (ASS Migräne®),
- Ibuprofen,
- Naproxen,
- Metamizol,
- Paracetamol,
- Kombi: ASS + Paracetamol + Koffein,
- Tripane,
- ggf. Antiemetika: z. B. Metoclopramid,
- Minzegel temporal,
- neurolinguistisches Programmieren.

Triptane: 5-$HT_{1B/D}$-Agonisten (Vasokonstriktion)

Präparat:	**Nebenwirkungen:**	**Kontraindikationen:**
Sumatriptan		
Zolmitriptan	Kältegefühl	Vaskuläre Risikofaktoren
Naratriptan	Thorakales Engegefühl	Hypertonie, KHK
Rizatriptan		Myokardinfarkt
Almotriptan		Apoplex , TIA
Eletriptan		pAVK etc.

Merke

In bis zu 40 % der Fälle Wiederkehrkopfschmerz nach 2–24 Stunden. Grundsätzlich sollte bei Verdacht auf Migräne primär ein Triptan mit schneller Anschlagzeit eingesetzt werden, wie z. B. Sumatriptan-Nasenspray. Bei 2-maligem Ansprechen kann dann auf ein Triptan mit längerer Halbwertzeit umgestellt werden.

Medikamentöse Prophylaxe der Migräne

Voraussetzungen:
- gesicherte Diagnose,
- Ausschluß analgetikainduzierter Kopfschmerzen,
- Kopfschmerztagebuch.

Ziele:
- Reduzierung von Häufigkeit, Schwere und Attackendauer,
- Erleichterung der Akuttherapie,
- Reduktion der Einnahmefrequenz der Akuttherapeutika.

Indikationen:
- nicht auf Akuttherapie ansprechende Attacken,
- intolerable Nebenwirkungen,
- prolongierte Attacken > 72 h,
- erhöhte Attackenfrequenz,
- erhebliche Beeinträchtigung der Lebensqualität,
- komplizierte Attacken mit Aura > 24 h.

Migräne mit Aura

Neurologische fokale Ausfälle oder Reizerscheinungen (Sehstörungen, Parästhesien, Paresen, Ataxie, etc.). Innerhalb von 5–60 Min. mit bis zu 1 h darauffolgendem Migränekopfschmerz.

Medikamente 1. Wahl:
- Betablocker,
- Flunarazin,
- Topiramat,
- (Valproinsaäure).

Medikamente 2. Wahl:
- Amitriptylin,
- (Gabapentin),
- Naproxen,
- ASS,
- Pestwurz.

Nichtmedikamentöse Prophylaxe der Migräne

- Meiden von Triggerfaktoren (Rotwein, Käse, Milchprodukte), Glutamat, Genussmitteln (Alkohol, Kaffee, Rauchen), Schlafdefizit, Stress,
- progressive Muskelrelaxation,
- Biofeedback (Vasokonstriktionstraining),
- kognitive Verhaltenstherapie,
- Entspannungsübungen, Biofeedback,
- Sport (moderater Ausdauersport: Joggen, Walken…),
- Physiotherapie (Fango, Massage),
- Balneotherapie,
- Akupunktur (Ohrakupunktur, Ganzkörper),
- Ernährungsumstellung (z. B. milcheiweißarm).

Therapie episodischer Spannungskopfschmerzen

Medikamente zur symptomatischen Therapie:
- ASS,
- Paracetamol,
- Ibuprofen,
- Naproxen.

Alternativ lokale Applikation von Pfefferminzöl (Schläfen und Nacken).

Cave: medikamenteninduzierter Dauerkopfschmerz.

Therapie chronischer Spannungskopfschmerzen

Medikamente zur symptomatischen Therapie akuter Attacken dürfen wegen Gefahr eines Fehlgebrauchs nicht regelmäßig eingenommen werden (weniger als 8-mal pro Monat).
Lokale Applikation von Pfefferminzöl temporal
- Kopfschmerzkalender,
- Entspannungstherapie nach Jacobson,
- Ausdauertraining,
- Stressbewältigungstraining,
- Physiotherapie,

- regelmäßiger Schlaf-Wach-Rhythmus,
- Akupunktur, Biofeedback.

Prophylaxe chronischer Spannungskopfschmerz

Trizyklische Antidepressiva 1. Wahl:
- Amitriptylin,
- Clomipramin,
- Imipramin,
- Doxepin.

Weitere Medikamente:
- Valproinsäure,
- Moclobemid,
- Fluoxetin,
- Sulpirid,
- Tizanidin.

Nichtmedikamentöse Therapie bei Spannungskopfschmerzen

- TENS, PMR nach Jacobson, Sport (Nordic Walking), Entspannungsübungen,
- Tagesrhytmus, Arbeitshilfsmittel, ergonomische Möbel,
- regelmäßige Pausen, Gähnübungen,
- Wärmeanwendung, Massage,
- Triggerpunktinfiltrationen,
- Psychoedukation, Verhaltenstherapie,
- Biofeedback.

15.6 Gruppe 2: sekundärer, pathologischer Kopfschmerz

Im Folgenden Kapitel wird dargestellt, welche anamestischen Hinweise zu welcher Verdachtsdiagnose des sekundären Kopfschmerzes führen können. Manche sekundären Kopfschmerzen zeigen Symptome, die den Kopfschmerz zum Notfall machen und sofortiges Handeln erfordern. Diese Symptome können und müssen auch telefonisch erfragt werden, damit der Patient keinen Schaden erleidet und sich sofort ins Krankenhaus begibt.

Insbesondere die Gruppe der älteren Patienten > 65 Jahre hat eine eher schlechtes Wissen über Kopfschmerzerkrankungen und statistisch gesehen eine deutlich höhere Rate an pathologischen Kopfschmerzen, sodass hier besondere Aufmerksamkeit geboten ist.

Tab. 15.6: Anamnestische Hinweise

Anamnese	Verdachtsdiagnose
Kopfschmerzmittel an > 10 Tagen/Monat	Medikamentenübergebrauch
Auslösung durch Husten, Pressen, Niesen	intrakranielle RF, Aneurysma, Hypertonie
Gewichtsverlust	maligne Erkrankung, Riesenzellarteriitis, HIV
Gesichtsfelddefekt	intrakranielle RF, Sinus-Venen-Thrombose
kognitive Störungen	Frontalhirnprozess, sozialer Rückzug, Depression
zeitlicher Zusammenhang mit der Einnahme von Speisen/Substanzen/Medikamenten	substanzinduzierter Kopfschmerz

Tab. 15.7: Symptome, die Kopfschmerz zum Notfall machen

Symptom	Verdachtsdiagnose
RR > 160/100, Schwindel, Übelkeit, Bewusstseinstrübung	hypertensive Krise
Amaurosis fugax	Riesenzellarteriitis, Gefäßstenose
Donnerschlagkopfschmerz	SAB, Hypophyseninfarkt, Aneurysma
Fieber, holozephaler KS	Meningoenzephalitis, Hirnabszess
Meningismus	SAB, Meningitis, Meningeosis carcinomatosa
Mydriasis, Sehstörung, harter Bulbus	Glaukomanfall
Horner-Syndrom, einseitiger Kopf-, Hals-, Gesichtsschmerz, schmerzhafter Tinnitus	Karotisdissektion
Anfälle, Bewusstseinstrübung, neurologische Herdzeichen	intrakranieller Tumor, ICB, Ischämie, Enzephalitis
Vigilanzminderung, kognitive Störungen	Hirnvenenthrombose, ZNS-Vaskulitis

15.7 Gruppe 3: kraniale Neuralgien, zentraler und primärer Gesichtsschmerz und andere Kopfschmerzen

Die wichtigsten Gesichtsschmerzen lassen sich in folgende Untergruppen einteilen:

- Trigeminusneuralgie,
- idiopathischer, atypischer Gesichtsschmerz,
- Zosterneuralgie.

Trigeminusneuralgie

Die *klassische idiopathische Trigeminusneuralgie* äußert sich meist einseitig im 2. Ast, seltener im 3. Ast. Der Erkrankungsgipfel liegt bei 70–80 Jahren.

Pathogenese: Janetta-Mechanismus (Gefäßkompression der sensiblen Wurzel hirnstammnah durch die direkt benachbarte, arteriosklerotisch elongierte, erweiterte A. cerebelli superior, welche bei Pulsation auf den Nerv drückt).

Symptomatische Trigeminusneuralgie (Erkrankungsgipfel < 40 Jahre):

Ursachen:

- Tumoren,
- vaskuläre Malformationen,
- Multiple Sklerose,
- Hirnstamminfarkte,
- Sjögren-Syndrom, Kollagenosen.

Diagnostik:

- klinisch-neurologisch Untersuchung,
- MRT,
- CCT,
- neurophysiologische Untersuchungen,
- Liquordiagnostik.

Medikamente 1. Wahl:

- Oxcarbazepin,
- Carbamazepin.

Medikamente 2. Wahl:
- Gabapentin, Pregabalin, Lamotrigin, Baclofen,
- Valproat,
- trizyklische Antidepressiva.

Invasive Therapie:
- GLOA, Stellatum-Blockade, Lidocain- und Ketamininfusion,
- operativ bzw. ursachenspezifische Therapie.

Kommentar: Vor operativen Eingriffen sind zur korrekten Indikationsstellung eine sehr sorgfältige Anamese und Diagnostik erforderlich, da diese auch mit erheblichen Risiken verbunden sein können (z. B. Anästhesia dolorosa nach trigeminaler Thermokoagulation, bleibender Sensibilitätsverlust). Bei Gamma-Knife Technik mit 70–90 Gray können schwere unerwünschte Wirkungen mit Latenz von 6 Monaten auftreten.

Idiopathischer atypischer Gesichtsschmerz

Diese Diagnose ist schwierig und erst nach Ausschluss einer symptomatischen organpathologischen Ursache zu stellen. Oft haben die Patienten bereits eine jahrelange Krankheitskarriere mit vielfältigen Untersuchungen, aber auch zahlreichen operativen bzw. zahnsanierenden Eingriffen hinter sich. Charakteristisch ist die oft misstrauische oder gar ablehnende Haltung der Patienten gegenüber dem medizinischen Personal. Es sind sogenannte »schwierige Patienten« und typische »Doctor hopper«, die als incompliant gelten. Da in der Regel eine psychosomatische bzw. psychische Störung vorliegt, gelten als oberste Therapieprinzipien: Zuverlässigkeit, Geduld, enge Zusammenarbeit mit den Psychologen. Oft liegt eine nichtbearbeitete »frühe Störung« vor, bei der eine langdauernde tiefenpsychologische Therapie in Kombination mit verhaltenstherapeutischen Ansätzen erfolgreich ist. Das Ziel der Therapie besteht im Verhindern weiterer operativer Eingriffe und Abwenden zusätzlicher Schäden. Invasive Therapiemethoden sind obsolet.

Der Erkrankungsgipfel liegt bei 30–60 Jahren, überwiegend sind Frauen betroffen, die Schmerzen treten oft einseitig auf.

Apparative Diagnostik, Liquordiagnostik zum Ausschluss symptomatischer Ursachen.

Therapeutisches Konzept:
- langfristige Linderung,
- Verhaltenstherapie, Schmerzbewältigungstraining,
- Doctor hopping beenden, Verhinderung ineffektiver Eingriffe, »Schadensbegrenzung«,
- tiefenpsychologischer Ansatz.

Medikamente 1. Wahl:
- trizyklische Antidepressiva,
- Oxcarbazepin, Carbamazepin, Gabapentin,
- Pregabalin.

Zosterneuralgie

Die Zosterneuralgie ist eine vorwiegend neuropathische Schmerzerkrankung des Alters, bei jüngeren Patienten muss grundsätzlich geklärt werden, ob eine Immunschwäche vorliegt. Eine akute Zosterneuralgie ist ein Schmerznotfall und muss sofort behandelt werden, um eine Chronifizierung zu verhindern. Frische Zosterneuralgien sprechen oftmals sehr gut auf Opioide der WHO-Stufe II und III an.

Akute Zosterneuralgie:
Eine Woche nach Schmerzbeginn herpetische Effloreszenzen.

Virustatische Therapie: Valaciclovir, Famciclovir, Aciclovir, Brivudin.

Postherpetische Zosterneuralgie:
Persistierender Schmerz über mehr als 3 Monate.

Pharmakotherapie:

- kausale Virustatika-Therapie,
- trizyklische Antidepressiva,
- Antikonvulsiva: Gabapentin, Pregabalin, Carbamazepin, Oxcarbazepin,
- Opiate: Tramadol, Buprenorphin, Oxycodon, Fentanyl, Tapentadol.

Additive Therapie:

- Capsaicinsalbe 0,075 %, ggf. auch Capsaicinpflaster; Zink-Schüttelmixtur, ASS topisch,
- Kortisonstoßtherapie,
- Sympathikusblockade (Stellatum),
- ganglionäre Opioidanalgesie (GLOA),
- Lidocain- und Ketamininfusion,
- Lidocainpflaster 5 %,
- TENS,
- Schmerzedukation, psychologische Verfahren.

Ultima Ratio:

- SCS (Spinal cord Stimulation), DBS (Deep Brain Stimulation),
- Neuroablation: DREZ(dorsal root entry lesion),
- Chordotomie.

15.8 Patienten Fallvorstellung – Kopf- und Gesichtsschmerz

Thomas Fritzsche

Anamnese:

- 36 Jahre alte Patientin,
- Erstmanifestation einer akuten Trigeminusneuralgie,
- keine Zahnoperation o. ä., kein Trauma.

Sozialanamnese:

- alleinstehend, ledig, keine Familie, keine Kinder,
- Physiotherapeutin.

Schmerzanamnese:

- zeitlicher Verlauf:
  - Attackenschmerz, Triggerung durch Sprechen, Kauen, Zähneputzen, Berühren der Haut, Duschen,
  - spontaner evozierbarer Schmerz,
- Intensität: NAS 9–10,
- Lokalisation: linker mittlerer Trigeminusast,
- Qualität: einschießend,
- Einfluss des Schmerzes auf die Lebensqualität: unerträglicher Schmerz, Vorstellung über die Notaufnahme – MRT – keine neurochirurgische Interventionsindikation.

Vormedikation:

- NSAID: Diclofenac, Metamizol, Etoricoxib – kein analgetischer Effekt,
- Opioide: Tilidin-Naloxon retard, Tramadol, Oxycodon – nicht vertragen (Übelkeit).

Therapieplan:

- Behandlungsversuch durch Blockade des Ganglion cervicale superior (GCS) mittels

ganglionärer Opioidapplikation (GLOA; 0,03 mg Buprenorphin in 1–1,5 ml 0,9 %NaCl),
- Behandlungsversuch mit Amitriptylin: langsame Aufdosierung auf 50 mg Amitriptylin z. N.
- Behandlungsversuch mit Carbamazepin: langsame Aufdosierung auf 3 x 300 mg.

Verlauf:
- GLOA führte zu einer sofortigen Reduktion der Beschwerdeattacken und wurde insgesamt 10-mal wiederholt. In dieser Zeit konnten Carbamazepin und Amitriptylin gesteigert werden.
- Carbamazepin-Therapie:
  - initial wurde Carbamazepin langsam bis zu einer Tagesdosis von 900 mg aufdosiert, NAS darunter 2–3, kaum noch Attacken, diese Dosis wurde gut vertragen,
  - auf Wunsch der Patientin nochmalige Erhöhung der Dosis bis auf 1.200 mg/Tag, NAS darunter 1–2, diese Dosis wurde nicht vertragen (Übelkeit, Ataxie, Schwindel),
  - Dosisreduktion auf 900 mg/Tag.

Effekt der Therapie auf den Schmerz:
- Schmerzreduktion von NAS 9–10 auf NAS 2–3,
- neue Schmerzqualität: ziehend; Behandlung mit retardiertem Tramadolor 2 x 50 mg p. o. wurde gut vertragen, brachte noch gewisse Linderung.

Effekt der Therapie auf die Lebensqualität:
- Essen, Sprechen, Zähneputzen waren wieder möglich,
- unerwünschte Wirkungen: geringe Müdigkeit; Nebenwirkung wird von der Patientin in Kauf genommen,
- Lebensfreude verbessert.

Die Patientin ist insgesamt sehr zufrieden.

16 Rückenschmerz/Kreuzschmerz

Doris Grünewald

Laut Statistiken hat fast jeder bereits einmal unter Rückenschmerzen gelitten, und die größte Sorge besteht darin, dass die Betroffenen immer jünger werden und es nicht bei einer Schmerzepisode bleibt. Wenige sind nach einem aufgetretenen Rückenschmerz auf Dauer schmerzfrei. Laut Studien leiden Rückenschmerzpatienten an dauernden oder immer wiederkehrenden mehr oder weniger ausgeprägten Rückenschmerzen bis zur Arbeitsunfähigkeit. Werden die bestehenden Beschwerden innerhalb von 12 Wochen nicht behoben, besteht ein hohes Risiko der Chronifizierung.

Das »Volksleiden« oder die »Volkskrankheit Nummer eins« ist somit volkswirtschaftlich gesehen eine der teuersten Erkrankungen der westlichen Industrieländer. Viele Studien in Deutschland belegen, dass durch Arztbesuche, Medikamente, Krankengymnastik, Rehabilitationen und Arbeitsausfälle jährlich etwa 17–20 Milliarden Euro Gesamtkosten entstehen.

16.1 Ursachen

Der Rückenschmerz ist zunächst ein Symptom und wird durch ungünstige Bedingungen, wie

- Arbeitssituation, z. B. Zeitdruck, Unzufriedenheit, langes Sitzen, Fehlhaltungen,
- Lebenssituation, z. B. Bildungsniveau, unzureichendem Wohnbereich, Arbeitslosigkeit, familiäre Schwierigkeiten, Konflikte,
- persönliches Verhalten, z. B. Immobilisation, Übergewicht, passive Lebenseinstellung, inadäquates Krankheitsverhalten, Rentenbegehren,
- medizinisches System, z. B. mangelhafte Information des Patienten, Dauerkrankschreibung, passive Therapien oder zu viel Diagnostik und Therapie, ungeeignete Rehabilitationskonzepte

beeinflusst.

So hat die Aussage: »Es handelt sich um den Ausdruck eines multifaktoriellen Geschehens mit vielen möglichen Ursachen, wobei nur ganz selten eine einzige Ursache ausschließlich verantwortlich ist« (Gesundheitspfad Rücken 2007) ihre Berechtigung.

Klinisch werden Rückenschmerzen in spezifische und nichtspezifische Rückenschmerzen unterschieden, um eine adäquate Behandlung bei akuten und chronischen Schmerzen zu ermöglichen. Ursachen eines *spezifischen Rückenschmerzes* können sein:

- Bandscheibenvorfall,
- spinale Stenose,
- Gleitwirbel,
- Metastasen einer Krebserkrankung,
- Wirbelsäulentraumata, z. B. durch Osteoporose, Stürze,

- Infektionen, z. B. Osteomyelitis,
- entzündliche Erkrankungen, z. B. Spondylitis.

Ursachen eines *nichtspezifischen Rückenschmerzes* sind morphologisch nicht eindeutig nachweisbar. Sie entstehen zum größten Teil als Folge von Fehldynamik, Fehlstatik und Dysbalancen mit einer psychosomatischen Komponente. Das komplexe und fein koordinierte Zusammenwirken von Muskeln, Bänder, Gelenken, Wirbeln und Bandscheiben ist gestört.

16.2 Symptome

Spezifischer Rückenschmerz

Schmerzcharakter: Z. B. einschießend, schneidend, stechend, brennend, Kribbelparästhesien im Ausbreitungsgebiet einer Nervenwurzel, Sensibilitätsstörungen im entsprechenden Dermatom.

»Red flags«-Symptome: Sensibilitätsstörungen bis motorische Schwäche oder Lähmung, Miktionsstörungen, progrediente funktionell relevante motorische Ausfälle, Fraktur, z. B. durch ein Trauma, Tumor, z. B. Metastase, Infektion, z. B. durch Immunsuppression.

Cave: Situationsentsprechender sofortiger Handlungsbedarf.

Schmerzverstärkung zunehmend bei Bewegung.

Nichtspezifischer Rückenschmerz

- Schmerzcharakter: Z. B. dumpf, drückend, schlecht lokalisierbar und »pseudoradikulär« (auftretende Projektionen in das betroffenen Dermatom).
- Lokalisation: kann einseitig oder beidseitig sein.
- Schmerzverstärkung: häufig bei Lagewechsel und längerer gleichbleibender Haltung.
- Schmerzlinderung durch Bewegung.

16.3 Diagnostik

Eine sorgfältige Anamnese hinsichtlich Beginn, Lokalisation, Ausstrahlung, zeitlichem Verlauf, Vorerkrankungen (»Red Flags«) sowie das Erfassen von psychosozialen Risikofaktoren (»Yellow Flags«) und die körperliche Untersuchung ergeben bereits wichtige Hinweise für eine effizienten Therapie. Das heißt, bildgebende Methoden wie

- Röntgenuntersuchungen,
- Computertomografie,
- Magnetresonanztomografie,
- Myelografie,
- Elektromyografie

müssen in den meisten Fällen nicht durchgeführt werden. Die meisten Fälle werden als »nichtspezifisch« diagnostiziert.

Neurologische Untersuchungen, z. B. die Prüfung von Reflexen und der Beeinträchtigung von Kraft- und Empfindungsvermögen in den Extremitäten, unter Beachtung der »Red flags«-Symptome zeigen in erster Linie den Verdacht auf einen Erkrankungsprozess mit dringenden Handlungsbedarf an. Ein bildgebendes Verfahren oder/und Laboruntersuchungen sind hier erforderlich. Die quantitative sensorische Testung (QST) kann bei einem neuropathischen Schmerzsyndrom zum weiteren Beweis einer vorliegenden Beteiligung dünner schmerzleitender Nervenfasern eingesetzt werden.

Bei einem chronischen Rückenschmerzpatienten sollte das Chronifizierungsstadium anhand des Mainzer Stadienmodells (MPSS) erfasst werden.

16.4 Therapie

Im Vordergrund stehen bei allen Therapieempfehlungen durch Leitlinien Schmerzlinderung, Bewegung, Aufklärung und Beratung sowie Primär- und Sekundärprävention.

Akuter spezifischer (radikulärer) Rückenschmerz

- Eine Operation ist nur bei »Red flags«-Symptomen sinnvoll.
- keine längerfristige Ruhigstellung, mäßige alltägliche Bewegungen beibehalten, frühzeitige Mobilisation,
- Stufenbettlagerung (nur Erfahrungswerte),
- Physiotherapie, Wärme (oder Kälte), Lockerungsübungen, Rückenschule,
- manuelle Therapie,
- lokale Injektionsbehandlungen: CT-gestützte periradikuläre Injektion, epidurale Steroidinjektion,
- medikamentöse Schmerztherapie: Paracetamol oder NSAR mit Magenschutz bei Risikopatienten, Opioide zum kurzfristigen Einsatz möglich, ebenso Muskelrelaxantien bei Muskelverspannungen (Nebenwirkung beachten). Trizyklische Antidepressiva, z. B. Amitryptilin, und Antikonvulsiva, z. B. Gabapentin, sind je nach Schmerztyp (neuropathische Schmerzkomponente) einsetzbar,
- topische Substanzen: Lidocain und Capsaicin,
- antibiotische Therapie bei Infektionen,
- TENS.

Chronischer spezifischer (radikulärer) Rückenschmerz

Multimodale Therapie:
- frühzeitiger Beginn der Patientenedukation,
- physikalische Therapie,
- psychologische Verfahren,
- Verhaltenstherapie: Schmerzbewältigungsprogramme,
- Rückenschule, Bewegungstherapie,
- medikamentöse Schmerztherapie: Einsatz von Antidepressiva/Antikonvulsiva, *cave*: Muskelrelaxantien nur kurzfristiger Einsatz, bei Opioiden Wirksamkeitskontrolle notwendig,
- topische Substanzen wie Lidocain und Capsaicin,
- in seltenen Fällen Spinale Medikamentenpumpen,
- Neurostimulation (Spinal-Cord-Stimulation),
- TENS.

Nur in bestimmten Fällen mit einer morphologischen Ursache kann eine operative oder invasive Maßnahme erfolgen.

Nichtspezifischer Rückenschmerz/ Kreuzschmerz

Die Empfehlungen der Nationalen Versorgungsleitlinie Kreuzschmerz 2010 gelten für die Patientengruppe mit nichtspezifischen Kreuzschmerz im Rückenbereich unterhalb des Rippenbogens und oberhalb der Gesäßfalten, ohne oder mit Ausstrahlung (pseudoradikuläre Symptomatik). Der Arzt als erste Anlaufstelle für den Erkrankten soll für den gesamten Versorgungsprozess die Koordination für sämtliche Behandlungsschritte übernehmen. Die Therapie erfolgt symptomatisch, und je nach Dauer gibt es für die einzelnen Methoden unterschiedlich starke Wirksamkeitsnachweise. Grundsätzlich gilt die Aktivierung des Betroffenen, die Beachtung von Risikofaktoren für die Chronifizierung, die Therapieplanung mit dem Patienten und die frühzeitige Umsetzung von multi- und interdisziplinären Behandlungsplänen.

Akuter Kreuzschmerz/Schmerzepisoden weniger als sechs Wochen

- Körperliche Aktivität beibehalten, Schonung kontraproduktiv,
- Patientenschulung und Beratung,
- Rückenschule,
- Wärmetherapie,
- progressive Muskelrelaxation nach Jacobsen,
- Manipulation/Mobilisation (Osteopathie, Chirotherapie),
- medikamentöse Therapie zur Unterstützung der nichtmedikamentösen Maßnahmen,
- Paracetamol oder NSAR kurzzeitig und in begrenzter Dosierung, COX-2-Hemmer, wenn NSAR kontraindiziert sind, schwache Opioide bei Nichtwirksamkeit der Analgetika, Muskelrelaxantien, z. B. Ortoton als Option; Nebenwirkungspotenzial beachten und nicht länger als 2 Wochen
- keine schnell wirksamen Opioide (Suchtrisiko), grundsätzlich Retardformen und nach festem Zeitschema; bei einer Opioidtherapie nach spätestens 4 Wochen eine Reevaluation durchführen, wenn keine Schmerzlinderung vorliegt, sind sie kontraindiziert,
- TENS (Therapieversuch), bei Implantaten keine Anwendung.

Subakuter Kreuzschmerz/ Schmerzepisoden länger als sechs Wochen

- Überprüfung der Erstdiagnose insbesondere von »Yellow/Red Flags«,
- vorliegende Befunde interdisziplinär und fachübergreifend sichten und beurteilen (Fallkonferenz),
- Patientenedukation,
- Optimierung der symptomatischen Behandlung und der konservativen Maßnahmen,
- kognitive Verhaltenstherapie soll erfolgen,
- Rückenschule auf biopsychosozialem Ansatz,
- Massage in Kombination mit Bewegungstherapie,
- TENS (Therapieversuch), bei Implantaten keine Anwendung.

Chronischer Kreuzschmerz/Symptome bestehen länger als zwölf Wochen

- Optimale Erfolge nur durch multimodale Therapieansätze,
- umfassende und individuell abgestimmte Behandlungskonzepte,
- interdisziplinäres Zusammenwirken der Leistungserbringer (z. B. Integrationsver-

sorgung bei Rückenschmerzen, Göttinger Rücken Intensivprogramm),
- Patientenedukation,
- Rückenschule nach biopsychsozialem Ansatz,
- Akupunktur sehr eingeschränkt,
- medikamentöse Schmerztherapie kurzzeitig zur Umsetzung der aktivierenden Maßnahmen, Antidepressiva im Rahmen eines therapeutischen Gesamtkonzepts,
- Einsatz von Opioiden nur im Ausnahmefall als Retard-Präparat, nach festem Zeitschema und unter Kontrollbedingungen. Eine Fortführung wäre kontraindiziert, wenn nach spätestens 3 Monaten keine Schmerzlinderung eingetreten ist.
- Tapentadol retard, ein neues Opioid-Medikament, kann bei einem gemischten Schmerz (nozizeptiv/neuropathisch) angewendet werden.

Obwohl keine Empfehlung vorliegt, kann aufgrund guter individueller Erfahrungswerte ebenfalls eingesetzt werden:
- Flupirtin als Analgetikum und Muskelrelaxans (Der Schmerz 2010),
- TENS, bei Implantaten keine Anwendung,
- naturheilkundliche Verfahren.

Die Umsetzung der Nationale Versorgungsleitlinie Kreuzschmerz 2010 stellt für alle Beteiligten eine große Herausforderung dar. Zeit und Ressourcenbegrenzungen sowie die regionale Verfügbarkeit von Gesundheitsdienstleistungen haben Einfluss auf die Behandlungsentscheidungen. Aber auch der Patient mit seinem psychosozialen Verhalten bringt seine Erwartungen und Wünsche ein. Das heißt, es müssen Veränderungen stattfinden, die die Versorgungs- und Vergütungsstrukturen sowie das Arzt-Patienten-Verhältnis verbessern.

16.5 Patienten Fallvorstellung – Rückenschmerz

Thomas Fritzsche

Anamnese:
- 35 Jahre alter Patient,
- akute unspezifische Rückenschmerzen nach intensiver Arbeit auf dem Bau am Wochenende,
- Adipositas (175 cm, 90 kg KG),
- Hypertonus 160/85 mmHg,
- Hypercholesterinämie.

Sozialanamnese:
- alleinstehend, ledig, keine Familie, keine Kinder,
- geht gern zu Fußballspielen,
- großer Freundeskreis,
- Mitarbeiter der Stadtreinigung.

Schmerzanamnese:
- zeitlicher Verlauf: Dauerschmerz, Verstärkung beim Laufen,
- Intensität: NAS 7–8 (max. 9, min. 3–4),
- Lokalisation: Lendenwirbelsäule,
- Qualität: dumpf-drückend,
- Einfluss des Schmerzes auf die Lebensqualität: Gehstrecke maximal 40–50 m
  - traut sich nicht mehr zur Arbeit,
  - durch Schmerz bedingte Unsicherheit.

Vormedikation:
NSAID (Metamizol, Paracetamol), kein analgetischer Effekt.

Therapieplan:
Behandlungsversuch mit Ibuprofen.

Verlauf:
- unter 2 x 600 mg Ibuprofen leichte Besserung,
- nach weiterer Steigerung auf 3 x 800 mg Ibuprofen deutliche Besserung der Beschwerden, als Nebenwirkung Sodbrennen, das unter 1 x 40 mg Pantoprazol verschwand, intensive Beratung über die Notwendigkeit zur Durchführung von aktivierenden Maßnahmen und Vermeidung von Fehlbelastungen reduzierten die vorhandenen Beschwerden schnell auf ein erträgliches Maß.

Effekt der Therapie auf den Schmerz:
- Schmerzreduktion von NAS 7–8 auf NAS 2–3,
- neue Schmerzqualität: »Druck«; Behandlung der noch extrem verspannten Muskulatur mit Methocarbamol ist für einen kurzen Zeitraum (2–4 Wochen) zu erwägen, wenn damit eine Aktivierung erst ermöglicht werden kann.

Effekt der Therapie auf die Lebensqualität:
- Mobilität deutlich verbessert,
- Lebensfreude verbessert.

Der Patient ist insgesamt sehr zufrieden.

Fazit: Inaktivierung wie Bettruhe hätte schnell zu einer Chronifizierung der Beschwerden führen können. Bei der Gabe von Ibuprofen oder Diclofenac sollte immer rechtzeitig an eine Komedikation mit Pantoprazol als »Magenschutztablette« gedacht werden.

17 Stumpf- und Phantomschmerz

Anja Heymann

17.1 Beschreibung

Beim Phantomschmerz handelt es sich um Schmerzen in einem amputierten Körperteil. Die Schmerzen werden in das nicht mehr vorhandene Körperteil projiziert; d. h. dieses wird als noch existent wahrgenommen. Dies kann sowohl Extremitäten als auch Zähne, Zunge, Mamma, Blase usw. betreffen. Die Angaben zur Inzidenz von Phantomschmerz nach Amputationen variiert sehr stark (► **Tab. 17.1**). Nach Extremitätenamputationen treten häufiger Phantomschmerzen auf als nach Zahnextraktionen oder Mastektomie. Neben Schmerzen können auch Phantomgefühle (nicht schmerzhafte Wahrnehmung), Phantommotorik (real erlebte Beweglichkeit des Phantomglieds) und Teleskopphänomene (veränderte Längenwahrnehmung) auftreten.

Stumpfschmerzen treten mit einer Häufigkeit von ca. 60 % auf.

Tab. 17.1: Inzidenz von Phantom- und Stumpfschmerzen

operativer Eingriff	Entwicklung chronischer Schmerzen
Extremitätenamputation	Phantomschmerz bis 80 %, Stumpfschmerz bis 60 %
Hemipelvektomie	bis 88 %
Mastektomie	bis 17 %
Rektumamputation	bis 10 %
Zahnextraktion	0,1 %

17.2 Ursachen

Der *Phantomschmerz* ist eine Sonderform des Deafferenzierungsschmerzes (= Entwurzelung bzw. Durchtrennung des zum ZNS zuführenden Nervens) und zählt damit zu den neuropathischen Schmerzen. Das höchste Risiko besteht, wenn bereits vorher starke Schmerzen durch Gewebeschädigungen, z. B. im Rahmen einer chronischen Entzündung, Gefäßerkrankungen oder Verbrennung, bestanden. Durch die mechanische

Einwirkung verändern sich zunächst die betroffenen Neurone. Nachfolgend kommt es zu pathologischen Umbauvorgängen auf spinaler und zerebraler Ebene (Neuroplastizität); diese werden möglicherweise durch die Aktivierung von NMDA-Rezeptoren induziert. Auf zerebraler Ebene verändert sich das Körperschema. Durch den Ausfall der nervalen Afferenz lässt die kortikale Erinnerung nach. Die zuvor am stärksten repräsentierten Körperteile (z. B. Hände/Füße) bleiben am längsten als Phantom erhalten. Kinder entwickeln sehr selten Phantomschmerzen, was sich möglicherweise durch ein weniger ausgereiftes, noch in der Entwicklung befindliches kortikales Körperschema erklären lässt.

Beim *Stumpfschmerz* handelt es sich überwiegend um nozizeptive Schmerzen, die durch periphere Prozesse im Stumpf ausgelöst werden, d. h. mechanisch (Prothesendruckstelle), vaskulär (Durchblutungsstörung, Aneurysma), proliferativ (Neurom) oder entzündlich. Eine Kombination aus nozizeptivem und neuropatischem Schmerz am Stumpf ist ebenfalls möglich (z. B. zusätzlich mechanische Allodynie der Narbenregion).

17.3 Symptome und Verlauf

Phantomschmerzen können unmittelbar nach der Amputation oder mit Latenz auftreten. Sie äußern sich brennend, krampf- oder messerstichartig, kribbelnd und wie elektrisierende Schläge. Bei einer Umfrage in Deutschland 2009 lag die durchschnittliche Schmerzstärke zwischen 5,2 und 7,5 auf der visuellen Analogskala (0–10). 70 % der Betroffenen leiden unter Schmerzattacken. Vegetative Begleiterscheinungen am Stumpf sind möglich (z. B. Schwitzen). Zumeist besteht abends oder nachts ein Schmerzmaximum. Phantomsensationen oder -bewegungen sind nicht schmerzhaft, können aber als sehr unangenehm empfunden werden. Sie werden meist in dem gesamten Körperteil wahrgenommen, während Phantomschmerzen mehr auf akrale Regionen bezogen sind, besonders wenn dort auch vor der Amputation ein umschriebener Schmerz lokalisiert war (z. B. Ischämie). Im weiteren Verlauf stellt sich bei bis zu 50 % der Patienten ein »Teleskoping«-Effekt ein. Das bedeutet, dass sich das Längenempfinden für das amputierte Körperteil verändert, sodass z. B. der Fuß unmittelbar unterhalb des Knies wahrgenommen wird. Ob und wie sich die Schmerzen beeinflussen lassen, ist nicht vorhersagbar. Die frühzeitige Anpassung einer myoelektrischen Prothese (keine funktionslose Schmuckprothese) wird für die weitere Entwicklung als wichtig und positiv angesehen.

Stumpfschmerzen treten meist unmittelbar postoperativ auf (Durchblutungsstörung, Infektion?), eine Latenzphase ist jedoch ebenfalls möglich (Neurom). Der Schmerzcharakter kann stark variieren (dumpf, bohrend, ziehend, pochend...). Brennen, attackenartige Schmerzen sowie Hyperalgesie oder Allodynie sind bei einer Entwicklung von Narbenschmerzen am Stumpf möglich.

17.4 Prophylaxe

Bei planbaren operativen Amputationen kommt der Prävention eine große Bedeutung zu (► Tab. 17.2). Das Risiko späterer Phantomschmerzen erhöht sich durch chronische und akute Schmerzen vor der Amputation. Es wird eine Prophylaxe durch präoperative suffiziente Schmerztherapie empfohlen:

- Analgetika nach WHO-Schema,
- Verbesserung von Durchblutungsstörungen, z. B. durch perkutane transluminale Angioplastie (PTA), Sympatikusblockade.

Tab. 17.2: Prävention von Stumpf- und Phantomschmerzen

Zeitpunkt	Anforderung	Umsetzung
präoperativ	suffiziente Analgesie Verbesserung von Perfusionsstörungen	WHO-Schema Plexuskatheter, PDK, kontinuierliche Nervenblockade, PTA, Sympathikusblockade
intraoperativ	Blockade nozizeptiver Impulse	Nervenblockade/Regionalanästhesie (auch zusätzlich zur Allgemeinanästhesie) Low-Dose-Ketamin für 72 h gute Muskeldeckung des Stumpfes, Sicherung des Nervenstumpfes vor mechanischer Irritation
postoperativ	suffiziente Akutschmerztherapie adäquate Phantomschmerztherapie rasche Sanierung eventueller Stumpfprobleme	Fortführen der Katheteranalgesie bzw. des Ketaminschemas, WHO-Schema Calcitonin, Antikonvulsiva, Antidepressiva, TENS Stumpfmobilisierung, KG, frühzeitige Prothesenanpassung, Ergotherapie, Psychotherapie

Der Eingriff selbst sollte während einer möglichst vollständigen Blockade nozizeptiver Impulse durchgeführt werden. Dabei ist die kontinuierliche Regionalanalgesie mit Lokalanästhetika der systemischen Therapie möglicherweise überlegen (z. B. Ropivacain 0,2 %, ggf. + 0,5 µg Sufentanil/ml). Bei Kontraindikationen gegen Regionalverfahren kann perioperativ ein intravenöses Ketamin-Schema verabreicht werden (► Tab. 17.3). Intraoperativ sollte auf eine gute Muskeldeckung des Stumpfes und eine Sicherung des Nervenstumpfes vor mechanischer Irritation geachtet werden. Nachresektionen wegen chronischer Schmerzen sind fast immer wirkungslos. Postoperativ muss eine suffiziente Akutschmerztherapie gewährleistet sein. Eventuelle Phantomschmerzen sollten sofort behandelt werden.

Eine frühzeitige multimodale Vorgehensweise mit Stumpfmobilisierung, Krankengymnastik und psychologischer Unterstützung ist empfehlenswert. Eine gute Prothesenanpassung ist zeitnah anzustreben.

Durch die prophylaktischen Maßnahmen lässt sich vermutlich nicht die Inzidenz, aber die Intensität von Phantomschmerzen positiv beeinflussen.

Tab. 17.3: Perioperative Gabe von Ketamin-S (+) intravenös

Zeitpunkt	Dosierung
nach Narkoseeinleitung	0,5 mg/kg KG Bolus
intra- und postoperativ	3 µg/kg KG/min kontinuierlich über 24 h
postoperativ	1,5 µg/kg KG kontinuierlich für weitere 24 h

17.5 Therapie

Zur Verbesserung der Prognose sollte die Therapie so früh wie möglich beginnen. Insgesamt ist ein multimodales Therapiekonzept unter Einbeziehung medikamentöser, funktioneller und psychologischer Maßnahmen anzustreben (▸ **Tab. 17.4**).

Tab. 17.4: Therapie von Phantomschmerzen

Therapieform	Spezifizierung
medikamentös	Calcitonin iv 200 IE/d für 3 Tage Antikonvulsiva (Gabapentin, Pregabalin, Carbamazepin) Amitryptilin bei Brennschmerz evtl. Sympatikusblockade, GLOA, Regionalanalgesie Opioide
physikalisch	Prothesentraining/-korrektur Bewegungstherapie Gegenirritation: TENS/Akupunktur
psychologisch	Psychotherapie Verhaltenstherapie Biofeedback Spiegeltherapie Mind-Body-Medicine

Medikamentös

Der Stellenwert und die Reihenfolge der Interventionen werden in der Literatur unterschiedlich beurteilt. Calcitonin wird als Mittel der ersten Wahl in der Frühtherapie angesehen. Im positiven Fall tritt die Wirkung innerhalb von Minuten bis Stunden ein. Wenn nach den ersten beiden Infusionen kein Effekt eintritt, sollte die Behandlung nicht fortgeführt werden. Wenn auch Antidepressiva und Antikonvulsiva unwirksam sind, sollte die Indikation zur diagnostischen Sympatikusblockade überprüft werden. Bei Verdacht auf periphere Triggermechanismen können auch selektive Nerven- oder Wurzelblockaden zur Diagnostik beitragen. Die Wirksamkeit invasiver Blockaden ist nur durch Einzelfallberichte belegt. Der Stellenwert der Spinal-Cord-Stimulation (SCS) ist umstritten. Neurodestruktive Verfahren sind kontraindiziert.

Physikalisch

Im Bereich des Stumpfes spielen häufig Ödem, Druckschmerz und Körperfehlhaltung eine Rolle. Eine individuelle frühzeitige Anpassung einer myoelektrischen Prothese sowie krankengymnastische Betreuung sind wichtig. Eine frühe Mobilisierung hat positive Effekte auf Ödemausschwemmung, Kreislauftraining und die Psyche des Patienten und beugt Körperfehlhaltungen vor. Begleitend können Thermotherapie, Ultraschall und andere physikalische Anwendungen zum Einsatz kommen. TENS und Akupunktur sind weit verbreitet (bei Phantomschmerz: kontralateral), aber wenig untersucht.

Psychologisch

Unterstützende psychologisch-psychotherapeutische Begleitung kann den Patienten helfen, mit der neuen Situation umzugehen. Biofeedback ist eine Möglichkeit, normalerweise unbewusst ablaufende vegetative Abläufe zu beeinflussen (z. B. Perfusion). Mithilfe der Spiegeltherapie wird versucht, kortikale Strukturen zu verändern und wieder zu einem »normalen« Körperschema zurückzufinden. Manchen Patienten helfen auch Elemente aus der Mind-Body-Medicine (Meditation, Yoga, Imagination, Hypnose).

17.6 Fazit

Wenn nach einer Amputation Schmerzen auftreten, gilt es zunächst, Phantomschmerzen von Stumpfschmerzen differenzialdiagnostisch zu unterscheiden, denn das ist entscheidend für die Auswahl der Therapie. Bei planbaren Eingriffen haben die Prävention und die multimodale, individuell angepasste postoperativen Betreuung einen hohen Stellenwert.

17.7 Patienten Fallvorstellung – Phantomschmerz

Thomas Fritzsche

Anamnese:

- 22 Jahre alter Patient (185 cm, 81 kg KG),
- auf ITS, akutes Polytrauma, Motorradunfall,
- Unterschenkelamputation links,
- Oberschenkelfraktur rechts,
- Oberarmfraktur links.

Sozialanamnese:

- alleinstehend, ledig, keine Kinder,
- BWL-Student,

- aufgewachsen in München, wo auch die Eltern leben.

Schmerzanamnese:
- zeitlicher Verlauf: Dauerschmerz, spontaner Schmerz,
- Intensität: NAS 7–8 (max. 10, min. 5–6),
- Lokalisation: Phantomschmerz im linken Unterschenkel,
- Qualität: brennend, stechend; einschießend,
- Einfluss des Schmerzes auf die Lebensqualität: nicht tolerierbarer Schmerz.

Vormedikation:
- NSAID: Ibuprofen, Metamizol, Parecoxib; kein analgetischer Effekt bezüglich des Phantomschmerzes,
- Opioide: Oxycodon; ausgeprägte Müdigkeit.

Therapieplan:
- Anlage eines proximalen lateralen Ischiatikuskatheters links,
- Behandlungsversuch mit Pregabalin und Amitriptylin: Aufdosierung.

Verlauf:
- erfolgreiche Anlage des Ischiatikuskatheters mit 0,2 % Ropivacain; Laufrate 8 ml/h,
- Pregabalin- und Amitriptylin-Therapie
  - initial wurde Pregabalin langsam bis zu einer Tagesdosis von 2 x 150 mg/Tag, Amitriptylin langsam bis zu 75 mg z. N. aufdosiert, NAS darunter 2–3; diese Dosis wurde gut vertragen,
  - auf Wunsch des Patienten nochmalige Erhöhung der Pregabalin-Dosis bis auf 600 mg/Tag, NAS darunter 2; diese Dosis wurde nicht vertragen (Übelkeit, Schwindel),
  - Dosisreduktion auf 300 mg/Tag.

Effekt der Therapie auf den Schmerz:
- Schmerzreduktion von NAS 7–8 auf NAS 2–3,
- neue Schmerzqualität: dumpf, drückend; Behandlung mit retardiertem Hydromophon 2 x 8 mg p. o. wurde gut vertragen, brachte hierfür noch gewisse Linderung, nach Ziehen den Ischiatikuskatheters nach 10 Tagen.

Effekt der Therapie auf die Lebensqualität: Lebensfreude verbessert durch Schmerzreduktion.

Der Patient ist insgesamt zufrieden.

Fazit: Möglichst frühzeitig bei Amputationen Regionalverfahren zur Phantomschmerzprophylaxe zum Einsatz bringen, ggf. durch den Operateur intraoperativ durch Legen von perineuralen Kathetern unter Sicht.

18 Zosterneuralgie

Doris Grünewald

18.1 Herpes zoster

Herpes zoster, umgangssprachlich »Gürtelrose« genannt, ist eine akute neurokutane Infektionskrankheit, verursacht durch die erneute Aktivierung eines Varizella-zoster-Virus. Dieser Erreger wird bereits in der Kindheit übertragen und führt in dieser Lebensphase zu den bekannten Windpocken. Im inaktiven Zustand verbleiben die Viren in den Spinal- und Hirnganglien. Durch eine Schwächung des Immunsystems, z. B. Stress, schwere Erkrankungen, kann eine endogene Reaktivierung erfolgen. Das heißt, nur Menschen, die in ihrem Leben schon einmal Windpocken gehabt haben, können eine Gürtelrose bekommen. In Deutschland erkranken jährlich 350.000–400.000 Menschen an einem Herpes zoster. Mit zunehmendem Alter, vor allem Jenseits des 50. Lebensjahres steigt das Risiko, dass der Krankheitserreger wieder aktiv wird und der Betroffene nach einem Herpes zoster eine postzosterische Neuralgie entwickelt.

Tab. 18.1: Lokalisation des Zoster

Lokalisation	Inzidenz
Thorax	50–56 %
Gesicht	3–20 %
zervikal	10–20 %
bilateral	< 1 %
rezidivierend	1–8 %
Rezidiv/gleiche Lokalisation	50 %

Symptome können akut oder verzögert auftreten:

- allgemeines Krankheitsgefühl z. B. Schwäche, Abgeschlagenheit,
- zuerst ein juckendes Gefühl bis Brennschmerzen im betroffenen Dermatom,
- sensible Störungen im befallenden Nervensegment, z. B. Dysästhesie (Missempfindungen), Hyperallgesie (gesteigerte Reaktion auf einen Schmerzreiz), Allodynie (Schmerzauslösung durch Reize, die normalerweise kein Schmerzen verursachen wie Berührung),
- Das betroffene Hautgebiet zeigt eine Rötung und Bläschenbildung mit klarer bis eitrig weißlicher Flüssigkeit. Der Inhalt

der Bläschen ist infektiös. Innerhalb von 1–3 Wochen trocknen die Bläschen ein und die Krusten heilen ab. Bei immunschwachen Patienten können chronische Verläufe auftreten.
- serologische Abklärung durch Nachweis eines IgG-Antikörperanstiegs oder in 50–60 % der Fälle durch einen IgM/IgA-Antikörpernachweis.

Komplikationen:
- Auge: z. B. Konjunktivitis, Keratitis, Skleritis,
- Haut: z. B. bakterielle Sekundärinfektion, Narbenbildung, Hautveränderungen,
- Nervensystem: z. B. Generalisierung, Enzephalitis, Gefühlstörungen, postzosterische Neuralgie.

Therapie

Antivirale Therapie

Beginn möglichst innerhalb von 48 h bis max. 72 h nach Ausbruch des Exanthems, um die Ausbreitung der Erkrankung und die Schmerzentstehung zu verringern. Bei schweren bzw. risikoreichen Formen des Zoster sollte die intravenöse Applikationform gewählt werden.

Valaciclovir	p. o.	1.000 mg	3 x tägl.	7 Tage
Famciclovir	p. o.	250 mg	3 x tägl.	7 Tage
Aciclovir	p. o.	800 mg	5 x tägl.	7 Tage
Aciclovir	i. v.	5–7,5 mg	3 x tägl.	7 Tage
Brivudin	p. o.	125 mg	1 x tägl.	7 Tage

Lokale Therapeutika: Idoxuridin, Desoxyuridin, Vidarabin-Salbe.

Medikamentöse Schmerztherapie

Bei Betroffenen unter dem 50. Lebensjahr kann bei immunkompetenten Patienten davon ausgegangen werden, dass die Schmerzen spontan aufhören oder nur die Gabe von Antikonvulsiva erfolgreich ist.

- Antikonvulsiva, z. B. Gabapentin, Carbamazepin, Pregabalin,
- Antidepressiva, z. B. Amitryptilin, Clomipramin,
- Analgetika aus dem WHO-Stufenschema, z. B. aus der Stufe 1: Paracetamol oder Ibuprofen, in Kombination mit Medikamenten aus Stufe 2: Tramadolor, Tilidin/Naloxon oder aus der Stufe 3: Morphin,
- lokale Therapeutika: nach Austrocknung der Bläschen Acetylsalicylsäure in Diethyläther gelöst,
- Lokalanästhesien je nach Lokalisation des Zosters, z. B. Sympatikusblockaden (GLOA, Stellatumblockade, Epiduralblockade), Nervenblockaden (Plexusblockade, Trigeminusblockade).

Nichtmedikamentöse Schmerztherapie

- TENS (Elektroden außerhalb der befallenden Hautregion kleben),
- Wärme-, Kälteapplikation,
- Akupunktur,
- psychotherapeutische Behandlung, wenn psychosoziale Risikofaktoren bekannt sind oder sich entwickeln.

18.2 Postzosterische Neuralgie

Die postzosterische Neuralgie kann ca. 6–9 Wochen nach Abheilen der Hauterscheinungen entstehen. Der akute Zosterschmerz ist dann zu einem chronisch neuropatischen Schmerz geworden.

Durch ein neues Diagnoseverfahren für Nervenschmerzen, die quantitative sensorische Testung (QST), können die betroffenen Körperregionen untersucht und die Funktion der einzelnen Nervenfasertypen überprüft werden. Durch diese standardisierte Erweiterung der neurologischen Sensibilitätsprüfung werden eine noch bessere Analyse der bestehenden Schmerzen und Aussagen erzielt, die eine symptomorientierte Therapie ermöglichen.

Symptome können in Kombination auftreten:

- brennender Dauerschmerz,
- blitzartiger einschießender Schmerz,
- stechender Schmerz,
- quälende Schmerzattacken in der Nacht,
- Sensibilitätsstörungen, z. B. Hypästhesie (reduzierte Empfindung nicht schmerzhafter Reize), Allodynie bis in benachbarte Segmente,
- Narbenbildung nach Abheilung,
- quälender Juckreiz.

Therapie

Da es sich hier um ein chronisches Schmerzgeschehen handelt, ist eine multimodale Schmerztherapie erforderlich. Des Weiteren gilt die Empfehlung, erst alle konservativen Therapiemöglichkeiten auszuschöpfen, um anschließend nach erneuter Indikationsüberprüfung invasive Therapieverfahren einzusetzen.

Medikamentöse Schmerztherapie

- trizyklische Antidepressiva, z. B. Amitriptylin,
- Antikonvulsiva, z. B. Gabapentin, Pregabalin,
- Opioidanalgetika,
- lokale Therapeutika z. B. Capsaicin-Pflaster oder Salbe, Lidocain-Pflaster oder Salbe,
- Lokalanästhesie: In der medizinischen Literatur finden sich sehr widersprüchliche Aussagen zur Schmerzbeeinflussung durch Nerven- oder Sympatikusblockaden nach 6–9 Wochen. Um festzustellen, ob ein invasives Verfahren Schmerzlinderung in der betroffenen Region bewirkt, sollte erst eine Testblockade durchgeführt werden.

Nichtmedikamentöse Schmerztherapie

- transkutane elektrische Nervenstimulation (TENS),
- physikalische Therapie,
- psychologische Schmerztherapie.

Weitere Therapieverfahren

- Spinal-Cord-Stimulation (SCS),
- implantierbare Medikamentenpumpe.

19 Komplexes regionales Schmerzsyndrom (CRPS)

Anja Heymann

19.1 Beschreibung

Beim CRPS handelt es sich um eine schmerzhafte Erkrankung der Extremitäten, bei der das initiale Trauma in keinem Verhältnis zur Schwere des Schmerzsyndroms steht und die Schmerzen sich über den Schädigungsort hinaus ausdehnen. Es werden zwei Formen unterschieden: CRPS Typ I – früher M. Sudeck nach dem gleichnamigen Erstbeschreiber (1902) oder nach Bonica sympathische Reflexdystrophie genannt (1953). Das CRPS I entsteht typischerweise nach einem Trauma der Extremitäten ohne offensichtliche Nervenläsion. Das CRPS Typ II – früher Kausalgie nach W. Mitchell (1872) – entsteht nach einer Verletzung peripherer Nerven. Das klinische Bild umfasst in beiden Fällen eine charakteristische Trias aus autonomen, sensorischen und motorischen Störungen und zählt zu den neuropathischen Schmerzsyndromen.

19.2 Ursachen

Das CRPS ist eine seltene Erkrankung, die Prävalenz liegt vermutlich unter 1 % nach distaler Fraktur oder Verletzung mit Nervenschaden und/oder Operation. Nicht selten findet sich in der Anamnese nur ein Bagatelltrauma wie Punktion oder Distorsion. Auch entzündliche/rheumatoide Erkrankungen können zugrunde liegen. In 5–10 % der Fälle lässt sich kein auslösendes Ereignis feststellen. Das Schmerzsyndrom kann unmittelbar oder mittelbar nach einem Trauma entstehen, eine Komplikation des Traumas selbst sein, aber auch durch Behandlungsfehler verschlimmert werden und ist in seinem Schweregrad unabhängig vom Ausmaß der Primärverletzung. Frauen sind häufiger betroffen als Männer, der Altersgipfel liegt zwischen dem 40. und 50. Lebensjahr, es können jedoch alle Altersgruppen betroffen sein. Die obere Extremität ist doppelt so oft betroffen wie die untere, selten kann die Symptomatik auf kleine Bereiche wie z. B. einen Finger beschränkt sein. Ob es auch ein CRPS einzelner Gelenke gibt (z. B. Knie), ist umstritten. Bisher wurde keine zufriedenstellende pathophysiologische Erklärung gefunden, die der Komplexität der Symptome gerecht wird. Eine gesteigerte neurogene Entzündung, eine pathologische sympatho-afferente Kopplung und neuroplastische Veränderungen im ZNS werden diskutiert.

19.3 Symptome

Der Schweregrad des CRPS ist völlig unabhängig vom Ausmaß der Primärverletzung. Häufig stellt sich nach dem Trauma zunächst ein »normaler«, »angemessener« Nozizeptorschmerz ein, der sich im Laufe der Zeit (häufig einige Wochen nach dem initialen Ereignis) verändert. Spontan oder durch eine Intervention wie z. B. Gips, Operation oder Wundversorgung verändert sich das Krankheitsbild.

Sensorische Störungen

Der Schmerz nimmt einen neuropathischen Charakter an: brennend, bohrend, krampfartig, verstärkt durch das Herabhängen der Extremität. Zum Teil bestehen auch evozierbare Schmerzen (Allodynie, Hyperalgesie) durch Wärme (selten: Kälte) oder Berührung und Schmerzattacken. Die sensorischen Störungen sind nicht auf das Versorgungsgebiet eines einzelnen Nerven beschränkt, sondern eher handschuh- oder strumpfförmig.

Autonome Störungen

Zumindest zu Beginn der Erkrankung besteht regelhaft ein Ödem, die Haut ist gespannt und glänzend. Anfangs ist die Haut oft rötlich, im chronischen Stadium weißlich-blass oder livide verfärbt.

Zu den autonomen Symptomen zählen Dysregulationen der Hauttemperatur: In der Akutphase wird oft eine Überwärmung beschrieben, die nach einiger Zeit in eine regionale Hypothermie übergehen kann. Die Schweißsekretion kann gesteigert sein (80 %), ebenso wie das Haar- und Nagelwachstum.

Motorische Störungen

Eine Mitbeteiligung von Gelenk- und Weichteilstrukturen führt zu zusätzlicher Einschränkung der Beweglichkeit. Die Ausprägung dieser Problematik ist entscheidend für die Prognose der Erkrankung. Beweglichkeit und grobe Kraft sind vermindert, es kann zu einer Dystonie, Muskelatrophie und zu Koordinationsstörungen kommen, auch als Folge der Sehnen-und Kapselschrumpfungen durch Schonhaltung. Das klassische Kontrakturmuster beim CRPS zeigt eine Beugung im Handgelenk, überstreckte Fingergrundgelenke, verbunden mit Streckdefiziten in den Mittelgelenken (Affenhand) (▸ **Tab. 19.1**). Faustschluss und Pinzettengriff sind meist nicht möglich. Eine ätiologisch ungeklärte gesteigerte Osteoklastenaktivität führt zu Osteoporose, die durch die Immobilisation noch verstärkt wird. Vorhandene motorische Fertigkeiten können oft nur noch unter visueller Kontrolle durchgeführt werden und die Patienten berichten, dass sich die betroffene Extremität wie »abgestorben« anfühlt oder als nicht mehr zum Körper zugehörig empfunden wird (Neglect-like-Syndrome, 40–70 %).

Tab. 19.1: Stadieneinteilung des CRPS

Stadium	Kennzeichen	Symptome
I	Akutphase	Ödem Temperaturdysregulation Bewegungseinschränkung starker Ruhe- (Brenn-)Schmerz Hyper- oder Hypohidrosis gestörtes Haar- und Nagelwachstum
II	Dystrophie	induriertes Ödem meist erniedrigte Temperatur Belastungs- und Bewegungsschmerz Hyperhidrosis
III	Atrophie	atrophisch verdickte Haut Knochendemineralisierung Muskelatrophie und Beugekontrakturen

All diese Symptome zeigen (zumindest initial) eine Differenz zur gesunden Seite (80 %). Die Ausprägung aller Symptome variiert interindividuell erheblich. Jedes Symptom, auch Schmerz, kann fehlen oder sich erst im Verlauf einstellen.

Häufig haben die Patienten psychische Begleitsymptome (Aggression, Affektlabilität, erhöhte Ängstlichkeit, Schlafstörung, agitierte Depression…), die durch ein gestörtes Körperschema weiter verstärkt werden können. Es gibt bisher jedoch keine Belege dafür, dass CRPS-Patienten häufiger psychische oder psychosomatische Vorerkrankungen oder biografische Stressoren mitbringen als Patienten mit anderen Schmerzerkrankungen. Wenn eine solche Vorerkrankung existiert, wird sie den Verlauf ebenso beeinflussen können wie die therapeutische Intervention und damit die Prognose. Daher haben die psychologische Diagnostik und Therapie einen hohen Stellenwert im Gesamtkonzept.

Differenzialdiagnostisch müssen verschiedene Erkrankungen abgegrenzt werden: komplizierter Heilungsvorgang nach Trauma, Nervenverletzung, Münchhausensyndrom, Durchblutungsstörung und peripheres Nerven-Engpass-Syndrom (► **Tab. 19.2**).

Tab. 19.2: Differenzialdiagnosen zum CRPS (nach Diener und Maier, 2003)

Erkrankung	Charakteristika
verzögerte Heilung nach Trauma	• keine ZNS-Symptome, keine trophischen Störungen, neurologische Symptome fehlen oder sind mit dem Trauma assoziiert • keine Gelenkbeteiligung distal des Traumas • 3-Phasen-Szinti nur unspezifisch verändert
längere Immobilisation	• s. o. • rasche Besserung durch KG • Entkalkung radiol. möglich, aber nicht fleckförmig oder gelengbetont
Nerven- oder Plexusläsion	• Symptome beschränken sich auf das entsprechende Versorgungsgebiet

Tab. 19.2: Differenzialdiagnosen zum CRPS (nach Diener und Maier, 2003) (Fortsetzung)

Erkrankung	Charakteristika
Münchhausensyndrom (Artefakt)	• Ödem bis zur Elephantiasis • evtl. Hautverletzungen, Hämatome • keine Beeinflussbarkeit
Durchblutungsstörung	• geringe oder fehlende neurologische/arthrogene Symptome
peripheres Nervenengpassyndrom	• Symptomatik auf den betroffenen Nerven bezogen • keine Gelenkbeteiligung • Diagnose durch elektrophysiologische Tests

19.4 Diagnostik

Es handelt sich hier um eine klinische Diagnose: Sehr wichtig sind die Anamnese (Trauma vorangegangen? Änderung des Schmerzcharakters?) und die körperliche Untersuchung zur Feststellung der o. a. Symptome. Labortests helfen meist nicht weiter. Röntgenuntersuchungen haben eine geringe diagnostische Sensitivität, da die typischen fleckigen Knochenentkalkungen erst nach Wochen bis Monaten sichtbar sind, und das auch nur bei 50 % der Patienten. In der 3-Phasen-Skelettszintigrafie zeigt sich dagegen sehr früh eine Überaktivität des Knochenstoffwechsels. Nach 8–12 Monaten nimmt die Sensitivität dieses Verfahrens wieder ab. Diagnostische Sympathikusblockaden sind möglich, um die Beteiligung des sympathischen Nervensystems zu untersuchen.

19.5 Therapie

Eine wichtige Voraussetzung ist ein multimodales Vorgehen, das von Beginn an neben medikamentöser Therapie auch Ergo-/Physiotherapie und psychologische Unterstützung einbezieht.

Grundsätzlich darf eine Therapie nicht schmerzhaft sein, falls durch die Therapie eine Verschlechterung eintritt, muss umgestellt werden (▸ **Tab. 19.3**). Es ist sinnvoll, nach einem Stufenplan vorzugehen:

Behandlungsstufen:

- Stufe A: Reduktion von Ruheschmerzen und Ödem, psychische Stabilisierung,
- Stufe B: Wiederherstellung der Beweglichkeit und Belastbarkeit,
- Stufe C: Behandlung der funktionellen Störungen (Bewegung, Sensorik) und psychosoziale Reintegration.

Tab. 19.3: Schweregradscore des CRPS

Schmerz (Pain, P)	Definition	therapeutische Relevanz
P0	• kein Schmerz in Ruhe oder bei adäquater Belastung	• ipsilaterale KG
P1	• Schmerz bei Bewegung/Belastung • niedriger Analgetikabedarf • oft spontane Besserung	• Physio-/Ergotherapie bis zur Schmerzschwelle • Kortikoide • ggf. Blockaden zur Funktionsverbesserung
P2	• Ruheschmerz • Besserung bei Hochlagerung und Immobilisation • protrahierter Verlauf	• vorrangig Schmerztherapie (optimierte Lagerung, Schiene, Analgetika, ggf. Sympathikusblockaden) • Ergotherapie
P3	• keine Schmerzreduktion durch Immobilisation • Verstärkung durch geringe psychische oder physische Stressoren • früh trophische Störungen, Ankylose und Funktionsverlust	• vorrangig Schmerztherapie (optimierte Lagerung, Schiene, Analgetika, ggf. Sympathikusblockaden)

Vor allem zu Beginn werden symptomorientiert Analgetika (NSAID, Metamizol, Opioide, Antidepressiva, Antikonvulsiva) gegeben, bei schlechtem Ansprechen können auch Sympathikusblockaden durchgeführt werden (Blockade des Ganglion stellatum; Grenzstrangblockade). Eine kurzzeitige Kortisongabe kann nach Ausschluss einer Osteomyelitis erwogen werden. Lachs-Calcitonin scheint einen zentralen analgetischen Effekt zu haben und hemmt die Osteoklastenaktivität.

Im chronischen Stadium sollten möglichst nur noch Analgetika bei Bedarf eingesetzt werden. Die Physio- und Ergotherapie konzentriert sich in *Stufe A* auf Schmerzvermeidung und Ödemreduktion (Hochlagern, Immobilisationsschiene, Lymphdrainage). Krankengymnastik sollte aber an der kontralateralen Extremität durchgeführt werden. In *Stufe B* wird dynamisiert (Funktionsschiene) und desensibilisiert, z. B. durch »Handbad« in Reiskörnern o. ä.; in *Stufe C* kommen Kraftübungen hinzu sowie Training von alltagsmotorischen Fähigkeiten. Eine begleitende Psychotherapie kann zu Beginn durch Edukation eher unterstützen, falls notwendig. Entspannungs- und Körperwahrnehmungstraining sind ebenso wichtig wie Stressbewältigung und »Problemlösetraining«. Mithilfe von Biofeedback kann man lernen, unbewusste Prozesse wahrzunehmen und die Durchblutung der Extremität zu beeinflussen. Eventuelle psychische Komorbiditäten sollten behandelt werden. Ein Überblick über einen Stufenplan gibt (▸ **Abb. 19.1**).

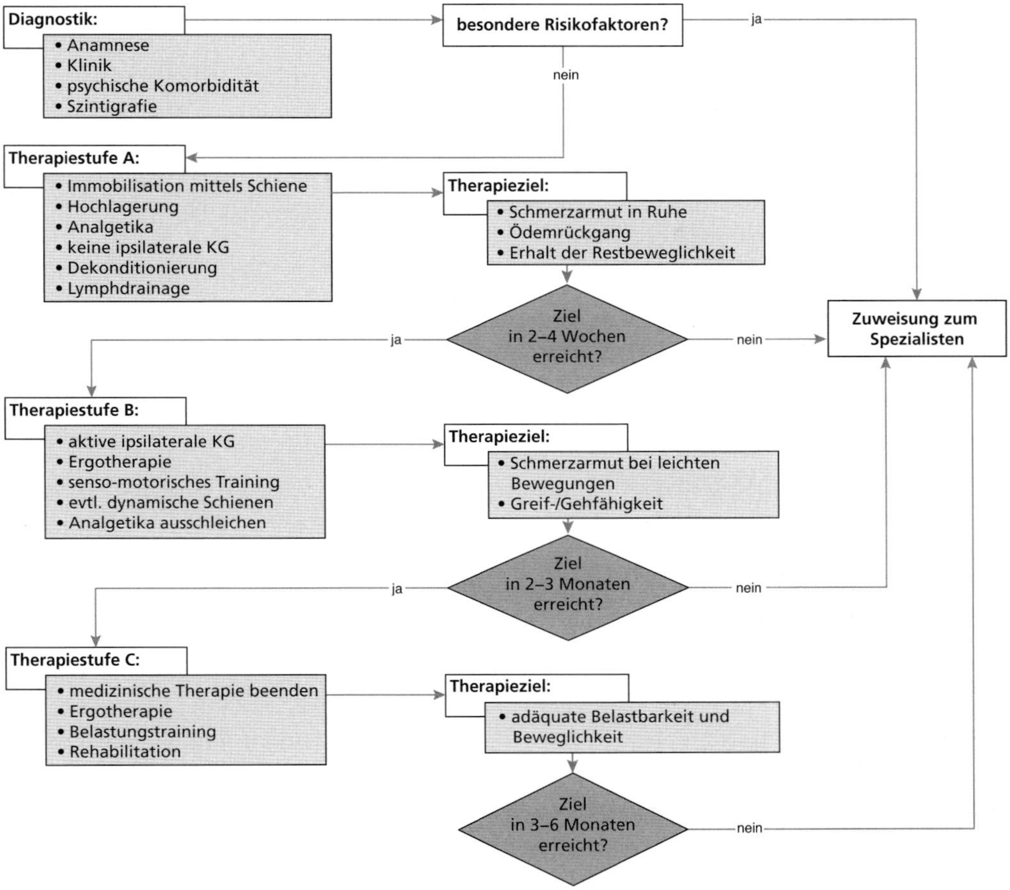

Abb. 19.1: Stufenplan der Basistherapie bei CRPS (Diener & Maier 2003)

19.6 Verlauf und Prognose

Der Verlauf hängt von der Ausprägung des CRPS ab, vom Zeitpunkt des Therapiebeginns und von der Therapiestruktur (multimodal? Keine schmerzverstärkenden Manöver?). Da die Patienten oft erst spät zu einem Spezialisten kommen, sind die Voraussetzungen meist schwierig. Das wichtigste Ziel besteht darin, dauerhafte Kontrakturen, Ankylosen und starke Bewegungseinschränkungen zu vermeiden. Die Angaben zur völligen Ausheilung schwanken zwischen 35–50 %; in jedem Fall ist die Behandlung langwierig und dauert Monate. Auch nach Ausheilung haben die Patienten ein erhöhtes Risiko, bei einer erneuten Verletzung wieder ein CRPS zu entwickeln.

19.7 Fazit

Der Zeitpunkt der Diagnosestellung und die aufmerksame Therapiesteuerung sind entscheidende Bausteine für Verlauf und Prognose. Durch die Seltenheit der Erkrankung wird sie jedoch oft erst spät erkannt. Im chronifizierten Stadium ist ein CRPS äußerst schwierig zu behandeln. Eine enge interdisziplinäre Kooperation ist für eine erfolgreiche Behandlung notwendig.

19.8 Fallvorstellung CRPS

Eine 53-jährige Patienten stellte sich in der Ambulanz nach einem Katzenbiss im linken Unterarm und protrahiertem Schmerzgeschehen vor. Der Biss lag sechs Wochen zurück und hatte sich infiziert. Es bestanden keine weiteren Vorerkrankungen. Zur Infektsanierung wurde die Wunde seit zwei Wochen mit einer Knopfkanüle penetriert, um desinfizierende Lösung einzubringen. Die Behandlung selbst wurde als sehr schmerzhaft empfunden. Im Anschluss an diese Behandlung veränderte sich der Schmerz von dumpf-pochend, NRS 3–5, zu einem unerträglichen Brennen, NRS –10. Bei der Inspektion zeigte sich ein Ödem bis in die Finger, schwitzende Glanzhaut und ein verstärktes Nagelwachstum an der betroffenen Hand. Die Temperatur am Handrücken war 1°C höher als kontralateral. Hochlagerung und Kühlung wurden als angenehm empfunden, Wärme oder leichte Berührung verstärkten den Schmerz. Eine Kühlung wurde daher mithilfe kalter Luft oder mit kaltem Wasser durchgeführt. Die Patientin klagte über Schlafstörungen, da sie den Arm nicht in eine angenehme Position bringen konnte und die Berührung der Bettlaken schmerzhaft war. Die bisherige Analgesie mit NSAR und Metamizol war nicht effektiv.

Die Therapie wurde mit Amitryptilin und Tramadol begonnen und nach einer Woche um Pregabalin erweitert. Es wurde eine Schiene angepasst, Lymphdrainage und ergotherapeutische sowie psychologische Interventionen wurden durchgeführt. Nach zwei Wochen hatte sich der Ruheschmerz verringert, Bewegung war aber weiterhin nicht möglich. Daraufhin wurden probatorisch drei Blockaden des Ganglion Stellatum links mit 10 ml Bupivacain 0,25 % durchgeführt. Darunter besserte sich auch der Bewegungsschmerz deutlich, sodass eine Serie von insgesamt zehn Blockaden mit anschließender Physiotherapie stattfand. Nach drei Monaten hatte sich der Gesamtzustand deutlich verbessert. Allodynie und Hyperalgesie waren komplett remittiert. Es blieb noch ein geringes Ödem mit schmerzhafter Bewegungseinschränkung beim Faustschluss und Schwierigkeiten in der Feinmotorik, die in weiteren acht Wochen durch Physio- und Ergotherapie erfolgreich behandelt werden konnten.

Schlusswort

Eine adäquate Schmerztherapie und der professionelle Umgang mit dem Thema Schmerz sind die Grundlage, dass Sie Menschen mit Schmerzen rasch helfen können. Sei es durch die Beratung und Anleitung in dem Umgang mit schmerzlindernden Maßnahmen oder durch den richtigen Einsatz von schmerzlindernden Pharmazeutika. Dieses Buch soll Sie dabei unterstützten, sich das notwendige Wissen anzueignen bzw. wieder aufzufrischen. Es kann jedoch nicht den Erfahrungsaustausch ersetzten, der in einer gezielten Weiterbildung stattfindet, wie zum Beispiel in der Weiterbildung zur Algesiologischen Fachassistenz, aber es kann Sie in Ihrer täglichen Arbeit unterstützen.

Ich hoffe, es ist uns gelungen, Ihnen den großen Stellenwert der Schmerztherapie näher zu bringen.

Güven Braune

Glossar

Allodynie	Schmerzempfindung schon bei leichter, normalerweise nicht schmerzhafter Berührung
Dysästhesie	Abnorme Sensationen mit unangenehmem Charakter
Evozierbarer Schmerz	Durch äußere Reize ausgelöster Schmerz
Hypästhesie	Verringerte Empfindlichkeit gegenüber taktilen Reizen
Hyperalgesie	Gesteigerte Schmerzempfindlichkeit auf einen schmerzhaften Reiz
Hyperästhesie	Gesteigerte Empfindlichkeit gegenüber taktilen Reizen
Parästhesie	Missempfindung, z. B. Kribbeln oder taubes Gefühl in den Beinen

Literatur

Agarwal-Kozlowski K, Schumacher T, Goerig M & Beck H (2011). Vom M. Sudeck zum komplexen regionalen Schmerzsyndrom. In: Schmerz 25: 140–147.

Anästh Intensivmed (2007). Announcements/Verbandsmitteilungen I. In: Anästh Intensivmed 48: 109–124.

Bachmann M (2006). Natürlich gesund nach Kneipp. Stuttgart: Trias.

Badtke G (1999). Lehrbuch der Sportmedizin. Heidelberg, Leipzig: UTB für Wissenschaften.

Baron R & Strumpf M (2006). Praktische Schmerztherapie – neuropathischer Schmerz. Heidelberg: Springer.

Baron R, Binder A, Ulrich W & Maier C (2002). Complex regional pain syndrome. Reflex sympathetic dystrophy and causalgia. In: Nervenarzt 73 (4): 305–318.

Baron R, Hüllemann P & Mahn F (2011). Nationale Versorgungsleitlinie Kreuzschmerz 2010, Kompendium Rückenschmerz. Linkenheim-Hochstetten: Aesopus.

Baron R, Koppert W, Strumpf M & Willweber-Strumpf A (2011). Praktische Schmerztherapie. Heidelberg: Springer.

Baron R, Schattschneider J & Binder A (2001). Relation between sympathetic vasoconstrictor activity and pain and hyperalgesia in complex regional pain syndromes: a case control study. In: Lancet 359: 1655–1660.

Basler HD & Kröner-Herwig B (Hrsg.) (1998). Psychologische Therapie bei Kopf- und Rückenschmerzen: Das Marburger Schmerzbewältigungsprogramm zur Gruppen- und Einzeltherapie. München: Quintessenz.

Bell RF, Dahl JB, Moore RA & Kalso E (2006). Perioperative ketamine for acute postoperative pain (Review). Cochrane 1.

Belot M (2009). EDAAP-Skala. Sonderdruck aus dem Buch »Leben pur – Schmerz«. Düsseldorf: Verlag selbstbestimmtes Leben.

Bennett MI (2001). Effectiveness of antiepileptic or antidepressant drugs when added to opioids for cancer pain: systematic review. In: Palliat Med. 25(5): 553–9. Epub 2010 Jul 29.

BESD, Beurteilung von Schmerzen bei Demenz, Anleitung zu BESD: Beurteilung von Schmerzen bei Demenz, BISAD.

Bieri D, Reeve R, Champion G, Addicoat L & Ziegler J (1990). The Faces Pain Scale for the self – assessment of the severity of pain experienced by children: Development, initial validation and preliminary investigation for ratio scale properties. In: Pain 41: 139–150.

Boegner F & Nohr R (2010). Antidepressiva. In: Standl T, Schulte J am Esch, Treede RD, Schäfer M & Bardenheuer HJ (Hrsg.). Schmerztherapie. 2. Aufl. Stuttgart, New York: Thieme.

Brack HL (2010). Rittner Nichtopioide. In: Standl T, Schulte am Esch J, Treede RD, Schäfer M & Bardenheuer HJ (Hrsg.). Schmerztherapie, 2. Aufl. Stuttgart, New York: Thieme.

Braune G & Heymann A (2009). Der Akutschmerzdienst. Ein Ratgeber für die Arbeit im Akutschmerzdienst und die postoperative Schmerztherapie für Pflegekräfte und Ärzte (»Der Painkiller«). Lengerich: Pabst Science Publishers.

Bremerich A & Wiegel W (1992). The treatment of neuralgiform facial pains with the combined therapy of transcutaneous electric nerve stimulation (TENS) and the iontophoresis of nonsteroidal antiphlogistics. Comparative Study, English Abstract. In: Dtsch Zahn Mund Kieferheilkd Zentralbl 80(2): 81–4.

Bruehl S, Harden RN & Galer BS (2002). Complex regional pain syndrome: are there distinct subtypes and sequential stages of the syndrome? In: Pain 95: 119–124.

Bruehl S, Harden RN, Galer BS, Saltz S, Backonja M & Stanton-Hicks M. (2002). Complex regional pain syndrome: are there distinct subtypes and sequential stages of the syndrome? In: Pain 95 (1–2): 119–124.

Brune K, Beyer A & Schäfer M (2001). Schmerz – Pathophysiologie, Pharmakologie, Therapie. Berlin, Heidelberg, New York: Springer.

Cignacco E, Mueller R, Hamers JP & Gessler P (2004). Berner Schmerzscore für Neugeborene. Pain assessment in the neonate using the Ber-

nese Pain Score for neonates. In: Early Hum Dev 78 (2): 125–131.
Der Schmerz (2010). Sonderdruck, Report in »Der Schmerz« 24, 5.
Deutsche Gesellschaft für Anästhesiologie und Intensivmedizin (DGAI) (2007). Rückenmarksnahe Regionalanästhesie und Thromboembolieprophylaxe/antithrombotische Medikation, 2. überarbeitete Empfehlung der Deutschen Gesellschaft für Anästhesiologie und Intensivmedizin (DGAI), publiziert als Supplement. In: Anästhesiologie & Intensivmedizin 48: 109–124.
Deutsche Gesellschaft für Anästhesiologie und Intensivmedizin e. V. (DGAI) & Deutsche Interdisziplinäre Vereinigung für Intensiv- und Notfallmedizin (DIVI) (2009). S3-Leitlinie: Analgesie, Sedierung und Delirmanagement in der Intensivmedizin.
Deutsche Interdisziplinäre Vereinigung für Schmerztherapie (DIVS) e. V. (2009). S3-Leitlinie. Behandlung akuter perioperativer und posttraumatischer Schmerzen. (AWMF-Register Nr. 041/001), Stand: 21.05.2007, inkl. Änderungen vom 20.04.2009.
Deutsche Krebsgesellschaft (2002). Kurzgefasste Interdisziplinäre Leitlinien 2002. 3. Aufl. Überarbeitung und online Publikation 2004.
Deutsches Netzwerk für Qualitätssicherung in der Pflege (DNQP) (Hrsg.) (2005). Expertenstandard Schmerzmanagement in der Pflege. Entwicklung – Konsentierung – Implementierung, Osnabrück: Hochschule Osnabrück.
Deutsches Netzwerk für Qualitätsentwicklung in der Pflege (DNQP) (Hrsg.) (2011). Expertenstandard »Schmerzmanagement in der Pflege bei akuten Schmerzen« 1. Aktualisierung. Osnabrück: Fachhochschule Osnabrück.
Diener HC & Maier C (1997). Das Schmerztherapiebuch. München, Wien, Baltimore: Urban & Schwarzenberg.
Diener HC & Maier C (2003). Das Schmerztherapiebuch. 2. Aufl. München, Jena: Urban & Fischer.
Diener HC & Maier C (2009). Die Schmerztherapie. Interdisziplinäre Diagnose- und Behandlungsstrategien. 3. Aufl. München, Jena: Urban & Fischer.
Egle UT, Hoffmann SO, Lehmann KA & Nix WA (2003). Handbuch Chronischer Schmerz. Grundlagen, Pathogenese, Klinik und Therapie aus bio-psycho-sozialer Sicht. Stuttgart: Schattauer.
Eriksson MBE & Sjölund BH (1979). Transkutane Nervenstimulation zur Schmerzlinderung. Heidelberg: Verlag für Medizin Dr. Ewald Fischer.
Freynhagen R & Baron R (2003). Neuropathischer Schmerz. Ein praxisorientierter Leitfaden. Karlsruhe: Pfizer.
Freynhagen R & Baron R (2006). Neuropatischer Schmerz. Linkenheim-Hochstetten: Aesopus.
Galer BS, Bruehl S & Harden RN (1998). IASP diagnostic criteria for complex regional pain syndrome: a preliminary validation study. In: Clin J Pain 14: 48–54.
Gehling M & Tryba M (2003). Prophylaxe und Therapie von Phantomschmerzen: sind regionale Analgesieverfahren unwirksam? In: Schmerz 17 (1): 11–19.
Gerdemann U, Brückl V, Nasser NAS, Märkert D, Sittl R & Koppert W (2004). Differenzierung peripherer und zentraler antihyperalgetischer Effekte einer systemischen Procaindauerinfusion. Zeitschrift: Der Schmerz 2004/3, DOI: 10.1007/s00482-003-0284-0
Gesundheitspfad Rücken (2007). Experten-Panel »Rückenschmerz«. Gütersloh: Bertelsmann Stiftung.
Göbel H, Fresenius J, Heinze A, Dworschak M & Soyka D (1996). Effectiveness of Oleum menthae and paracetamol in therapy of headache of the tension type. In: Nervenarzt 67(8): 672–81.
Grifka J (Hrsg.) (1995). Naturheilverfahren. München, Wien, Baltimore: Urban & Schwarzenberg.
Gutenbrunner C & Glaeser JJ (2007). Rehabilitation, Physikalische Medizin und Naturheilverfahren. Heidelberg: Springer.
Halbert J, Crotty M & Cameron ID (2002). Evidence for the optimal management of acute and chronic phantom pain: a systematic review. In: Clin J Pain 18 (2): 84–92.
Handel E, unter Mitarbeit von Gnass I, Müller W & Sirsch E (2010). Beilage zum Praxishandbuch ZOPA©. Bern: Huber.
Hayes C, Armstrong-Brown A & Burstal R (2004). Perioperative intravenous ketamine infusion for the prevention of persistent post-amputation pain: a randomized, controlled trial. In: Anaesth Intensive Care 32 (3): 330–338.
Hayes SC, Strosahl KD & Wilson KG (1999). Acceptance and Commitment Therapy. New York: Guilford. (Deutsche Übersetzung von Rainer Sonntag (2004). München: CIP-Medien).
Hicks CL, Baeyer, CL von, Spafford P, van Korlaar I & Goodenough B (2001). The Faces Pain Scale – Revised: Toward a common metric in pediatric pain measurement. In: Pain 93: 173–183.
Husebo S & Klaschik E (2009). Palliativmedizin. Heidelberg: Springer-Verlag.

International Association for the Study of Pain (ISAP) (1994). Classification of Chronic Pain, Second Edition, Part III: Pain Terms, A Current List with Definitions and Notes on Usage IASP Task Force on Taxonomy, edited by H. Merskey and N. Bogduk. Seattle: IASP Press, S. 209–214.

International Association for the Study of Pain (ISAP) (2004). Faces Pain Scale – Revised.

Janig W & Baron R (2003). Complex regional pain syndrome: mystery explained? In: Lancet Neurol 2 (11): 687–697.

Jankovic D (2004). Regionalblockaden und Infiltrationstherapie. Berlin: ABW Wissenschaftsverlag.

Jankovic D (2004). Regionalblockaden und Infiltrationstherapie. Berlin: ABW Wissenschaftsverlag.

Jöhr M (2004). Kinderanästhesie. 6. Aufl. München: Urban & Fischer.

Kayser H (2001). Behandlung chronischer Schmerzzustände in der Praxis. Bremen, London, Bosten: Uni-Med.

Kern U, Busch V, Rockland M, Kohl M & Birklein F (2009). Prävalenz und Risikofaktoren von Phantomschmerzen und Phantomwahrnehmungen in Deutschland. In: Schmerz 23: 479–488.

Klinger R, Hasenbring M, Pfingsten M, Hürter A, Maier C & Hildebrandt J (2000). Die Multiaxiale Schmerzklassifikation – MASK Band 1: Psychosoziale Dimension – MASK-P. Hamburg: Deutscher Schmerzverlag, DGSS.

Kolster BC & Ebelt-Paprotny G (2002). Leitfaden Physiotherapie. München, Jena: Urban & Fischer.

Kolster BC & Ebelt-Paprotny G (2002). Leitfaden Physiotherapie. München: Urban & Fischer.

Leitlinie »Kreuzschmerzen« (2003). DEGAM-Leitlinie Nr. 3

Leitlinie »Zoster und Zosterschmerzen« (2005). AWMF online – Registernummer 013 – 023.

Leitlinie »Lumbale Radikulopathie« (2008). AWMF online – Registernummer 030 – 058.

Leitlinie »Therapie neuropatischer Schmerzen« (2008). AWMF online – Registernummer 030 – 114.

Leitlinie »Zervikale Radikulopathie« (2008). AWMF online – Registernummer 030 – 082.

Leitlinie »Behandlung akuter perioperativer und posttraumatischer Schmerzen« (2009). AWMF online – Registernummer 041 – 001.

Leitlinie »Diagnostik neuropathische Schmerzen« (2010). AWMF online – Registernummer 030 – 132.

Lorke D (2010). Nozizeptives System und normale Funktion. In: Standl T, Schulte am Esch J, Treede RD, Schäfer M & Bardenheuer HJ (Hrsg.). Schmerztherapie. 2. Aufl. Stuttgart, New York: Thieme.

Maier-Michalitsch NJ (2009). Leben Pur – Schmerz bei Menschen mit schweren und mehrfachen Behinderungen. Düsseldorf: Bundesverband f. körper- und mehrfachbehinderte Menschen.

Maihöfner C & Birklein F (2007). Komplex regionale Schmerzsyndrome: Neues zu Pathophysiologie und Therapie. In: Fortschr Neurol Psychiat 75: 331–342.

Maihöfner C, Nickel FT & Seifert F (2010). Neuropathische Schmerzsyndrome und Neuroplastizität in der funktionellen Bildgebung. In: Schmerz 24: 137–145.

McCaffery M, Beebe A & Latham J (1997). Schmerz – Ein Handbuch für die Pflegepraxis. Berlin: Ullstein Mosby.

Melzack R & Wall PD (1965). Pain mechanisms: a new theory. In: Science 150 (699): 971–9.

Morfeld M, Mau W, Jäckel WH & Koch U (2007). Rehabilitation, Physikalische Medizin und Naturheilverfahren. München: Elsevier, Urban & Schwarzenberg.

Morschitzky H (2000). Somatoforme Störungen. Diagnostik, Konzepte und Therapie bei Körpersymptomen ohne Organbefund. Wien: Springer.

Öhring R (2010). Antikonvulsiva. In: Standl T, Schulte am Esch J, Treede RD, Schäfer M & Bardenheuer HJ (Hrsg.). Schmerztherapie. 2. Aufl. Stuttgart, New York: Thieme.

Osterbrink J, Carr E, Mann E & Hermann M (2002). Schmerz und Schmerzmanagement: Praxishandbuch für Pflegeberufe. Bern: Huber.

Paice JA, Bell RF, Kalso EA & Soyannwo OA (2010). Cancer Pain. Seattle: IASP Press.

Payen JF, Bru O, Bosson JL, Lagrasta A, Novel E, Deschaux I, Lavagne P & Jacquot C (2001). Assessing pain in critically ill sedated patients by using a behavioral pain scale. In: Crit Care Med 29 (12): 2258–2263.

Pogatzki-Zahn EM, van Aken H & Zahn PK (2008). Postoperative Schmerztherapie – 13–10 Komplikation nach Operation oder Trauma. Stuttgart: Thieme.

Portenoy RK, Burton AW, Gabrail N & Taylor D (2010). Fentanyl Pectin Nasal Spray 043 Study Group A multicenter, placebo-controlled, double-blind, multiple-crossover study of Fentanyl Pectin Nasal Spray (FPNS) in the treatment of breakthrough cancer pain. In: Pain 151 (3): 617–24.

Pothmann R (2002). Tens. Stuttgart: Hippokrates.

Rakow H, Finke W, Mutze K, Reich A, Reinhold P & Strauß JM (2007). Handlungsempfehlung zur perioperativen Schmerztherapie bei Kindern. In: Anästh Intensivmed 48: 99–103.

Sachse J & Schild-Rudloff K (2000). Wirbelsäule Manuelle Untersuchung und Mobilisationsbehandlung. München, Jena: Urban & Fischer.

Sachse J (2000). Manuelle Untersuchung und Mobilisationsbehandlung der Extremitätengelenke. München, Jena: Urban & Fischer.

Sandkühler J (2001). Schmerzgedächtnis: Entstehung, Vermeidung und Löschung. In: Dtsch Arztebl 98 (42): A-2725 / B-2340 / C-2172 1.

Schäfer M (2010). Opioide. In: Standl T, Schulte am Esch J, Treede RD, Schäfer M & Bardenheuer HJ (Hrsg.). Schmerztherapie. 2. Aufl. Stuttgart, New York: Thieme.

Schmiedel V & Augustin M (2007). Leitfaden Naturheilkunde. München: Urban & Fischer/ Elsevier.

Schmitt A (2010). Vortrag: Pflegerische Schmerzerfassung bei extrem unreifen Frühgeborenen im deutschsprachigen Raum, eine Literaturübersicht am 09.10.2010.

Siems R (2008). Schmerztherapie kompakt und Aufgaben des anästhesiologischen Schmerzdienstes an der Klinik und Poliklinik für Anästhesiologie und Intensivtherapie der Uni Rostock. Rostock: Universität Rostock.

Sonn A (2004). Wickel und Auflagen: Alternative Pflegemethoden erfolgreich anwenden. Stuttgart: Thieme.

Steffen P (2006). Phantomschmerz: Diagnostik und Therapie. In: AINS 6: 378–386.

Striebel HW (2000). Anästhesie und Intensivmedizin, für Studium und Pflege. Stuttgart: Schattauer.

Stux G (2003). Akupunktur. Lehrbuch und Atlas. Berlin, Heidelberg: Springer.

Taylor D, Galan V, Weinstein SM, Reyes E, Pupo-Araya AR, Rauck R & Fentanyl Pectin Nasal Spray 043 Study Group (2010). Fentanyl pectin nasal spray in breakthrough cancer pain. In: J Support Oncol 8 (4): 184–90.

Teasdale G & Jennett B (1974). Assessment of coma and impaired consciousness: a practical scale. In: Lancet 7: 81–84.

Thomm M (1997). Transkutane Elektrische Nervenstimulation: Eine Therapie verspricht Hilfe bei chronischen Schmerzen. In: Pflegezeitschrift 50: 318–320.

Thomm M (2005). Schmerzpatienten in der Pflege. 5. Aufl. Stuttgart: Kohlhammer.

Travell J & Simons D (2002). Handbuch der Muskel-Triggerpunkte. München: Urban & Fischer.

Wall GC & Heynemann CA (1999). Calcitonin in phantom limb pain. In: Ann Pharmacother 33 (4): 499–501.

Werner G, Klimczy K & Rude J (1996). Checkliste Physikalische und Rehabilitative Medizin. Stuttgart, New York: Thieme.

Willenbrink HJ (2005). Schmerzbehandlung und symptomorientierte Therapie bei Tumorpatienten im Erwachsenen- und Kindesalter, 17. Auflage [Broschüre]

Zenz M & Jurna I (2001). Lehrbuch der Schmerztherapie. Stuttgart: Wissenschaftliche Verlagsgesellschaft.

Zeppetella G & Ribeiro MD (2006). Opioids for the management of breakthrough (episodic) pain in cancer patients. Cochrane Database Syst Rev. (1): CD004311.

Zernikow B (2009). Schmerztherapie bei Kindern, Jugendlichen und jungen Erwachsenen. Heidelberg: Springer.

Zimmermann E (2005). Aromatherapie für Pflege- und Heilberufe. Das Kursbuch zur Aromapraxis. Stuttgart: Sonntag.

Autorenverzeichnis

Adler, Stefanie, Dr. med.
Oberärztin in der Schmerztherapie in der Klinik für Anästhesiologie und operative Intensivmedizin der Ernst-Moritz-Arndt-Universität Greifswald
stefani.adler@uni-greifswald.de

Braune, Güven
Krankenpfleger für Anästhesie und Intensivmedizin mit der Zusatzbezeichnung Algesiologische Fachassistenz
gueven.braune@charite.de

Fritzsche, Thomas, Dr. med.
Oberarzt und Leitung der Schmerztherapie in der Charité – Universitätsmedizin Berlin, am Campus Virchow Klinikum
thomas.fritzsche@charite.de

Grünewald, Doris
Fachschwester für Anästhesiologie und Intensivtherapie mit der Zusatzbezeichnung Algesiologische Fachassistenz
Fachverantwortlich für den pflegerischen Bereich Schmerztherapie in der Charité – Universitätsmedizin Berlin, am Campus Mitte
doris.gruenewald@charite.de

Heymann, Anja, Dr. med.
Oberärztin der Anästhesie in der Klinik für MIC, Qualitätssicherung Anästhesie/postoperative Schmerztherapie
a.heymann@mic-berlin.de

Hoffmann, Eva
Oberärztin der Kliniken für Anästhesiologie, Intensivmedizin und Schmerztherapie DRK Kliniken Westend und Mitte
e.hoffmann@drk-kliniken-berlin.de

Knipprath, Ulrike, Dr. med.
Oberärztin an der Klinik für Anästhesiologie und operative Intensivtherapie in der Charité – Universitätsmedizin Berlin
ulrike.knipprath@charite.de

Löseke, Eveline
Gesundheits- und Krankenpflegerin für Anästhesie und Intensivmedizin mit der Zusatzbezeichnung Algesiologische Fachassistenz
Pflegerische Leitung Anästhesie und Schmerztherapie, im Brüderkrankenhaus St. Josef Paderborn
e.loeseke@bk-paderborn.de

Stege, Uta, Dr. med.
Wissenschaftliche Mitarbeiterin im Zentrum für Muskel- und Knochenforschung, Charité – Universitätsmedizin Berlin
uta.stege@charite.de

Urnauer, Hilde A., Dipl.-Psych., Dipl.-Soz. päd.
Niederlassung in eigener Praxis als Psychologische Psychotherapeutin, Verhaltenstherapeutin
urnauer.hilde@gmx.de

Weitere Beteiligte

Braune, Melanie
Administrative Unterstützung bei der Umsetzung dieses Buchprojekts
me.braune@web.de

Stichwortverzeichnis

A

B

C

D

E

F

G

H

I

K

L

M

N

O

P

R

S

T

U

V

W

Z